临床诊断学实习指导

（中英文对照）

第2版

主　编　段志军　杜建玲
副主编　杨延宗　林洪丽　杨　冬
编　委　（按姓氏拼音排序）
巴　颖　毕丽岩　常　栋　杜建玲
段志军　方春晓　方美云　方　明
季颖群　贾治林　姜春萌　姜一农
李春艳　李龙凯　林洪丽　刘丹丹
刘金秋　刘丽娜　刘　岩　潘晓杰
曲　鹏　史春虹　孙　光　孙秀丽
唐海英　王可平　王英德　王镇山
邢　倩　杨　冬　杨延宗　尹永红
张　林　张荣峰　张维升　赵广东
赵　音　朱佩锦　Attique Ur Rehman
Rughoobur Ritesh

科学出版社
北　京

内 容 简 介

本书主要包括正常心肺腹部及神经系统检查要点、心肺腹部病理体征见习要点、病史采集及病历书写技巧、常见心电图图谱解读，并配套真人示教的中英文双语全身体格检查流程（扫描封底二维码获取资源）。本书力求“简捷、精练、实用”，对《诊断学》教材内容进行了整理、归纳和适当补充。侧重实践性和操作性，以期满足多层次、多专业教学需要，并为住院医师和临床见习、实习医师提供指导或参考。

中英文版相互匹配，有助于留学生方便地理解相关知识，亦利于医学生提高医学英语水平，为广大师生开展双语教学提供帮助。

图书在版编目（CIP）数据

临床诊断学实习指导：汉英对照 / 段志军，杜建玲主编．—2版．—北京：科学出版社，2018.6

ISBN 978-7-03-056408-5

Ⅰ.①临… Ⅱ.①段… ②杜… Ⅲ.①诊断学-医学院校-教学参考材料-汉、英 Ⅳ.①R44

中国版本图书馆CIP数据核字（2018）第014226号

责任编辑：王 颖 / 责任校对：郭瑞芝
责任印制：李 彤 / 封面设计：陈 敬

科学出版社 出版
北京东黄城根北街16号
邮政编码：100717
http://www.sciencep.com
北京虎彩文化传播有限公司 印刷
科学出版社发行 各地新华书店经销
*
2011年8月第 一 版 开本：787×1092 1/16
2018年6月第 二 版 印张：12 1/2
2023年1月第十二次印刷 字数：287 000

定价：55.00元

（如有印装质量问题，我社负责调换）

第 2 版前言

随着医学理论与技术的不断进步、医学院校教学改革的不断深化,《诊断学》教材也在不断更新。很多学校已将《诊断学》完全划分为“临床诊断学”与“实验诊断学”两门课程。《诊断学》是临床各科入门的基础,实践性强。实验课或称实习课不仅是“临床诊断学”重要的教学内容,而且是临床基本技能训练重要的组成部分。随着教师和医学生对教学效果要求的提高,尤其是“5+3”一体化学生和留学生招生规模的逐步扩大,“中英双语教学”在许多高校推行。再版这套双语版的《临床诊断学实习指导(中英文对照)》正是满足广大师生教学、临床见习和实习的需求,同时有利于协助医学生提高专业英语水平。

时光荏苒,如今距《临床诊断学实习指导(中英文对照)》2011 年 8 月第一次出版已有 6 年之久,承蒙广大师生的厚爱,该书作为本科《临床诊断学》实习课教材,也逐渐成为师生们的“好帮手”。在此次再版过程中,我们沿袭了第 1 版“简捷、精练、实用”的基本思路和主要内容,详实参考了国内外相关教材,并结合临床教学经验,对部分章节的编排与知识点进行了适当修订与补充,以期更好地为本科教学、临床见习、实习及住院医师规范化培训提供指导或参考。

参加本书的编写人员均具有多年临床工作经验及教学经验,但因水平和时间有限,编写中难免存在不足,诚请诸位读者和专家不吝赐教和指正。

编　者

2017 年 10 月

第1版前言

为适应医学科学的迅猛发展,近年来医学教学过程中传统的《诊断学》已被细分为“临床诊断学”与“实验诊断学”两部分,《诊断学》教材在不断更新,七、八年制教材已完全划分为两门课程。教学工作的细化与深入对教学模式提出了许多新的问题和更高的要求。“诊断学”是临床各科入门的基础,实践性强,实验课或称实习课不仅是“临床诊断学”重要的教学内容,而且是临床基本技能训练重要的组成部分。同时,随着教师和医学生对教学效果要求的提高以及七、八年制学生和留学生招生规模的逐步扩大,“双语教学”改革正在广大高校推行,而与之相适应的中英文版医学教材及指导用书却比较缺乏,留学生用书亦是少之又少。因此,编辑一套双语版的《临床诊断学》实习指导教材正是为了满足广大师生教学、临床见习实习及留学生教学的需求,同时利于医学生提高医学英语水平。我们以第七版《诊断学》及七、八年制《临床诊断学》为基础,结合临床教学经验,参考国内外其他院校的实验教材,编写了本书——《临床诊断学实习指导(中英文对照)》,以期满足多层次、多用途教学的需要。参加编写人员均具有多年临床工作经验及教学经验,但因水平和时间有限,编写中难免存在不足,诚请诸位读者和专家不吝赐教和指正。

编　者

2011年5月

目　录

CONTENTS

实习一　正常肺部检查

一、实 习 项 目

1. 胸部的体表标志。

2. 肺部的视、触、叩、听诊检查。

二、实习目的和要求

1. 熟悉胸部的体表标志。

2. 认识胸廓的正常形态及其变异。

3. 学会肺部视、触、叩、听诊检查方法及顺序，认识其正常状态及其生理变异，学会气管检查步骤。

4. 掌握肺部叩诊方法及顺序，并能区分清音、浊音、实音和鼓音。

5. 掌握肺泡呼吸音、支气管呼吸音、支气管肺泡呼吸音的特点及其正常分布。

三、实 习 器 材

1. 听诊器、直尺。

2. 挂图或 PowerPoint 图片。

（1）胸部体表标线及分区。

（2）正常呼吸音示意图。

四、实 习 步 骤

1. 简介本次实验的内容、目的和要求。

2. 简介胸部的体表标志、人工划线、分区及其意义。

3. 简介各种叩诊音的特点、原理和部位。

4. 简介三种呼吸音的特点。

5. 简介体格检查的注意事项及肺部检体顺序（按标准病例的顺序）。

6. 简介锁骨中线的取法及气管的检查方法。

7. 教师选一位学生志愿者作为受检者，进行检体示教（按视、触、叩、听诊的顺序，边检查边讲解）。也可以男女学生分组示教。

8. 重点内容　每两名学生一组，互相检查，教师巡回指导，规范操作，校正学生的偏差，最后逐个学生检查操作手法。以叩诊肺下界及移动度为重点。

9. 总结实验课情况，要求按标准病例的书写顺序书写实验报告，要包括颈部的气管检查。

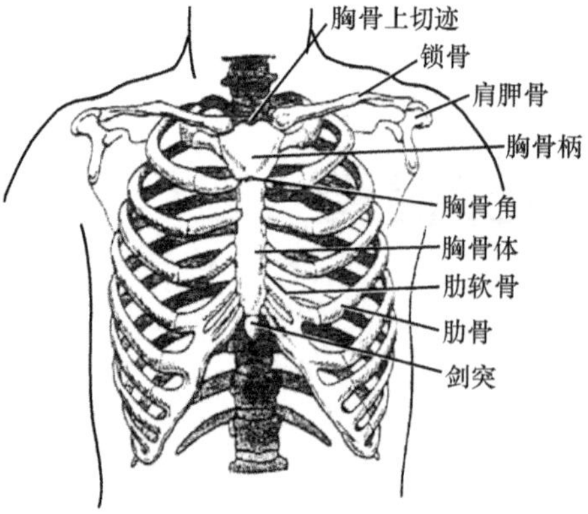

图 1-1 胸廓的骨骼结构

五、实习内容细则

（一）胸部的体表标志、划线及分区

1. 前胸壁的骨骼标志(图 1-1) 正中为胸骨,胸骨上部为胸骨柄。胸骨体与胸骨柄交界处的突起为胸骨角,胸骨角与第二肋软骨相接,为计数肋骨的主要标志。胸骨角的部位标志着支气管分叉、心房上缘和上下纵隔交界及相当于第四胸椎下缘水平。胸骨体末端为剑突。

2. 背部的骨骼标志 上部有两块肩胛骨,肩胛骨又有肩胛棘和肩胛下角,当两臂下垂时,肩胛下角平第 7 肋骨水平或第 7 肋间隙,或相当于第 8 胸椎的水平。背部正中有脊椎棘突,第 7 颈椎棘突明显突出,计数胸椎时可由此向下依次顺数。第 11～12 肋骨为浮肋。

3. 胸部体表划线(图 1-2)

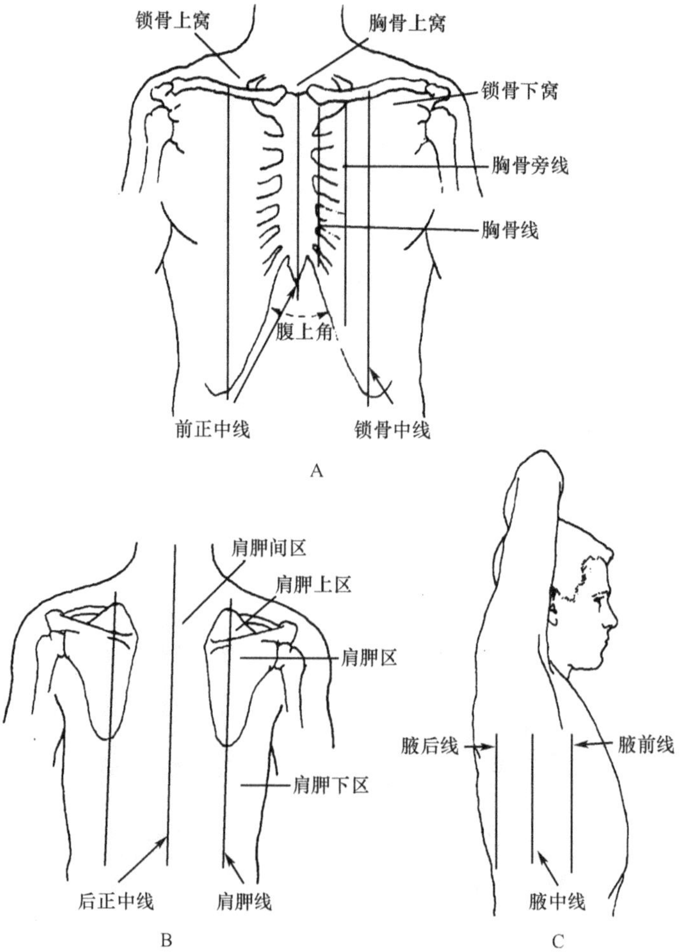

图 1-2 胸部体表标线与分区

A. 正面观;B. 背面观;C. 侧面观

(1) 前正中线:通过胸骨中央的垂直线。

(2) 锁骨中线:通过锁骨肩峰端与胸锁关节端连线的中点所作的垂直线,在发育正常男子此线常通过乳头。

(3) 腋前线:通过腋窝前皱襞所作的垂直线。

(4) 腋后线:通过腋窝后皱襞所作的垂直线。

(5) 腋中线:自腋窝顶于腋前线和腋后线之间向下的垂直线。

(6) 后正中线:通过脊柱棘突所作的垂直线。

(7) 肩胛线:双臂下垂时通过肩胛下角所作的垂直线。

4. 胸部的自然陷窝及分区(图 1-2)

(1) 腋窝:上肢内侧面与胸壁连接处的凹陷部。

(2) 胸骨上窝:胸骨柄上方的凹陷部。

(3) 锁骨上窝:锁骨上方的凹陷部。

(4) 锁骨下窝:锁骨下方的凹陷部。

(5) 肩胛上区:背部肩胛冈以上的区域。

(6) 肩胛下区:在背部两肩胛下角连线与第 12 胸椎水平线间区域。

(7) 肩胛间区:两肩胛骨内缘之间在肩胛下角水平以上的区域。

(8) 腹上角:由两侧肋下缘汇合于胸骨下端所构成的夹角。一般成人为直角,矮胖体型者常为钝角,瘦长体型者多为锐角。

(二) 各种叩诊音

各种叩诊音情况详见表 1-1。

表 1-1　肺部叩诊音

叩诊音	解剖改变	相当于正常人的部位
鼓音	空腔、积气、气胸时	Traube 鼓音区
过清音	肺含气量增多、肺气肿	
清音	正常肺组织	正常肺野
浊音	肺含气减少、肺实变、肺组织与实质性脏器重叠	肝及心脏的相对浊音界
实音(绝对浊音)	实质性脏器、大量积液	肝、心脏的绝对浊音区

(三) 三种呼吸音听诊特点

三种呼吸音听诊特点详见表 1-2。

表 1-2　肺部三种呼吸音听诊特点

呼吸音	响度	时相	音调	制图	相应部位
肺泡呼吸音	吸>呼	吸>呼	吸>呼	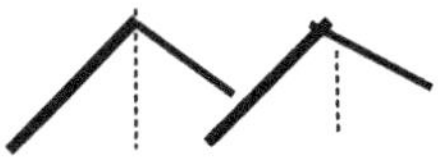	大部分肺野
支气管肺泡呼吸音	吸≈呼	吸≈呼	吸≈呼	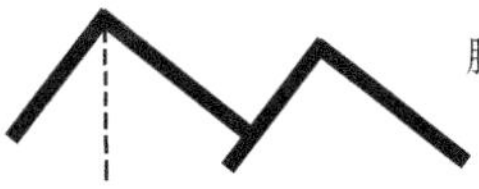	胸骨两侧第 1、2 肋间,肩胛间区第 3、4 胸椎水平
支气管呼吸音	吸<呼	吸<呼	吸<呼	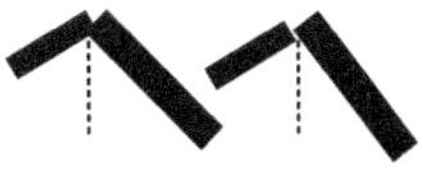	胸骨上窝,喉,颈椎 6、7 及胸椎 1、2 附近

（四）体格检查的注意事项

1. 室内要温暖、安静，光线充足。
2. 被检查者体位要舒适，取坐位或卧位均可，以坐位为主，充分暴露被检查的部位。
3. 检查者应站在被检查者的右侧，舒适方便，注意手要温暖。
4. 按照书写标准病历的顺序进行查体，勿漏语音传导和气管的位置，注意正常的生理变异。
5. 肺上界不叩，重点在肺下界，板指尽量与肋骨平行。

（五）胸部查体的顺序

查体由视诊开始，由浅而深，先简后繁，由上而下，由前而侧，由侧而后，并注意左右对比。可以先看体表标志，然后按照视诊、触诊（先查气管，再全面触诊）、叩诊（从前→侧→后→肺下界移动度）、听诊的顺序查体。

（六）胸部检查内容

1. 气管　正常人气管位于颈前正中部。检查时先让患者取坐位或仰卧位，请受检者头部摆正，两眼平视前方，两肩等高，使颈部处于自然直立状态，医生将食指与无名指分别置于两侧胸锁关节上，并以中指置于气管中央观察中指是否在食指与无名指中间。若两侧距离不等则示有气管偏移，也可比较气管与两侧的胸锁乳突肌的间隙是否等宽用以判断气管是否居中。

2. 胸廓　正常人胸廓外形两侧大致对称，无畸形。成人胸廓前后径小于左右径，其比例约为1∶1.5；小儿与老年人则前后径略小于左右径或两者相等。若前后径过小，小于左右径的一半为扁平胸；前后径增大，与左右径大约相等，胸廓呈圆桶状，为桶状胸。正常人呼吸节律规整，两侧对称。男性及儿童多以腹式呼吸为主，女性则以胸式呼吸为主。正常人胸廓无明显静脉可见，两侧乳头对称，乳房无硬结，无隆起，无内陷及破溃，胸壁无触痛及皮下捻发感。

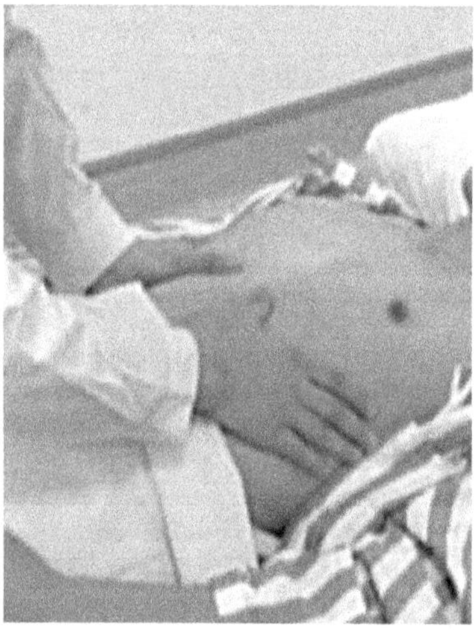

图 1-3　胸廓扩张度检查示意图

3. 肺脏检查

视诊　正常人呼吸运动两侧对称。成人静息状态下每分钟12～20次，剧烈运动后呼吸加快。肋间隙无增宽及变窄。

触诊

（1）胸廓扩张度：将两手掌平放于胸廓两侧的对称部位，嘱被检查者做深呼吸，比较两侧呼吸运动有无差别（图1-3）。正常人两侧动度相等，且均匀一致。观察有无一侧或双侧呼吸动度增强或减弱。

（2）语音震颤：用两手掌或手掌尺侧缘轻轻平置于被检查者胸壁的对称部位，嘱被检查者重复发“一、二、三”或拉长发“一”音，此时在胸壁上可触到由声波所产生的振动，即为语音震颤。触诊时不可以将两手强压在胸壁上，以免降低手掌的敏感性。应注意两侧对称部位的语颤是否相同，有无双侧、单侧或局部的语颤增强或减弱。正常人语音震颤一般是对称部位相等，但在生理情况下也有一些差异。男性比女性较强，瘦者较胖者为强，成人较儿童稍强；前胸上部因距声带较近，语颤较下部为强；后背上部因骨骼肌较厚语颤比下部为弱；右肺较左肺靠近气管，且右支气管较粗、短而直，故右胸上部语颤较左胸上部为强。

（3）胸膜摩擦感：将手掌或手掌尺侧缘轻轻平贴于胸壁，嘱患者做深呼吸。正常人胸膜的脏层与壁层之间有少量液体润滑，呼吸时无摩擦感。当胸膜有炎症时，两层胸膜表面变得粗糙，呼吸时可触及胸膜摩擦感，其特点类似两片皮革互相摩擦时的感觉。

叩诊

（1）体位：一般取坐位或卧位，使身体两侧平衡，肌肉松弛，呼吸平静而均匀。检查前胸时，胸部应稍向前挺；检查腋部时，将该侧手臂举起置于头上；检查背部时，两肩应下垂，身体稍向前弯，头略低，必要时取两手交叉抱肩或抱肘位。有时须取卧位，但侧卧位时必须两侧卧位对比叩诊，以除外由体位不同而引起的差异。

（2）方法：有直接叩诊与间接叩诊两种方法。

1）直接叩诊法：用右手中间三指的掌面直接拍击前胸部或背部，借拍击的反响和指下的震动感来判断病变情况。当肺部病变较广泛，如大量胸腔积液、气胸、胸膜粘连或增厚时，常用直接叩诊来确定病变在哪一侧或大致范围。

2）间接叩诊法：间接叩诊法应用最广，方法为将左手中指第二指节紧贴于叩诊部位作板指，其余手指稍微抬起，并离开胸壁皮肤，以免影响音响的传导。板指应与肋骨平行，紧贴于肋间隙，但叩诊肩胛间区时板指可与脊柱平行。右手各指自然弯曲，以中指指端叩击左手板指末端指关节或第二指骨的远端，叩击方向应与叩诊部位的体表垂直(图 1-4)。叩诊时应以腕关节及指掌关节的活动为主，避免肘关节及肩关节参与活动。叩诊动作要灵活、短促而富有弹性。每次叩击后应立即抬起右手中指，以免影响叩诊的音响。在一个部位只需连续叩击 2~3 次，如未能获得明确的结果，稍停片刻后再连续叩击 2~3 次。若不间断地连续叩击反而不利于对叩诊音的辨别，叩击力量应均匀一致、轻重适宜，使产生的音响一致，才能正确判断叩诊音的变化。

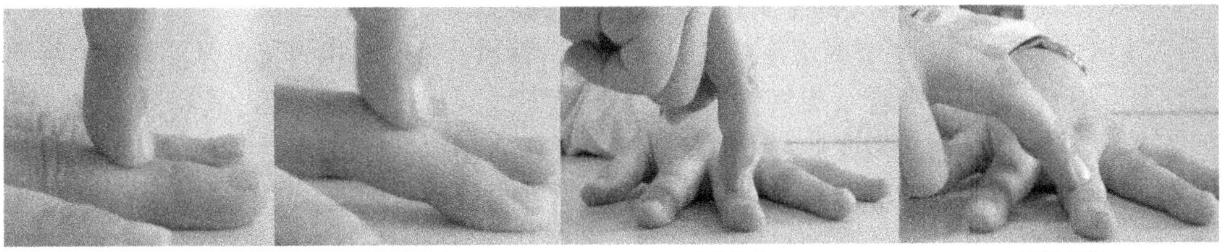

正确姿势　　错误姿势　　正确方向　　错误方向

叩诊时手指放置于体表的姿势　　叩诊时手指的方向

图 1-4　间接叩诊法正误图

（3）顺序：自上向下逐个肋间进行叩诊，同时左右对称部位对比。先叩前胸，再叩背部及两侧。卧位时应先仰卧叩前胸，然后侧卧叩诊背部及侧胸部。

（4）注意事项

1）叩诊时环境应安静，被检查者体位要舒适，并解开衣服充分暴露叩诊部位。

2）医生的位置也要舒适方便，否则会影响叩诊效果。

3）根据胸壁组织的薄厚、病变范围及深浅不同而叩诊力量也应有所不同。

（5）内容

1）正常肺部叩诊音：正常肺部叩诊为清音，音响的强弱和音调的高低与肺脏的含气量、胸壁厚薄及邻近器官的影响有关。一般生理变异为：①肺上叶体积较小，含气量较下叶为少，且上胸部胸肌较厚，故前胸上部较下部稍浊。②右肺上叶较左肺上叶低，且右侧胸大肌较发达，所以右肺上部较左肺上部相对浊。③左侧第 3、4 肋间因靠近心脏，叩诊音较右侧相对为浊。④背部肌肉较前胸厚，故叩诊音稍浊。⑤右侧腋下部因受肝脏影响，叩诊音稍浊。⑥左腋前线下方因有胃泡，叩诊可呈鼓音。鼓音区的大小受胃内含气量的影响。以上生理变异须与病变所致的叩诊音异常相区别。

2）肺下界：被检查者平静呼吸，沿体表不同垂直线自上而下进行叩诊，当叩诊音变为浊音时，即表示已到肺下界在该垂直线上的位置。确定肺下界常在锁骨中线、腋中线及肩胛线上叩诊。正常在三条线上分别为第6、8、10肋间。矮胖体型者肺下界可上升一肋，瘦长体型者可下降一肋。妊娠时肺下界可上升。左右肺下界大致相同。

3）肺下界移动范围：在平静呼吸时于肩胛线上叩出双侧肺下界后，嘱被检查者深吸气后屏住呼吸，重新在肩胛线或锁骨中线、腋中线上叩出肺下界，这时肺下界下降，并用笔做标记。再深呼气后屏住呼吸叩出肺下界，再做标记，这时肺下界上升。两个标记的距离即为肺下界移动范围。正常人肺下界移动范围为上下各3~4厘米，即两标记之间距离为6~8厘米。

听诊

（1）体位：听诊时被检查者宜取坐位或卧位。

（2）方法：一般由肺尖开始，自上而下，由前胸到侧胸及背部，左右对称部位对比听诊。听诊时被检查者一般作平静而均匀的呼吸，必要时做深呼吸或咳嗽几声后立即听诊，这样更易发现呼吸音或附加音的变化。

（3）注意事项

1）听诊时，环境要安静、温暖，寒冷可引起肌束颤动，出现附加音，影响听诊效果。

2）另外，还应注意听诊器的耳件方向是否正确，管腔是否通畅，体件应紧贴于胸壁，避免与皮肤摩擦而产生附加音。

（4）内容：包括呼吸音、啰音、语音共振、胸膜摩擦音等。

1）呼吸音：听诊呼吸音时应注意其强度、高低、性质及呼吸时相的长短等。正常可听到支气管呼吸音、肺泡呼吸音及支气管肺泡呼吸音三种。①支气管呼吸音：其特点为呼气时的声音较吸气音时间长，响度强，音调高。呼气音似抬高舌体呼气时所产生的“哈”音，正常人在喉部、胸骨上窝和背部第6、7颈椎及第1、2胸椎附近可听到此种呼吸音。②肺泡呼吸音：其特点是吸气音较呼气音时间长，响度强，音调高，类似上齿咬下唇吸气时发出的“夫”音，声音较软而有吹风性质。在正常肺组织上都可听到肺泡呼吸音。老年人肺泡呼吸音较弱，且呼气时相较长，儿童则较强，体胖者较瘦者肺泡呼吸音弱，胸壁厚者较胸壁薄者弱。③支气管肺泡呼吸音：此种呼吸音为支气管呼吸音与肺泡呼吸音的混合音，其特点是呼气音的性质与支气管呼吸音相似，但音响较弱，音调较低；吸气音性质与肺泡呼吸音相似，但音响较强，音调较高。吸气与呼气的时相大致相等。正常人在胸骨角及肩胛间区第3、4胸椎水平可以听到支气管肺泡呼吸音，右肺尖部也可听到此种呼吸音。

2）啰音及胸膜摩擦音：正常人听不到啰音及胸膜摩擦音。

3）语音共振：检查方法与语音震颤基本相同。

六、思考练习题

1. 胸骨角标志着什么？
2. 请说出正常人肺下界的位置。
3. 请说出呼吸音的种类及鉴别。

实习二　正常心脏、血管检查

一、实 习 项 目

1. 心脏的视、触、叩、听检查方法。
2. 血管检查方法。
3. 动脉血压的测定方法。

二、实习目的和要求

1. 学会心脏的检查方法及顺序,并了解其正常状态与生理变异。
2. 掌握心脏浊音界的叩诊方法及第一、二心音的听诊特点与鉴别方法。
3. 掌握动脉血压测定方法、正常值,并了解其改变的临床意义。

三、实 习 器 材

1. 听诊器、直尺、血压计等。
2. 挂图或 PowerPoint 图片。
(1) 心脏的绝对浊音界与相对浊音界、正常心脏相对浊音界。
(2) 心脏各瓣膜听诊区。

四、实 习 步 骤

1. 简介本次实验的内容、目的和要求。
2. 简介心脏血管查体的顺序、体位及注意事项。
3. 简介心尖搏动机制及确定方法。
4. 简介心脏触诊手法及震颤的意义、特点。
5. 简介心脏叩诊的方法、顺序及测量方法。
6. 简介心脏听诊区的部位和机制。
7. 简介心脏听诊顺序、内容,S_1与S_2的区别及P_2与A_2的关系。
8. 简介水冲脉、奇脉、周围血管征的检查方法及意义。
9. 讲解动脉血压测定方法、正常值和主要的临床意义。
10. 教师选一位学生作受检者先做查体示教,然后男女学生分组相互检查。
11. 重点内容　每两名同学一组互相检查,教师巡回指导。
12. 最后逐人核查,重点为S_1与S_2之间区别和动脉血压的测定。

五、实习内容细则

（一）心脏检查

视诊

1. 心前区隆起　正常人心前区与右侧相应部位基本对称，无隆起或下陷。

2. 心尖搏动　心脏收缩时心脏摆动，心尖向前冲击前胸壁相应部位，形成心尖搏动。观察心尖搏动时应注意其位置、强度、范围、节律及频率有无异常改变。正常成人心尖搏动位于第五肋间，左锁骨中线内侧 0.5~1.0cm，搏动范围以直径计算为 2.0~2.5cm。但也有少数正常人看不到心尖搏动。

在生理情况下，心尖搏动的位置、范围亦可有一定的变异。例如，卧位时心尖搏动可因膈肌升高而略上移；左侧卧位时，心尖搏动可向左移 2.0~3.0cm；右侧卧位时，可向右移 1.0~2.5cm。小儿或矮胖体型者，心尖搏动可向上外方移位；瘦长体型者，心尖搏动可向下移至第六肋间。胸壁厚或肋间隙窄者，搏动范围小且弱；胸壁薄或肋间隙宽者，搏动范围大而强。剧烈运动或精神紧张者，心尖搏动增强。

3. 心前区搏动　正常人心前区除心尖搏动外，一般无其他搏动。但少数正常青年人在体力活动或情绪激动时，在胸骨左缘第二肋间可见到收缩期搏动。

触诊

1. 体位　被检查者应取坐位、仰卧位或半卧位，身体勿倾斜，以免影响心脏正常位置。

2. 方法　检查者将右手全手掌置于被检查者的心前区，然后逐渐缩小到用手掌尺侧或示指、中指及环指指腹并拢同时触诊，必要时也可单指指腹触诊。注意触诊时压力应适中，力量过大可影响振动的传导和手掌的敏感性。

3. 内容

（1）心尖搏动及心前区搏动：用触诊方法可进一步证明视诊所见的心尖搏动及其他搏动，并能确定搏动部位及范围，也可发现视诊看不到的心尖搏动。心尖搏动的凸起冲动，标志着心室收缩的开始，故可利用触诊心尖搏动来确定心音，杂音及震颤出现的时间。

（2）震颤：用手掌感到的一种细小振动感，又称猫喘。正常人心前区触不到震颤。触到震颤则可以确定心脏有器质性病变。

（3）心包摩擦感：正常心包膜光滑，腔内有少量液体，借以润滑心包膜的脏层与壁层，故无心包摩擦感。当心包膜发生炎症，纤维素渗出致表面粗糙，心脏跳动时，两层粗糙的心包膜互相摩擦产生振动，传至胸壁，可于心前区触知，即为心包摩擦感。一般在心前区或胸骨左缘第三、四肋间易触及。

叩诊　通过叩诊可确定心脏的大小、形状及在胸腔的位置。

1. 体位　被检查者应取平卧位或坐位，作平静呼吸。

2. 方法　用间接叩诊法，受检者取平卧位，叩诊时叩诊板指与肋间平行，受检者取坐位时板指可与肋间垂直。先叩左界，后叩右界，从外向内，自下而上顺序进行叩诊。叩诊板指要平贴胸壁，并加一定压力，但不能过大。叩诊力量应均匀一致，并尽可能地轻叩，如胸壁厚者适当加重叩击力。

3. 内容　心脏相对浊音界相当于心脏在前胸壁的投影，反映心脏的实际大小和形状。叩诊心脏左界时，可从心尖搏动的肋间开始，由心尖搏动外 2~3cm 处从外向内进行叩诊，待该肋间的心界确定后，再依次上移逐肋间叩诊，直至第二肋间为止；叩诊心脏右界时，先叩出肝上界，自肝上界的上一肋间开始由外向内，依次按肋间向上叩诊，直至第二肋间。正常成年人心脏相对浊音界如下（表 2-1）。

表 2-1　正常成人心脏相对浊音界

右界（cm）	肋间	左界（cm）
2～3	Ⅱ	2～3
2～3	Ⅲ	3.5～4.5
3～4	Ⅳ	5～6
	Ⅴ	7～9

注：左锁骨中线距胸骨中线为 8～10cm（正常人心脏左界均在左锁骨中线以内 1～2cm，故应测量并注明前正中线与左锁骨中线的距离，以判断心脏是否增大）

听诊　心脏听诊在心脏病的诊断中极为重要，在实习中必须反复实践，反复体验，力求准确掌握。

1. 体位　被检查者取坐位或仰卧位，必要时可变换体位以利听诊。例如，左侧卧位听诊心尖部的杂音可更清楚。有时为使杂音更易听到，可嘱被检查者进行适量的运动（无心功能不全者）后进行听诊或嘱其于深呼气末屏住呼吸再行听诊。

2. 心脏瓣膜听诊区（见图 2-1）　心脏各瓣膜产生的声音，常沿血流方向传导到前胸壁的一定部位。听诊声音最清楚处即为该瓣膜的听诊区。

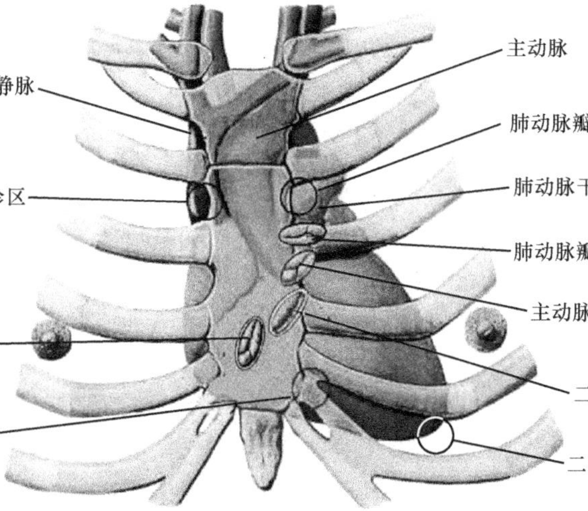

图 2-1　心脏瓣膜解剖部位及瓣膜听诊区

（1）二尖瓣听诊区：正常在心尖部，即位于第五肋间左锁骨中线内侧。心脏增大时，心尖向左或向左下移位，这时可选取心尖搏动最强点为二尖瓣听诊区。

（2）肺动脉瓣听诊区：位于胸骨左缘第二肋间。

（3）主动脉瓣听诊区：有两个听诊区即胸骨右缘第二肋间和胸骨左缘第三肋间，后者称为主动脉瓣第二听诊区。

（4）三尖瓣听诊区：位于胸骨体下端左缘，即胸骨左缘第四、五肋间。

3. 听诊顺序　听诊的顺序并无严格规定。通常可以从心尖区开始，逆时针方向依次听诊:先听心尖区再听肺动脉瓣区,然后为主动脉瓣区、主动脉瓣第二听诊区,最后是三尖瓣听诊区。

4. 听诊内容 包括心率、心律、心音、额外心音、杂音和心包摩擦音。

(1) 心率:即心脏搏动的速率。检查心率时,一般听数 1 分钟内心脏搏动次数即可,但在心率较慢或心律不规整时,应听数 2~3 分钟内的心脏搏动次数,取其每分钟的平均值作为心率。正常成人心率为 60~100 次/分,大多数为 60~80 次/分。女性心率稍快;三岁以下的小儿多在 100 次/分以上;婴幼儿可达 140 次/分;老年人心率偏慢;剧烈活动后心率可短时间内加快,超过 100 次/分;久经锻炼的运动员或长期从事重体力劳动的壮年人心率可为 45~50 次/分。

(2) 心律:即心脏搏动的节律。正常人心律基本规则,但在健康儿童、青年及部分成年人中,心律可随呼吸运动而出现周期性变化,吸气时心率增快,呼气时减慢,称窦性心律不齐,一般无临床意义。

(3) 心音:按其在心动周期中出现的先后次序,依次命名为第一、第二、第三和第四心音。通常听到的是第一和第二心音,第三心音有时也可听到,尤其是在儿童和青少年时期易听到,第四心音一般听不到。

第一心音(S_1):它主要由心室收缩开始时二尖瓣、三尖瓣骤然关闭时瓣叶振动所产生。此外,心室肌收缩、心房收缩的终末部分及半月瓣开放、血流冲入大血管等所产生的振动,均参与第一心音的形成,它的出现标志着心室收缩的开始。第一心音的听诊特点为音调较低钝,强度较响,历时较长(持续约 0.1 秒),与心尖搏动同时出现,在心尖部最响。

第二心音(S_2):它主要由心室舒张开始时,肺动脉瓣和主动脉瓣关闭瓣叶振动所产生。此外,心肌的弛缓、大血管内血流及二尖瓣和三尖瓣开放等所产生的振动,亦参与第二心音的形成,第二心音的出现标志着心室舒张的开始。第二心音的听诊特点为音调较高而脆,强度较 S_1 弱,历时较短(约 0.08 秒),不与心尖搏动同步,在心底部最响。正常青少年肺动脉瓣听诊区第二心音较主动脉瓣听诊区的第二心音强($P_2>A_2$);老年人则相反($A_2>P_2$);中年人二者相等($A_2=P_2$)。

准确区分第一心音与第二心音是心脏听诊最重要的一环。只有将两者区别开,才能正确的判断心室的收缩期或舒张期,从而确定异常心音和杂音所处的心动周期时相,以及其与第一心音或第二心音之间的时间关系。如果心音有改变时,则需要判断它是第一心音还是第二心音的改变。第一心音与第二心音的区别为:①S_1 的音调较 S_2 低,S_1 时限较长,S_2 时限较短;②S_1 在心尖区最响,S_2 在心底部较响;③S_1 至 S_2 的距离较 S_2 至下一心搏 S_1 的距离短;④S_1 与心尖搏动撞击胸壁的时间一致,与颈动脉搏动几乎同步;⑤在心尖部听诊难以区分 S_1 和 S_2 时,可先听心底部即肺动脉瓣区和主动脉瓣区,心底部的 S_1 与 S_2 易于区分,再将听诊器体件逐步移向心尖部,边移边默诵 S_1、S_2 节律,进而确定心尖部的 S_1 和 S_2。

第三心音(S_3):在部分正常人中,有时在第二心音之后还可听到一个短促而弱的声音,酷似第二心音的回声,称为第三心音。此音是在心室舒张早期,血液自心房急速流入心室,使心室壁、腱索和乳头肌产生振动所致。在部分正常儿童及青少年较易听到。局限于心尖部或其内上方,左卧位、呼气末较清楚。

第四心音(S_4):出现在心室舒张末期,约在第一心音前 0.1 秒,是由心房收缩时房室瓣及其相关结构(瓣膜、瓣环、腱索和乳头肌)突然紧张、振动产生。正常情况下此音很弱,一般不能听到。

(4) 额外心音:指在正常 S_1、S_2之外听到的病理性附加心音,正常情况下不能听到。

(5) 心脏杂音:指在心音与额外心音之外,在心脏收缩或舒张过程中的异常声音,杂音性质的判断对于心脏病的诊断具有重要的参考价值。正常人在心尖部或肺动脉瓣区可听到 1/6~2/6 级柔和的吹风样收缩期杂音。

(6) 心包摩擦音:指脏层与壁层心包由于生物性或理化因素致纤维蛋白沉积而粗糙,以致在心脏搏动时产生摩擦而出现的声音。正常心包两层表面光滑,心脏跳动时,无心包摩擦音。

(二) 血管检查

1. 脉搏 检查时可选择桡动脉、肱动脉、股动脉及足背动脉等。检查时需对两侧脉搏情况进行对比,正常人两侧脉搏差异很小,某些疾病时两侧脉搏明显不同,如缩窄性大动脉炎或无脉症。检查脉搏时还应注意脉搏脉率、节律、紧张度和动脉壁弹性、强弱和波形变化等。

(1) 紧张度与动脉壁状态:检查时可将两个手指指腹置于脉搏上,近心端手指用力按压阻断血流使远心端手指触不到脉搏,通过施加压力的大小及感觉的血管壁弹性状态判断脉搏紧张度。正常情况下,桡动脉管壁光滑、柔软,具有一定弹性。如用一手指压迫动脉使其血流阻断,其远端的动脉搏动不能触及,如能触及则标志有动脉硬化。动脉硬化明显时动脉壁变硬,弹性丧失,呈迂曲的索条状,甚至有结节。

(2) 水冲脉:脉搏骤起骤落,犹如潮水涨落,故名水冲脉,常见于主动脉瓣关闭不全、动脉导管未闭、甲亢等脉压差增大的患者。检查者握紧患者手腕掌面,将其前臂高举过头部,可明显感知桡动脉犹如水冲状的急促而有力的脉搏冲击。

(3) 奇脉:指吸气时脉搏明显减弱或消失,见于大量心包积液、心脏压塞或心包缩窄时。明显的奇脉触诊时可检知,不明显的可用血压计检测,吸气时收缩压较呼气时低10mmHg 以上。

(4) 交替脉:指节律规则而强弱交替的脉搏,是由于左室收缩力强弱交替所致,是左室心力衰竭的重要体征之一,常见于高血压性心脏病、急性心肌梗死和主动脉瓣关闭不全等导致的心力衰竭。

2. 动脉血压测定 测定前先嘱被检查者安静休息至少 5 分钟。取仰卧或坐位测血压,被检查者上肢裸露伸直并轻度外展,肘部置于心脏同一水平,将气袖均匀紧贴皮肤缠于上臂,使其下缘在肘窝以上约 2~3cm,气袖的中央位于肱动脉表面。检查者触及肱动脉搏动后,将听诊器体件置于搏动上准备听诊。然后向袖带内充气,边充气边听诊,待肱动脉搏动声消失,再升高 20~30mmHg 后,缓慢放气,双眼随汞柱下降,平视汞柱表面,根据听诊结果读出血压值:听到的第一个声音所示的压力值即为收缩压,随后此音被柔和吹风样杂音所代替,其后拍击声重新出现,然后音调突然变得沉闷,最终声音消失。声音消失前的血压值即为舒张压。收缩压与舒张压之差为脉压。测血压时,一般以右侧上肢为准,血压至少应测量 2 次,间隔 1~2 分钟,取相近两次的平均值作为测量结果并记录。

健康成人收缩压平均为 90~139mmHg,舒张压为 60~89mmHg,脉压则为 30~40mmHg。健康人双上肢的血压可不相等,相差可达 5~10mmHg,下肢血压较上肢偏高20~40mmHg。

在未使用降压药的情况下,至少 3 次非同日血压的收缩压达到或超过 140mmHg,和(或)舒张压达到或超过 90mmHg 者为高血压。根据《中国高血压防治指南 2010》,我国目前采用的血压分类和标准见表 2-2。

表 2-2 血压水平分类

分类	收缩压(mmHg)		舒张压(mmHg)
正常血压	<120	和	<80
正常高值血压	120～139	和(或)	80～89
高血压	≥140	和(或)	≥90
1 级高血压(轻度)	140～159	和(或)	90～99
2 级高血压(中毒)	160～179	和(或)	100～109
3 级高血压(重度)	≥180	和(或)	≥110
单纯收缩期高血压	≥140	和	<90

注:当收缩压和舒张压分属不同分级时,以较高的级别作为标准。以上标准适用于任何年龄的成年男性女性。

3. 周围血管征　脉压增大除可触及水冲脉外还有以下体征:

(1) 枪击音:将听诊器膜型体件置于股动脉表面可闻及与心跳一致短促如射枪的声音。

(2) Duroziez 双重杂音:将听诊器钟型体件稍加压力于股动脉可闻及收缩期与舒张期双期吹风样杂音。

(3) 毛细血管搏动征:用手指轻压患者指甲末端或以玻片轻压患者口唇黏膜,使局部发白,当心脏收缩和舒张时则发白的局部边缘发生有规律的红、白交替改变,即为毛细血管搏动征。

4. 肝颈静脉回流征　用手按压患者右上腹部肿大的肝脏,颈静脉充盈更加明显为阳性。在右心功能不全或渗出性及缩窄性心包炎患者中,可检查到此征。

六、思考练习题

1. 试述正常人心尖搏动的位置。
2. 试述 S_1 和 S_2 的区别及 P_2 与 A_2 的关系。
3. 心脏瓣膜听诊区有几个? 听诊顺序怎样?
4. 心脏听诊的内容包括哪些?
5. 试述血压的正常值及高血压的分级。
6. 周围血管征包括哪些? 其意义如何?

实习三　正常腹部检查

一、实 习 项 目

1. 腹部的体表标志和分区。
2. 腹部的视诊、触诊、叩诊和听诊检查。

二、实习目的和要求

1. 掌握腹部检查的顺序和方法,并了解其正常状态。
2. 了解腹部的体表标志和分区。

三、实 习 器 材

1. 听诊器、叩诊锤、棉签、标准病历等。
2. 挂图或 PowerPoint 图片　腹部体表分区示意图。

四、实 习 步 骤

1. 简介本次实验的内容、目的和要求。
2. 简介腹部的体表标志和分区。
3. 简介腹部视诊内容。
4. 讲解腹部触诊的注意事项、顺序及四种手法。
5. 触诊的内容
(1) 一般内容:腹壁紧张度、压痛、反跳痛、腹部包块、液波震颤、振水音。
(2) 各个脏器触诊:肝、脾、胆囊、肾脏、膀胱。
6. 叩诊的内容　肝脏、胆囊、脾脏的叩诊及胃泡鼓音区;移动性浊音。
7. 听诊内容　肠鸣音、血管杂音、摩擦音、搔弹音。
8. 男女学生分开,教师各选一名学生志愿者作为受检者,进行检体示教。
9. 重点内容　学生两人一组互相检查,教师巡回指导。
10. 最后教师逐人核查,重点是肝脏、脾脏触诊及移动性浊音叩诊。

五、实习内容细则

(一)腹部的体表标志及分区

1. 体表标志(图 3-1)　常用腹部的体表标志有:肋弓下缘、剑突、脐、髂前上棘、腹直肌

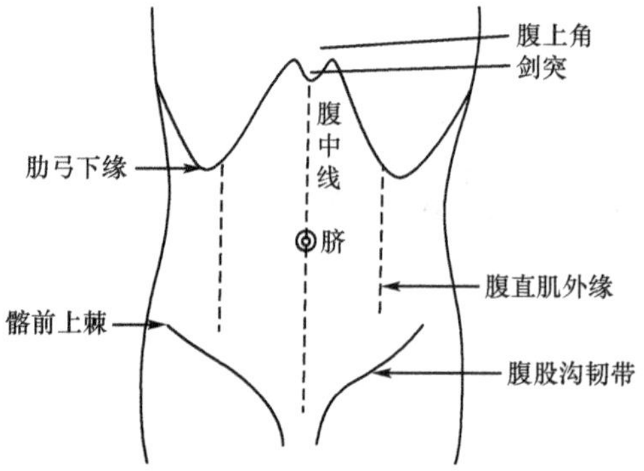

图 3-1　腹部前面体表标志示意图

外缘、腹中线、腹股沟韧带、肋脊角。

2. 腹部分区　目前常用的腹部分区有四区分法及九区分法(图 3-2)。

(1) 四区分法是通过脐划一水平线与一垂直线,将腹部分为左、右上腹部和左、右下腹部。

(2) 九区分法是由两侧肋弓下缘连线和两侧髂前上棘连线为两条水平线,通过左、右髂前上棘至腹中线连线的中点画两条垂直线,将腹部划分为九区,分别为左、右上腹部(季肋部),左、右侧腹部(腰部),左、右下腹部(髂部)及上腹部、中腹部(脐部)和下腹部(耻骨上部)。

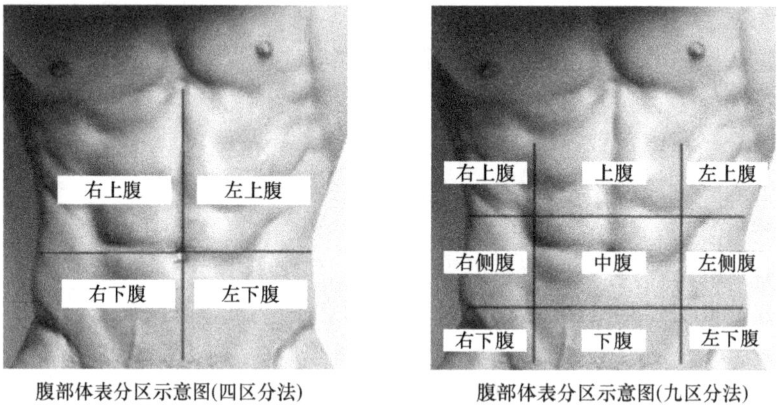

图 3-2　腹部体表分区示意图

(二) 腹部检查

视诊

1. 注意事项

(1) 室内应温暖,光线宜充足,嘱被检查者排空膀胱,取仰卧位,两手自然置于身体两侧,充分暴露全腹部,平静呼吸,使腹壁放松。

(2) 检查者站在被检查者的右侧,按一定顺序自上而下观察腹部。对于小的隆起或蠕动波,可将视线降低至腹平面,从侧面呈切线方向进行观察。

2. 内容

(1) 腹部外形:应注意腹部外形是否对称,有无全腹膨隆或凹陷。健康正力型成年人平卧位时,腹部平坦或稍凹陷,两侧对称,老年人及消瘦者,因腹壁皮下脂肪较少,腹部下陷,而致腹部低平,小儿或肥胖者腹部外形较饱满,称为腹部饱满。

(2) 呼吸运动:成年男性及小儿以腹式呼吸为主,成年女性以胸式呼吸为主。

(3) 腹壁静脉:正常人腹壁皮下静脉一般不显露,较瘦或皮肤白皙的人腹壁静脉隐约可见。皮肤较薄而松弛的老年人可见静脉显露于皮肤,但较直而不迂曲,属于正常。血流方向亦正常,即脐水平线以上,自下向上;脐水平线以下,自上向下。

血流方向的检查(图 3-3):选择一段没有分支的腹壁静脉,检查者将一只手的示指和中指并拢压在静脉上，然后一只手指紧压静脉向外滑动，挤出该段静脉内血液，至一定距离放松该手指，另一手指紧压不动，看静脉是否充盈，如迅速充盈，则血流方向是从放松的一端流向紧压手指的一端。同法放松另一手指，即可看出血流方向。

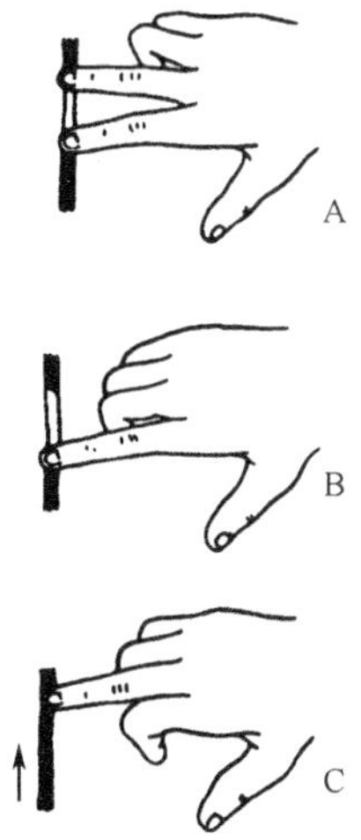

图 3-3　检查静脉血流方向手法示意图

（4）胃肠型和蠕动波：正常人腹部一般见不到胃型、肠型和蠕动波，但在腹壁菲薄或松弛的老年人、经产妇或极度消瘦者偶可见到。

（5）腹壁情况：正常人腹部皮肤颜色较暴露部位稍淡，无紫纹、皮疹、瘢痕、疝等。

（6）上腹部搏动：即剑突下搏动。大多由腹主动脉搏动传导而来，可见于瘦长的正常人。

触诊

1. 注意事项

（1）被检查者排尿后取低枕仰卧位，两手自然置于身体两侧，两腿屈起并稍分开，以使腹肌松弛，作张口缓慢腹式呼吸。检查肝脏、脾脏时，还可分别取左、右侧卧位。检查肾脏时，可取坐位或立位。检查腹部肿瘤时还可取肘膝位。

（2）医生位于被检查者的右侧，面对被检查者，前臂应与腹部平面在同一水平，检查时手要温暖，动作要轻柔。一般自左下腹开始逆时针方向检查最后至脐部，原则是先触诊健康部位，逐渐移向病变区域，以免造成患者感受的错觉。边触诊边观察被检查者的反应与表情，对精神紧张或有痛苦者，给以安慰和解释，用谈话或提问题来转移其注意力，以减轻腹肌紧张。

2. 触诊方法

（1）浅部触诊法：用一手放在腹部表浅部位，用掌指关节和腕关节的协调动作，柔和地进行滑动触摸，以了解腹壁紧张度、有无压痛及包块。正常人腹壁柔软、光滑，无压痛及包块。

（2）深部触诊法：检查时可用单手或两手重叠，由浅入深，逐渐加压，用于检查腹腔内的病变和脏器情况。根据检查目的和手法不同可分为以下几种：

1）深部滑行触诊法：检查时嘱被检查者张口平静呼吸，尽量使腹肌松弛。医生以并拢的二、三、四指平放在腹壁上，以手指末端逐渐触向腹腔的脏器或包块，在被触及的脏器或包块上，上下、左右滑动触摸，如为肠管或索条状包块，应与包块长轴相垂直的方向进行滑动触诊，这种触诊方法常用于腹腔深部包块和胃肠病变的检查。

2）双手触诊法：将左手掌置于被检查脏器或包块的背后部，并向右手方向托起，使被检查的脏器或包块位于双手之间，并更接近体表，有利于右手触诊检查，用于肝、脾、肾和腹腔肿物的检查。

3）深压触诊法：用一个或两个并拢的手指逐渐深压腹壁被检查部位，用于探测腹腔深在病变的部位或确定腹腔压痛点。检查反跳痛时，在手指深压的基础上迅速将手抬起，并询问患者是否感觉疼痛加重或察看患者面部是否出现痛苦表情。

4）冲击触诊法（图 3-4）：又称为浮沉触诊法。以右手并拢的示、中、环三个手指取70°～90°角，放置于腹壁相应部位，做数次急速而有力的冲击动作，在冲击腹壁时指端会有腹腔脏器或包块浮沉的感觉。此法一般只用于大量腹水时肝、脾及腹腔包块的触诊。冲击触诊会

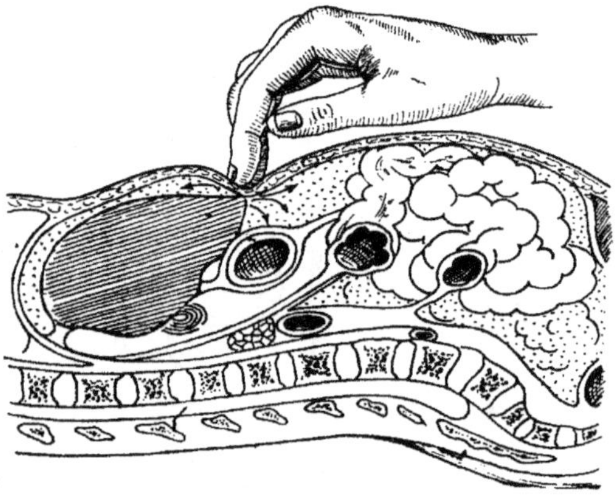

图 3-4 冲击触诊法示意图

使患者感到不适，操作时应避免用力过猛。

3. 触诊内容

(1) 腹壁紧张度：一般用浅部触诊法。正常人腹壁触之柔软，较易压陷，除过于敏感者外，无腹肌紧张现象。

(2) 压痛与反跳痛：一般采用深压触诊法。压痛的部位常提示存在相关脏器的病变。医师用手触诊腹部出现压痛后，用并拢的2~3个手指压于原处稍停片刻，使压痛感觉趋于稳定，然后迅速将手抬起，如此时患者感觉腹痛骤然加重，并常伴有痛苦表情或呻吟，称为反跳痛。反跳痛是腹膜壁层已受炎症累及的征象，为腹内脏器病变累及邻近腹膜的标志。正常人腹部无压痛与反跳痛。

(3) 脏器触诊

1) 肝脏触诊：用于了解肝脏下缘的位置和肝脏的质地、表面、边缘及搏动等。被检查者处于仰卧位，两膝关节屈曲，使腹壁放松，并做较深腹式呼吸动作，检查时可采用单手触诊法，检查者将右手四指并拢，掌指关节伸直，与肋缘大致平行地放在右上腹部估计肝下缘的下方。随患者呼气时，手指压向腹深部，吸气时，手指向上迎触下移的肝缘。如此反复进行，手指逐渐向肋缘移动，直到触到肝脏或肋缘为止(图 3-5)。触诊肝脏时应在右锁骨中线及前正中线上分别触诊。正常人肝脏在肋缘下触不到，少数腹壁松软的瘦人，深吸气时可触及肝脏在肋弓下缘 1cm 以内，在剑突下可触及肝脏，多在 3cm 以内。

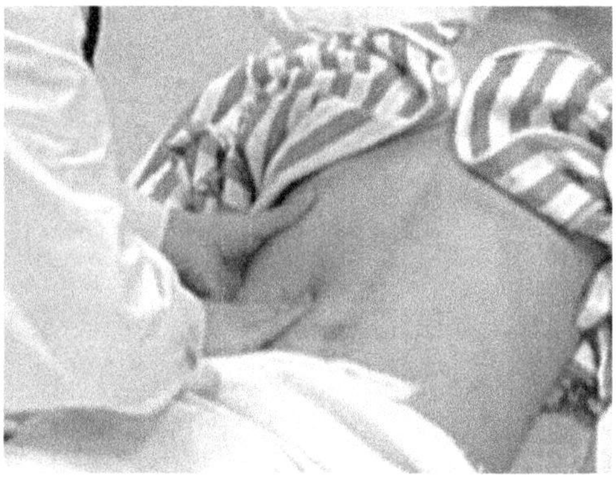

图 3-5 肝脏触诊示意图

肝脏触诊除用单手触诊法外，还可根据不同情况采用双手触诊法或钩指触诊法。

2) 脾触诊：正常人肋下不能触及脾脏。检查时常用双手触诊法，被检查者取仰卧位，两腿稍屈曲，医生左手绕过被检查者腹前方，手掌置于其左胸下部第 9~11 肋处，试将脾从后向前托起，右手掌平放于脐部，与左肋弓大致成垂直方向，配合呼吸，逐渐由下向上直至触到脾缘或左肋缘为止。轻度脾肿大而仰卧不易触及时，可改为右侧卧位，右下肢伸直，左下肢屈曲，此时用双手触诊容易触到脾脏(图 3-6)。

脾肿大分为轻、中、高三度，脾缘不超过肋下 2cm 为轻度肿大；超过 2cm，在脐水平线以上为中度肿大；超过脐水平线或前正中线为高度肿大。中度以上肿大的脾脏，在其右侧缘常可触到切迹，借以与腹部其他包块相区别。脾肿大的测量方法如下：

第Ⅰ线测量(甲乙线)为左锁骨中线与左肋缘交点至脾下缘的距离，以厘米表示，脾脏轻度肿大时只测量此线。

第Ⅱ线测量(甲丙线)为左锁骨中线与左肋缘交点至脾脏最远点的距离。

第Ⅲ线测量(丁戊线)为脾右缘与前正中线的距离，如脾脏肿大向右超过正中线，则测量脾右缘至前正中线的最大距离，以“+”表示；脾大未超过前正中线则测量脾右缘与前正中线的最短距离,以“-”表示(图 3-7)。

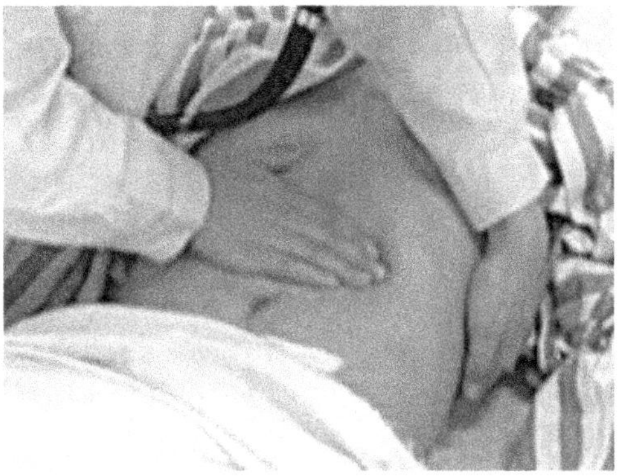

图 3-6 脾脏触诊示意图

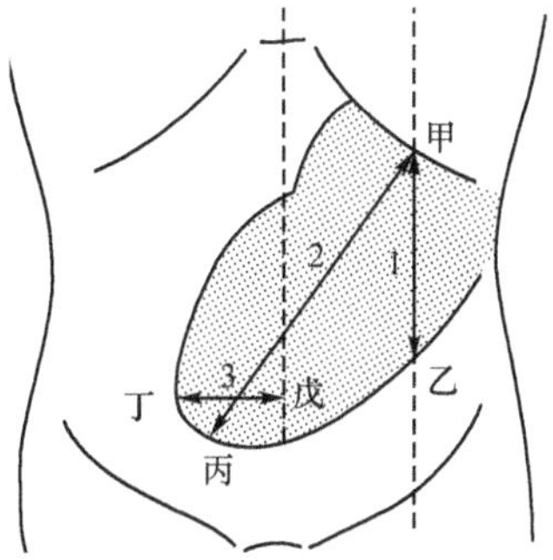

图 3-7 脾肿大测量法

触到脾脏需注意其大小、质地、边缘和表面情况、有无压痛及摩擦感等。

3)胆囊触诊:可用单手滑行触诊法或钩指触诊法。正常人胆囊不能触及,胆囊肿大时超过肝缘及肋缘,可在右肋下、腹直肌外缘处触到。有时胆囊有炎症,但未肿大到肋缘以下,触诊不能查到胆囊,此时可检查胆囊触痛征:医师以左手掌平放于患者右胸下部,以拇指指腹钩压于右肋下胆囊点处,嘱患者缓慢深吸气。在吸气过程中发炎的胆囊下移时碰到用力按压的拇指,即可引起疼痛,此为胆囊触痛,如因剧烈疼痛而致吸气终止称 Murphy 征阳性(图 3-8)。

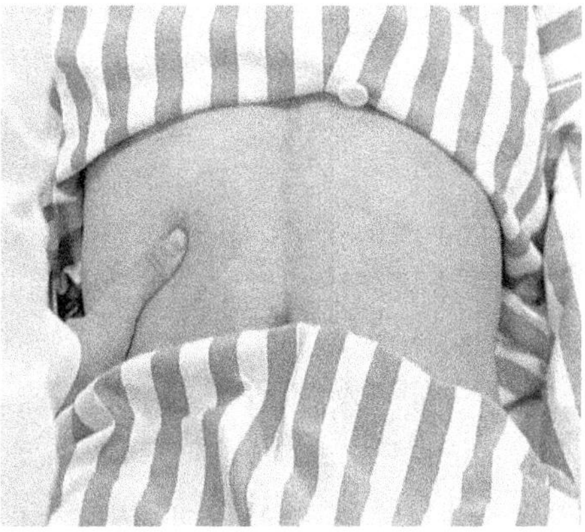

图 3-8 胆囊触痛检查示意图

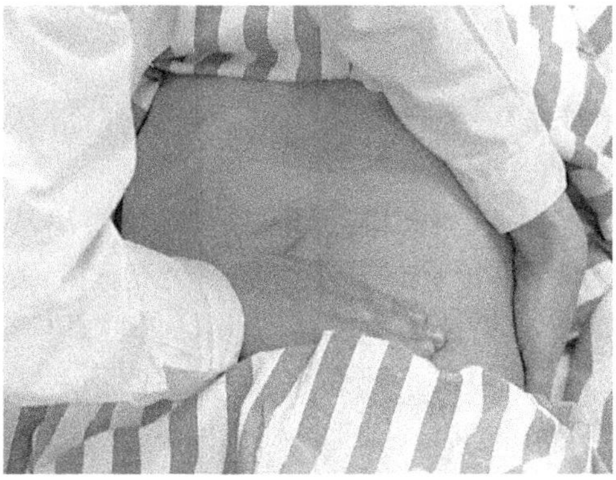

图 3-9 肾脏双手触诊示意图

4)肾脏触诊:一般用双手触诊法(图 3-9)。采取平卧位或立位。卧位触诊右肾时,医师以左手掌托住被检查者右腰部向上推起,右手掌平放在右上腹部,手指方向大致平行于右肋缘而稍横向,于患者吸气时夹触肾。触诊左肾时左手越过被检查者前方而托住左腰部,右手掌横置于左上腹部,依前法双手触诊左肾。当被检查者腹壁较厚或配合呼吸动作不协调,以致右手难以压向后腹壁时,可采用下法:被检查者深吸气时,用左手向前冲击后腰部,如肾脏下移至两手之间时,右手有被推顶的感觉,相反用右手推向左手方向做冲击动作,左手也可有被冲击的感觉。如卧位未触及肾脏,可让被检查者站立位,医生于侧面用双手前后联合触诊肾。

正常人肾脏一般不易触及,有时可触到右肾下极。触及肾脏时被检查者常有不适感。

当肾脏和尿路有炎症或其他疾病时，可在相应部位出现压痛点（图 3-10）：①季肋点（前肾点），第 10 肋骨前端，右侧位置稍低，相当于肾盂位置；②上输尿管点，在脐水平线上腹直肌外缘；③中输尿管点，在髂前上棘水平腹直肌外缘，相当于输尿管第二狭窄处；④肋脊点，背部第 12 肋骨与脊柱的交角（肋脊角）的顶点；⑤肋腰点，第 12 肋骨与腰肌外缘的交角（肋腰角）顶点。

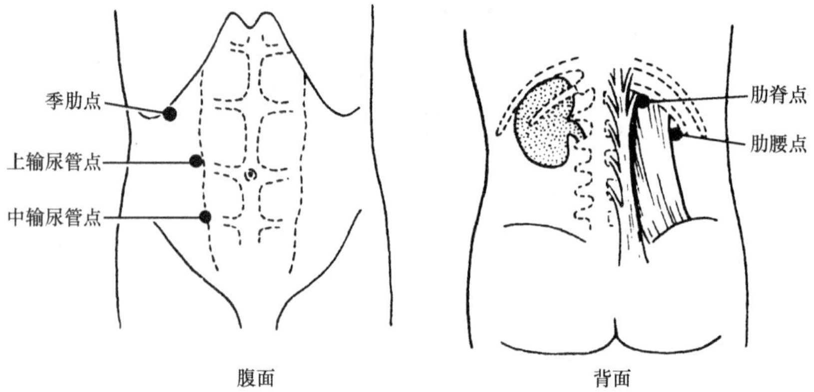

图 3-10　肾脏和尿路疾病压痛点示意图

5）膀胱触诊：一般采用单手滑行触诊法。正常膀胱空虚时不易触到，当膀胱积尿充盈胀大时，可在下腹中部触到。被检查者仰卧屈膝，医师以右手自脐开始向耻骨方向触摸，触及肿块后应详查其性质。

（4）腹部肿块：多采用双手触诊法。正常人腹部无病理性包块，但可触及以下脏器：①腹肌发达者可触到腹直肌肌腹及腱划，易误认为腹壁肿物或肝缘；②腹壁薄而松软者，在脐附近深处可触及骨质硬度的第 3～5 腰椎椎体，在腹中线偏左，且有搏动及轻度压痛为腹主动脉；③乙状结肠可在左下腹触及，为光滑索条状，无压痛，当乙状结肠内有粪块时，可在左下腹触及类圆形肿块或较粗索条，可有轻压痛，易误为肿瘤；④正常较瘦的人，于上腹部可触及一中间下垂的横行索条，腊肠样粗细，光滑柔软，为横结肠；⑤正常人盲肠多在右下腹触及，活动、光滑而无压痛。

如在腹部触到上述内容以外的肿块，则应视为异常，多有病理意义。触到这些肿块时必须注意其部位、大小、形态、质地、移动度、有无压痛及搏动。

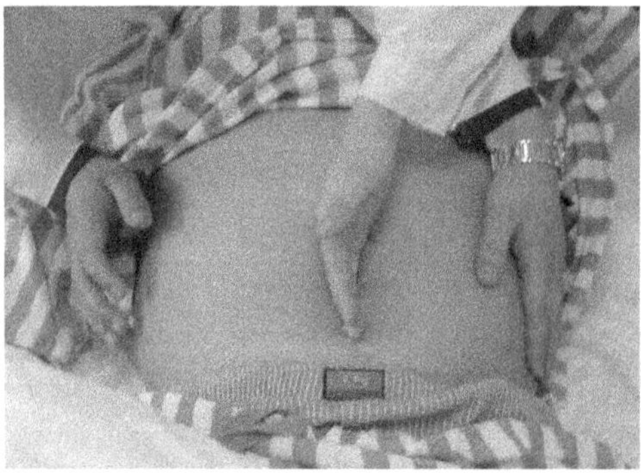

图 3-11　液波震颤检查法

（5）液波震颤：腹腔内有大量游离液体时，如用手指叩击腹部，可感到液波震颤，或称波动感。检查方法是：患者平卧，医师以一手掌面贴于患者一侧腹壁，另一手四指并拢屈曲，用指端叩击对侧腹壁（或以指端冲击式触诊），如有大量腹水存在，则贴于腹壁的手掌有被液体波动冲击的感觉，即波动感。为防止腹壁本身的震动传至对侧，可让另一人将手掌尺侧缘压于脐部腹中线上（图 3-11）。

（6）振水音：在胃内有多量液体及气体存留时可出现振水音。检查时患者仰卧，医生以一耳凑近上腹部，同时以冲击触诊法振动胃部，即可听到气、液撞击的声音，亦可将听诊器膜型体件置于腹部进行听诊。正常人在餐后或饮进大量液体时可有上腹部振水音，但若在清晨空腹或餐后6～8小时以上仍有此音，则提示幽门梗阻或胃扩张。

叩诊

1. 腹部叩诊音　正常情况下，腹部叩诊大部分区域呈鼓音，只有肝、脾所在部位，增大的膀胱和子宫占据的部位，以及两侧腹部近腰肌处叩诊为浊音。

2. 肝脏及胆囊叩诊　叩诊肝脏上、下界时，一般都是沿右锁骨中线、右腋中线和右肩胛线进行叩诊。叩诊肝上界由肺区向下叩，当由清音转为浊音时，即为肝上界，此处相当于被肺遮盖的肝顶部，称肝脏相对浊音界。再向下叩1～2肋间，则浊音变为实音，此处的肝脏不被肺遮盖，称肝绝对浊音界，即肺下界。确定肝下界时，最好由腹部鼓音区沿右锁骨中线或正中线向上叩，由鼓音转为浊音处即是。在叩诊确定肝脏上、下界时要注意体型，匀称体型者正常肝脏在右锁骨中线上，其上界在第5肋间，下界位于右季肋下缘，二者之间的距离为肝上下径，约为9～11cm；在右腋中线上，其上界为第7肋间，下界相当于第10肋骨水平；在右肩胛线上，其上界为第10肋间。矮胖体型者肝上、下界均可高一个肋间，瘦长体型者均可低一个肋间。

胆囊位于深部，且被肝脏遮盖，临床不能用叩诊检查其大小。正常人肝脏和胆囊均无叩击痛。

3. 胃泡鼓音区　胃泡鼓音区在左前胸下部肋缘以上，约呈半圆形，为胃底含气所致。上界为横膈及肺下缘，下界为肋弓，左界为脾脏，右界为肝左缘。正常人胃泡鼓音区大小受胃泡含气量的多少和周围器官组织病变的影响。

4. 脾叩诊　脾浊音区的叩诊宜用轻叩法，正常人在左腋中线上第9～11肋之间可叩到脾浊音区，其宽度约4～7cm，前方不超过腋前线。

5. 移动性浊音　当腹腔游离腹水超过1000ml时，可查出移动性浊音。检查方法：先让被检查者仰卧，腹中部由于含气的肠管在液面浮起，叩诊呈鼓音，两侧腹部因腹水积聚叩诊呈浊音。检查者自腹中部脐平面开始向患者左侧叩诊，发现浊音时，板指固定不动，嘱被检查者右侧卧，再度叩诊，如呈鼓音，表明浊音移动。同样方法向右侧叩诊，叩得浊音后嘱患者左侧卧，以核实浊音是否移动。这种因体位不同而出现浊音区变动的现象，称为移动性浊音（图3-12）。

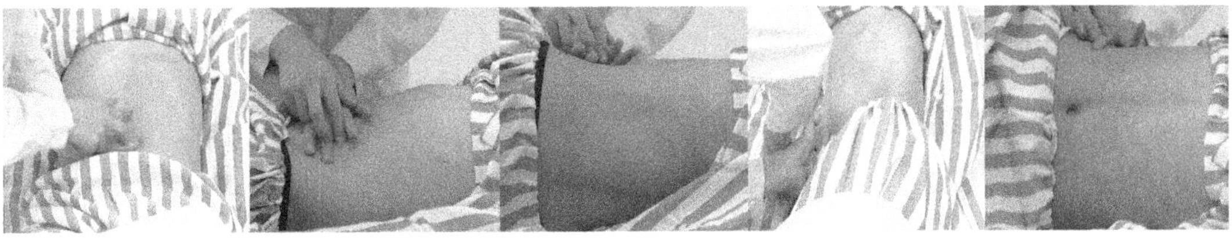

图3-12　叩诊移动性浊音

6. 肋脊角叩痛　肾脏位置深，一般不能借叩诊确定其大小，但常用于检查肾脏有无叩击痛。检查时，被检查者采取坐位或侧卧位，医师左手掌平置于被检查者的肋脊角（肾区），右手握拳，由轻到中等度力量叩击左手背。正常人肾区无叩击痛。

7. 膀胱叩诊　当膀胱触诊结果不满意时，可用叩诊来判断膀胱膨胀的程度。在耻骨联合上方叩诊膀胱。膀胱空虚时，因耻骨上方有肠管存在，叩诊呈鼓音，叩不出膀胱的轮廓。

膀胱内有尿液充盈时,耻骨上方叩诊呈圆形浊音区。

听诊

1. 肠鸣音　通常可取右下腹部作为肠鸣音听诊点,正常人每分钟可听到肠鸣音 4~5 次。若每分钟达 10 次以上,但音调不特别高亢,称肠鸣音活跃;若次数多且肠鸣音响亮、高亢,称肠鸣音亢进;若肠鸣音明显减少或数分钟听到一次,称肠鸣音减弱;持续 3~5 分钟未听到肠鸣音者,称肠鸣音消失。

2. 血管杂音　正常人腹部无血管杂音。在妊娠 5 个月以上的孕妇,脐下左或右方可听到胎儿心音。病理性杂音分为动脉性杂音和静脉性杂音,常见病因如表 3-1。

表 3-1　常见腹部病理性杂音

杂音	听诊部位	血管	临床意义
动脉性杂音	腹中部	腹主动脉	腹主动脉瘤
	上腹部两侧	左、右肾动脉	肾动脉狭窄
	下腹部两侧	左、右髂动脉	髂动脉狭窄
静脉性杂音	脐周或上腹部	腹壁静脉	腹壁静脉曲张

3. 摩擦音　在脾梗死、脾周围炎、肝周围炎或胆囊炎累及局部腹膜等情况下,可于深呼吸时,于各相应部位听到摩擦音。

4. 搔刮试验　当肝下缘触诊不清楚时,可以借助搔刮试验进行定界。此时患者取仰卧位,医生左手持听诊器膜型体件在右锁骨中线肋缘之上,右手指呈"Z"字形在锁骨中线从下向上轻轻搔刮右上腹腹壁,或在上腹部半圆形等距离范围内从远处向膜型体件方向轻轻搔刮腹壁,搔刮未触及肝缘时,声音遥远而轻微;当搔刮达到肝脏表面,可闻及声音明显增强。这是因为声音传导时实质性脏器优于空腔脏器。搔刮试验通常针对腹壁较厚或触诊不能较好配合的患者,有时也用来鉴别右上腹肿物是否为肿大的肝脏。

六、思考练习题

1. 腹部触诊的内容有哪些?
2. 触及肝脏应描述哪些内容?
3. Murphy 征阳性的意义是什么?
4. 振水音阳性的意义是什么?
5. 腹部触诊包块应注意哪些内容?
6. 大量腹水时的体征有哪些?

实习四　正常脊柱、四肢及神经系统检查

一、实　习　项　目

1. 脊柱与四肢检查。
2. 神经反射的检查。

二、实习目的和要求

1. 掌握脊柱及四肢的检查方法。
2. 熟悉神经反射的检查方法及意义。

三、实　习　器　材

1. 叩诊锤、棉签、标准病历等。
2. 挂图或 PowerPoint 图片。

四、实　习　步　骤

1. 简介脊柱与四肢的检查方法。
2. 简介神经反射检查　包括浅反射、深反射、病理反射、脑膜刺激征。
3. 男女学生分开，教师各选一个学生志愿者作为受检者，进行检体示教。
4. 重点内容　学生两人一组互相检查，教师巡回指导。
5. 最后教师逐人检查。

五、实习内容细则

（一）脊柱与四肢检查

1. 脊柱

（1）脊柱弯曲度：检查方法为用手指沿脊柱棘突尖，以适当的压力从上向下划压，划压后皮肤出现一条红色充血痕，以此痕为标准，观察脊柱有无侧弯。正常脊柱有四个生理性弯曲，呈“S”状弯曲，即颈椎稍向前突；胸椎向后突；腰椎向前突；骶椎向后突；无过度前突或后突现象，也无侧弯。

（2）脊柱活动度：检查时嘱被检查者躯干作前屈、后伸、侧弯及旋转等动作，观察脊柱的活动有无受限。正常脊柱有一定的活动范围，颈椎可前屈、后伸及左右侧屈各 35°～45°，

旋转60°~80°;腰椎在臀部固定时,可前屈90°,后伸30°,左右侧弯各20°~35°,旋转30°;胸椎活动度很小;骶椎几乎不活动。

(3) 脊柱压痛与叩击痛:脊柱压痛的检查法是被检查者取端坐位,身体稍向前倾。检查者以右手拇指从枕骨粗隆开始自上而下逐个按压脊柱棘突及脊旁肌肉,正常每个棘突及脊旁肌肉均无压痛。

脊柱叩击痛一般有两种检查方法:一为直接用叩诊锤或手指叩击各脊柱棘突,为直接叩诊法,多用于检查胸椎与腰椎;另一种方法为间接叩击法,被检查者取端正的坐位,医生用左手掌面放在其头顶,右手半握拳以小鱼际肌部位叩击左手背,检查脊柱各部位有无叩击痛。正常人脊柱无叩击痛。

2. 四肢与关节

(1) 形态:检查时以视诊和触诊为主,两者互相配合,注意检查腕关节、指关节、膝关节有无形态异常,有无肿胀、压痛及波动感等。若膝关节肿胀应做浮髌试验,以确定有无关节腔积液,其检查方法为:嘱被检查者平卧位,并将下肢伸直放松,医生一手虎口卡于患膝髌骨上极,并加压压迫髌上囊,使关节液集中于髌骨低面,另一手示指垂直按压髌骨并迅速抬起,按压时髌骨与关节面有碰触感,松手时有髌骨浮起的感觉,即为浮髌试验阳性,说明关节腔内有中等量以上关节积液。另外,还应注意关节有无脱位变形等。

检查四肢形态时,应特别注意观察有无膝内、外翻及足内、外翻,有无杵状指(趾)、匙状甲或爪形手等。同时,还应注意有无肢端肥大、肌肉萎缩、下肢静脉曲张及水肿等。

(2) 运动

1) 上肢:检查方法为①双手下垂,手心向内,双手能下垂者说明肘关节伸直正常;②双上肢向上举,双手合拢并能置于头后者说明肩关节外展、外旋及肘关节屈曲运动正常;③双肘弯曲至90°,肘部靠拢腋下部胸壁,两前臂作内、外旋转运动,如手掌向上能转为向下者,表示桡尺关节功能正常。

2) 下肢:①被检查者取直立姿势时,观察膝关节能否伸直;②双下肢下蹲及立起活动,观察髋关节及膝关节的屈曲功能;③一腿伸直,另一腿伸直外展及旋转活动,检查髋关节的外展及旋转功能。

(二) 神经系统检查

1. 运动功能检查

(1) 肌力:检查时令患者作肢体伸屈动作,检查者给以相反的阻力,测试被检者对阻力的克服力量,并注意两侧比较。

肌力的六级分级法:

0级　完全瘫痪,测不到肌肉收缩。

Ⅰ级　仅测到肌肉收缩,但不能产生动作。

Ⅱ级　肢体在床面上能水平移动,但不能抬离床面。

Ⅲ级　肢体能抬离床面,但不能抗阻力。

Ⅳ级　能作抗阻力动作,但较正常差。

Ⅴ级　正常肌力。

(2) 肌张力:检查时根据触摸肌肉的硬度以及伸屈其肢体时感知肌肉对被动伸屈的阻力作判断。

1) 肌张力增高:肌肉坚实感,伸屈肢体时阻力增加。①痉挛状态(折刀现象):被动伸屈肢体时，起始阻力大，终末突然阻力减弱，为锥体束损害现象；②铅管样强直：伸肌和屈肌的肌张力均增高，为锥体外系损害现象。

2）肌张力降低：肌肉松软，伸屈肢体时阻力低，见于周围神经炎、小脑病变等。

（3）不自主运动

1）震颤：为两组拮抗肌交替收缩引起的不自主运动。

2）静止性震颤：静止时明显，运动时减轻，睡眠时消失，常伴肌张力增高，见于震颤麻痹。

3）意向性震颤：休息时消失，动作时发生，见于小脑疾患。

（4）共济失调（指鼻试验）：嘱患者手臂外展伸直，再以示指触自己鼻尖，由慢到快，先睁眼后闭眼重复进行。小脑半球病变时同侧指鼻不准；如睁眼指鼻准确，而闭眼时出现障碍则为感觉性共济失调。

2. 神经反射检查

（1）浅反射

1）角膜反射：嘱被检查者睁眼向内侧注视，以捻成细束的棉絮从患者视野外接近并轻触外侧角膜，避免触及睫毛，正常反应为被刺激侧迅速闭眼，称为直接角膜反射。如刺激一侧角膜，对侧也出现角膜闭合反应，称为间接角膜反射。

2）腹壁反射（图 4-1）：被检查者仰卧，两下肢稍屈曲，使腹壁松弛，然后用钝头竹签分别沿肋缘下、脐平及腹股沟上的方向，由外向内轻划腹壁皮肤。正常反应是局部腹肌收缩。

3）提睾反射（图 4-1）：用钝头竹签由下而上轻划男性股内侧上方皮肤，同侧的提睾肌收缩使睾丸上提，为提睾反射。正常人多能引出，且双侧对称。

4）跖反射：被检查者仰卧，下肢伸直，医生手持患者踝部，用钝头竹签划足底外侧，由足跟向前至小趾跖关节处转向拇指侧。正常表现为足趾向跖面屈曲（即 Babinski 征阴性）。

5）肛门反射：用钝头竹签轻划肛门周围皮肤，可引起肛门外括约肌收缩。

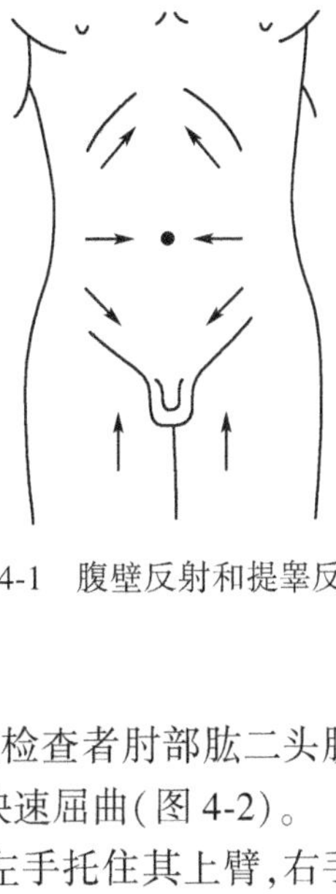

图 4-1 腹壁反射和提睾反射

（2）深反射（腱反射）

1）肱二头肌反射：被检查者前臂屈曲，检查者以左拇指置于被检查者肘部肱二头肌肌腱上，右手持叩诊锤叩击左拇指。正常反应为肱二头肌收缩，前臂快速屈曲（图 4-2）。

2）肱三头肌反射：被检查者外展上臂，半屈肘关节，检查者用左手托住其上臂，右手用叩诊锤直接叩击鹰嘴上方的肱三头肌肌腱。正常人表现为肱三头肌收缩，前臂呈伸展动作（见图 4-3）。

3）桡骨骨膜反射：被检查者前臂置于半屈半旋前位，检查者以左手托住其腕部，并使腕关节自然下垂，以叩诊锤叩击桡骨茎突，可引起肱桡肌收缩，发生屈肘和前臂旋前动作。

4）膝反射：被检查者取坐位，小腿自然下垂；或取仰卧位，医师以左手托起其膝关节使之屈曲约 120°，右手持叩诊锤叩击膝盖髌骨下方股四头肌肌腱。正常反应为小腿呈伸展动作（见图 4-4）。

5）跟腱反射（踝反射）：被检查者仰卧，髋及膝关节稍屈曲，下肢取外旋外展位，医师左手将被检查者足部背屈成直角，以叩诊锤叩击跟腱，正常反应为腓肠肌收缩，足向跖面屈曲（图 4-5）。

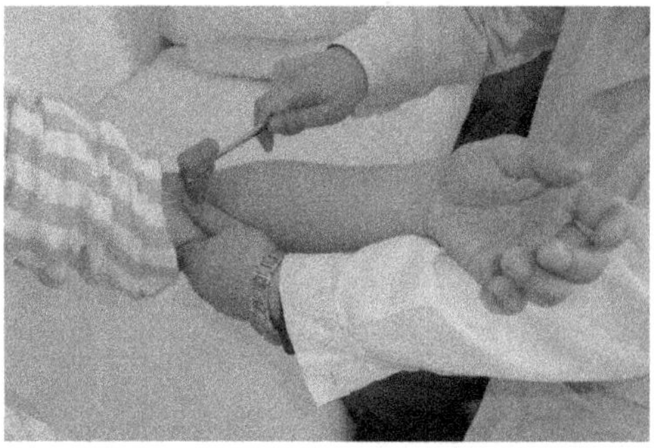

图 4-2　肱二头肌反射检查示意图

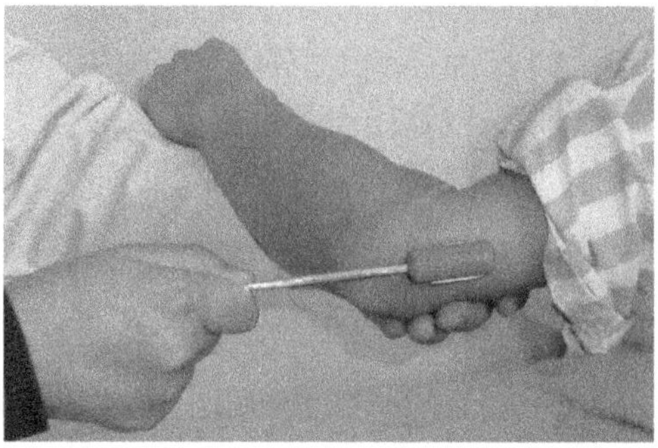

图 4-3　肱三头肌反射检查示意图

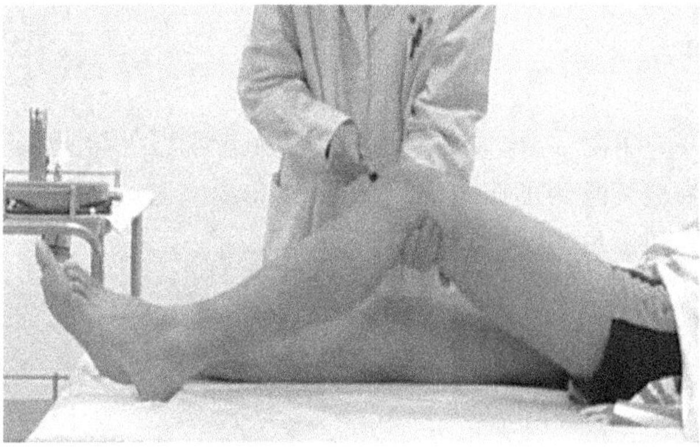

图 4-4　膝反射检查示意图

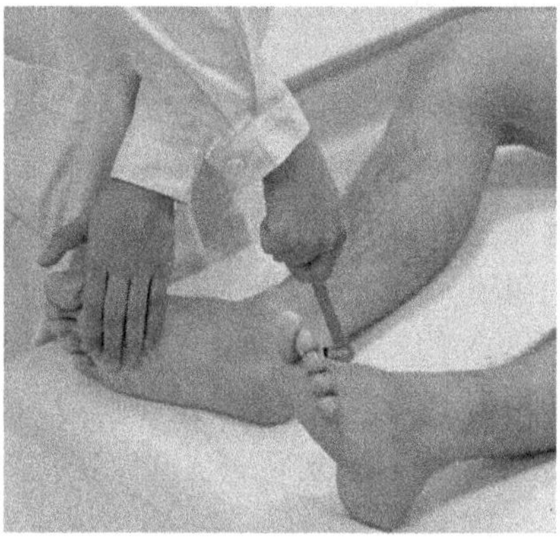

图 4-5　跟腱反射检查示意图

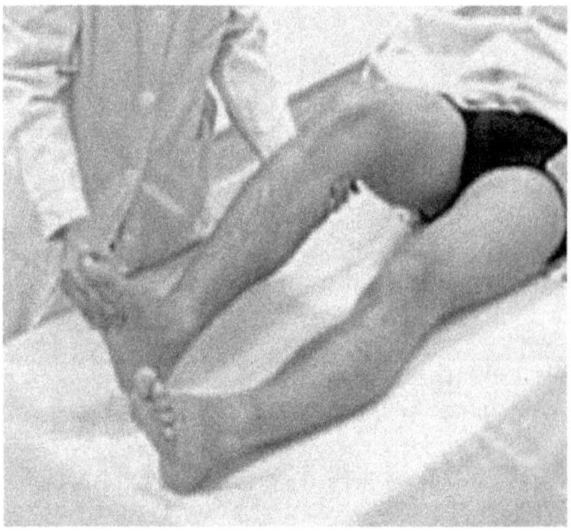

图 4-6　踝阵挛检查示意图

6）阵挛：是深反射亢进的表现，常见的有以下两种：

踝阵挛：被检查者仰卧位，髋与膝关节稍屈，医生一手持被检查者小腿，另一手持被检查者足掌前端，突然用力使踝关节背屈并维持之（图 4-6）。阳性表现为腓肠肌与比目鱼肌发生连续性节律性收缩而致足部呈现节律性伸屈运动。正常人无踝阵挛现象。

髌阵挛：被检查者下肢伸直，医师以示指及拇指捏住髌骨上缘，用力向远端快速连续推动数次后仍保持一定推力。阳性反应为股四头肌发生节律性收缩使髌骨上下移动。正常人髌阵挛阴性。

（3）病理反射（图 4-7、图 4-8）

1）Babinski 征：取位与检查跖反射一样，用钝竹签由足跟开始沿被检查者足底外侧缘，由后向前轻划，至小趾跟部并转向拇趾侧。正常时可引起拇趾及其他足趾跖屈。阳性反应为拇趾背伸，余趾呈扇形展开。

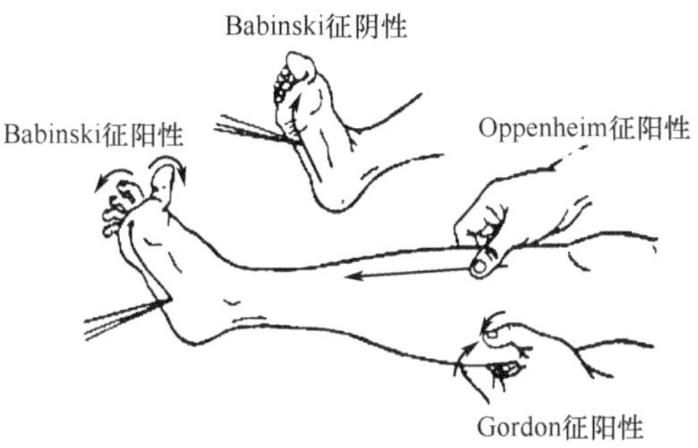

图 4-7　病理反射检查示意图

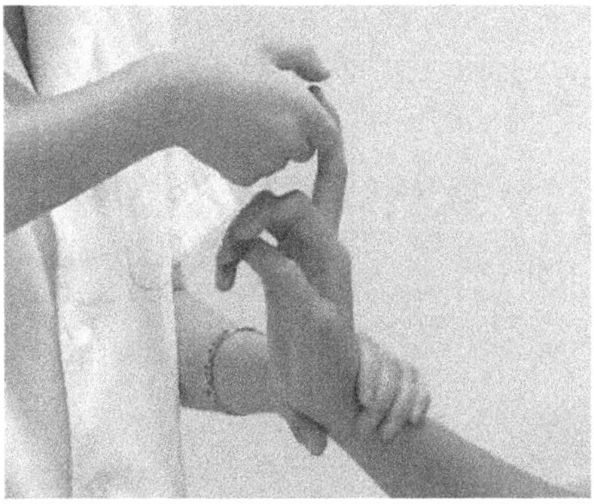

图 4-8　Hoffmann 征检查示意图

2）Oppenheim 征：医生用拇指及示指沿被检查者胫骨前缘用力由上向下滑压，阳性表现同 Babinski 征。

3）Gordon 征：检查时用手以一定力量捏压腓肠肌，阳性表现同 Babinski 征。

4）Hoffmann 征：医师左手持被检查者腕部，以右手中指与示指夹住患者中指并稍向上提，使腕部处于轻度过伸位，以拇指迅速弹刮患者的中指指甲，阳性反应为其余四指轻度掌屈反应（图 4-8）。

（4）脑膜刺激征

1）颈强直：被检查者仰卧，医师以一手托患者枕部，另一只手置于胸前作屈颈运动。如这一被动屈颈检查时感觉到抵抗力增强，即为颈部阻力增高或颈强直。

2）Kernig 征：被检查者仰卧，一侧下肢髋、膝关节屈曲成直角，医师将患者小腿抬高伸膝。正常人膝关节可伸达 135°以上（图 4-9）。阳性表现为伸膝受阻且伴疼痛与屈肌痉挛。

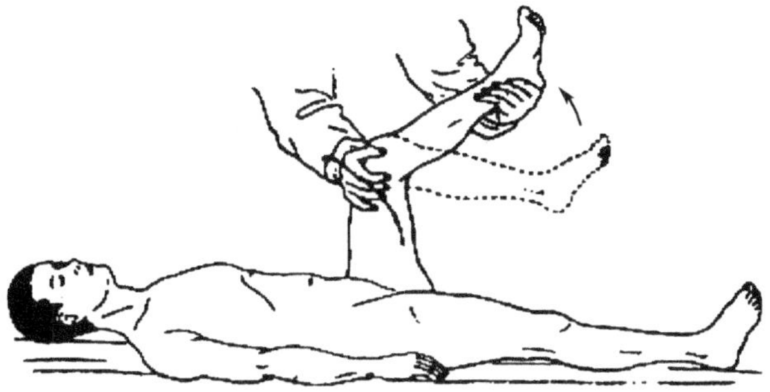

图 4-9　Kernig 征检查示意图

3）Brudzinski 征：被检查者仰卧，下肢伸直，医师以一手托起被检查者枕部，另一手按于其胸前，然后被动向前屈颈（图 4-10）。阳性反应为当头部前屈时，双髋与膝关节同时屈曲。正常人为阴性。

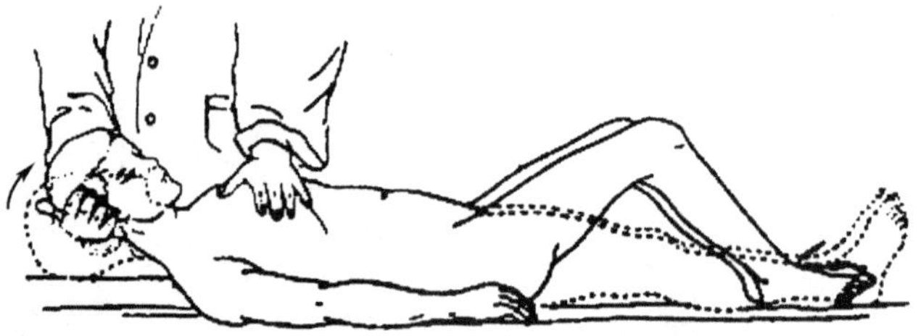

图 4-10 Brudzinski 征检查示意图

六、思考练习题

脑膜刺激征包括哪些内容？

实习五　头颈部及全身体格检查

一、实 习 项 目

1. 观看“全身体格检查”电教片。
2. 一般状态及头颈部检查操作(重点)。
3. 按规定顺序进行整套全身体格检查所有项目的操作。

二、实习目的和要求

1. 学会对一般状态、皮肤黏膜、淋巴结及头颈部的检查方法及其顺序。
2. 了解正常体征及异常改变的临床意义。
3. 熟悉整套全身体格检查的项目、内容及顺序。

三、实 习 器 材

压舌板、手电筒、叩诊锤、棉签、直尺等。

四、实 习 步 骤

1. 先看“全身体格检查”电教片。

2. 简介本次实验的内容、目的和要求。

3. 简介全身体格检查的顺序和内容,按一般检查、生命体征、皮肤黏膜、淋巴结、头部(眼、耳、鼻、口腔)、颈、胸廓、肺脏、心脏、血管、腹部、肛门和外生殖器(不查)、脊柱、四肢和神经系统的顺序进行。本次实验重点是一般状态和头颈部检查操作,并熟悉整套全身检查的顺序。

4. 教师选一学生作为受检者,进行检体示教,然后男女学生分开互相检查。

5. 重要内容　学生分组,两名学生一组互相检查,按标准全身检体顺序从上到下完整地检查一遍,教师巡回指导。

6. 重要内容　抽查一、二名学生做检体操作并由教师讲评。

7. 总结、布置实习报告的书写(以一般状态、皮肤黏膜、淋巴结、头颈部为主)。

五、实习内容细则

(一) 一般检查(生命体征为检查重点)

1. 方法　以视诊为主,配合触诊、听诊和嗅诊。

2. 内容　性别、年龄、生命体征（体温、脉搏、呼吸和血压）、发育与体型、营养、意识、精神、语调与语态、面容与表情、体位、姿势、步态以及皮肤和淋巴结。

（1）测温：常用腋测法测体温，将甩好的体温计放在腋下，注意水银球部应紧夹在腋窝内10分钟，正常值：36~37℃。

（2）脉搏测定：触诊桡动脉要注意脉搏频率和节律，不能用拇指检查。检查者将一只手的食指、中指、无名指的指尖互相并拢，平放于桡动脉近手腕处，仔细触诊，手指施于桡动脉上压力适当，方可感受到受检者桡动脉搏动，至少计数30秒，以30秒脉搏数乘2即为脉率。检查者双手分别置于受检者左右桡动脉上，仔细触诊比较其对称性。

（3）呼吸测量：通过观察受检者胸廓的起伏变化计数呼吸频率，同时注意节律与深度，因呼吸受主观因素影响，故不要告诉受检者正在计数呼吸，技巧之一是在触诊脉搏后继续置手指于桡动脉处，计数呼吸频率，也可留在背部检查时进行。

（4）血压测量：血压的检查详见实习二。

（5）皮肤、淋巴结检查：皮肤和淋巴结的检查采取分段检查，统一记录，以减少患者不必要的更换体位。

1）皮肤的检查注意颜色、湿度、弹性、皮疹、脱屑、皮下出血、蜘蛛痣与肝掌、水肿、皮下结节、瘢痕和毛发。

2）淋巴结：正常直径在0.2~0.5cm之间，质地柔软，表面光滑，与毗邻组织无粘连，不易触及也无压痛。浅表淋巴结分布：①头颈部：共8组（图5-1）；②上肢：腋窝淋巴结（分5群）和滑车上淋巴结；③下肢：腹股沟淋巴结（分2群）和腘窝淋巴结。淋巴结的检查方法是视诊和触诊。

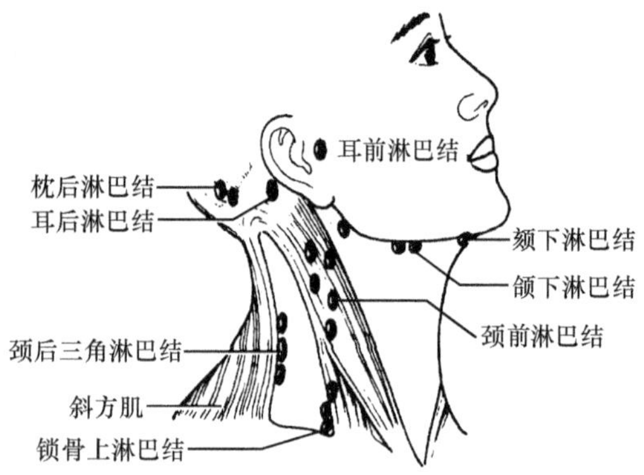

图5-1　头颈部淋巴结

视诊　注意局部征象（包括皮肤是否隆起，颜色有无变化，有无皮疹、瘢痕、瘘管等）和全身状态。

触诊　检查颈部淋巴结时可站在被检查者背后，检查者将示、中、环三指并拢，其指腹紧贴检查部位皮肤，由浅及深进行滑动触诊，嘱被检查者头稍低，或偏向检查侧，让被检部位皮肤或肌肉松弛，以利于触诊。发现淋巴结肿大时，注意其部位、大小、数目、硬度、压痛、活动度、有无粘连。

（二）头部和颈部

1. 头颅检查应注意大小、外形、头发密度、颜色、光泽和分布，用双手分开头发，观察头皮，触诊有无压痛。注意眉毛的分布，有无脱落等。

2. 眼的检查

（1）眼的功能检查：视力、视野、色觉和立体视。

（2）外眼检查

1）眼睑检查：注意有无睑内翻、上睑下垂、眼睑闭合障碍、眼睑水肿等。

2）泪囊：请患者向上看，检查者用双手拇指轻压患者双眼内眦下方，观察有无分泌物或泪液自上下泪点溢出，有急性炎症者应避免此检查。

3）结膜：检查上睑结膜时需翻转眼睑。检查者右手检查受检者左眼，左手检查右眼。具体步骤：用示指和拇指捏住上睑中外 1/3 交界处的边缘，嘱被检者向下看，轻轻向前下方牵拉，然后示指向下压迫睑板上缘，并与拇指配合将睑缘向上捻转即可将眼睑翻开。注意动作要轻巧、柔和。检查后轻轻向前下牵拉上睑，同时嘱患者向上看，即可使眼睑恢复正常位置。注意观察眼睑有无充血、出血、苍白、黄染等。

4）眼球：观察眼球外形，有无突出、下陷；检查眼球运动功能：置一手指于受检者眼前 30~40cm，请受检者头部固定，双眼注视指尖，随手指运动，一般以左、左上、左下、右、右上、右下顺序检查 6 个方向的眼球运动。

（3）眼前节检查：注意巩膜有无黄染；瞳孔正常直径 3~4mm，圆形，等大。直接对光反射检查：检查者用手电筒直接照射一侧瞳孔，（注意，勿使光线同时照射双眼，请受检者不要注视光线），可见该侧瞳孔缩小，移开光线，瞳孔扩大，为瞳孔直接对光反射。再将光线照射该眼，对侧瞳孔缩小，移开光线，瞳孔扩大，此为瞳孔间接对光反射（同样方法检查另一眼）。检查调节及辐辏反射时，检查者置一手指于受检者眼前约 1 米处，指尖向上，与双眼同一高度，请受检者注视指尖，然后迅速移近手指至近点，观察双侧瞳孔由大缩小的变化和双眼内聚情况。

3. 耳的检查　视触双侧外耳和耳后区，注意有无皮损、结节、畸形和疼痛，用手将耳廓向后向上牵拉，注意有无疼痛，观察外耳道，用一个或两个手指指尖同时压住两侧耳屏前区域，触诊颞颌关节，请受检者张口及闭口，感受该关节运动。

粗略检查双耳听力，在静室内，请受检者一手掩耳、闭目，检查者两手指摩擦，从离受检者耳外 1 米处逐渐移近，直到受检者做出听到声音的反应。同样方法检测对侧，两侧手指摩擦的声音应尽量相等，比较其两耳听力或与检查者自己的听力比较而粗略判断有无听力障碍。

4. 鼻的检查　注意鼻的外形，有无鼻翼扇动，鼻中隔有无偏曲，有无鼻出血，注意观察鼻腔黏膜和分泌物。重点是三对鼻窦的检查：

（1）上颌窦：医师双手固定于患者的两侧耳后，将拇指分别置于左右颧部向后按压，询问有无压痛，并比较两侧压痛有无区别。亦可用右手中指指腹叩击颧部，并询问有无叩击痛。

（2）额窦：一手扶持患者枕部，用另一拇指或示指置于眼眶上缘内侧用力向上向后按压；或以两手固定头部，双手拇指置于眼眶上缘内侧向后、向上按压，询问有无压痛，两侧有无差异；也可用中指叩击该区，询问有无叩击痛。

（3）筛窦：双手固定患者两侧耳后，双侧拇指分别置于鼻根部与眼内眦之间向后方按压，询问有无压痛。

5. 口的检查　注意口唇颜色，有无苍白、发绀等。口腔黏膜检查应在充分自然光线下进行，也可用手电筒照明。注意两侧颊黏膜、牙齿、牙龈、舌质、舌苔。检查口底黏膜和舌底部，让患者舌头上翘触及硬腭，必要时用触诊法检查新生物和颌下腺导管结石。

6. 口咽部检查　被检查者取坐位，头略后仰，口张大并发“啊”音，此时医师用压舌板在舌的前 2/3 与后 1/3 交界处迅速下压，此时软腭上抬，在照明的配合下，即可见软腭、腭垂、软腭弓、扁桃体、咽后壁等。注意观察悬雍垂的位置、咽部有无充血、红肿、黏膜粗糙等。当受检者发声时，注意有无声嘶等。

扁桃体增大分三度：不超过咽腭弓者为Ⅰ度，超过咽腭弓者为Ⅱ度，达到或超过咽后壁中线者为Ⅲ度（图 5-2）。

7. 颈部检查　充分暴露颈部至颈根，观察颈部外形，注意其对称性，了解颈前三角和颈后三角。除去枕头，以手托扶受检者枕部做被动屈颈动作，测试其抵抗力，然后左右转动头

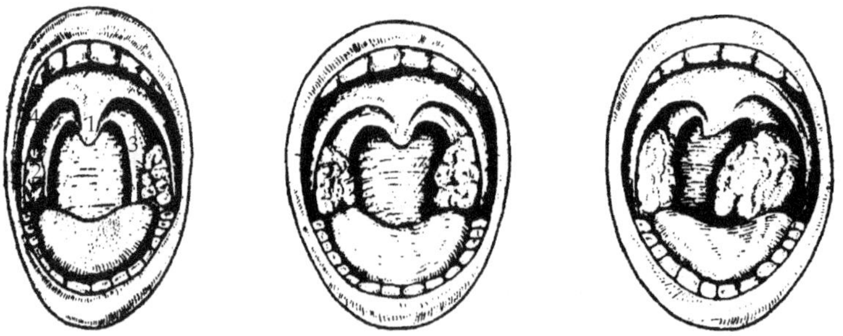

Ⅰ度扁桃体肿大　　Ⅱ度扁桃体肿大　　Ⅲ度扁桃体肿大

图 5-2　扁桃体位置及其大小分度示意图

部，检查颈椎活动情况。

（1）检查颈部皮肤：注意有无蜘蛛痣、感染，有无异常包块。

（2）颈部血管：正常人去枕平卧时颈静脉充盈，坐位或半坐位时颈静脉塌陷，无颈静脉搏动。正常人在剧烈运动后可见微弱颈动脉搏动。触诊颈动脉搏动，用手指指腹在受检者胸锁乳突肌内侧轻轻触摸颈动脉搏动，不可两侧同时触摸，以免引起晕厥。

（3）甲状腺

1）视诊：观察甲状腺大小和对称性。

2）触诊：触诊项目包括：①峡部检查：站于受检者前面用拇指或在受检者后面用示指从胸骨上切迹向上触摸，可感到气管前软组织，判断有无增厚，请受检者吞咽，可感到此软组织在手指下滑动，判断有无长大和肿块（图 5-3A）。②侧叶检查：前面触诊时，一手拇指施压于一侧甲状软骨，将气管推向对侧，另一手示、中指在对侧胸锁乳突肌后缘向前推挤甲状腺侧叶，拇指在胸锁乳突肌前缘触诊，配合吞咽动作，重复检查，可触及被推挤的甲状腺。同样方法检查对侧甲状腺（图 5-3B）。③后面触诊：一手示、中指施压于一侧甲状软骨，将气管推向对侧，另一手拇指在对侧胸锁乳突肌后缘向前推挤甲状腺，示、中指在其前缘触诊甲状腺，配合吞咽动作，重复检查，同样方法检查对侧甲状腺。触到甲状腺应注意大小、质地、表面情况、有无压痛及震颤、是否随吞咽上下移动等。

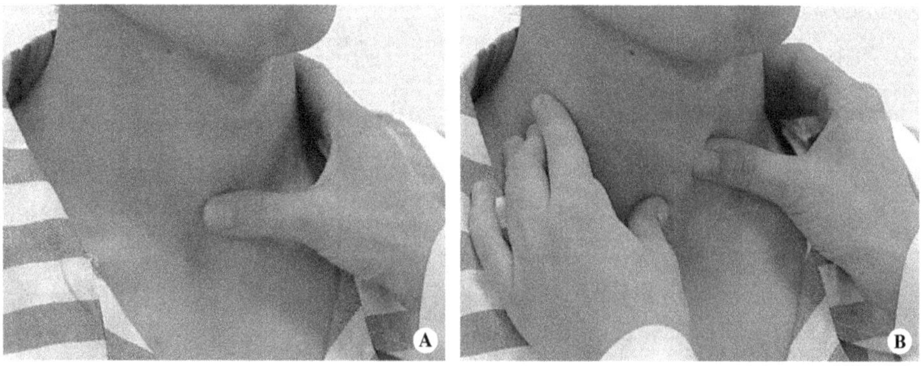

图 5-3　甲状腺峡部、侧叶触诊

A. 甲状腺峡部触诊；B. 甲状腺侧叶触诊

3）听诊：触及甲状腺肿大时，可用钟形听诊器听诊，有无血管杂音。

甲状腺肿大分度　不能看出肿大但能触及者为Ⅰ度；能看出肿大又能触及，但在胸锁乳突肌以内者为Ⅱ度;超过胸锁乳突肌外缘者为Ⅲ度。

气管检查见实习一。

(三) 全身体格检查项目及顺序

1. 一般检查/生命体征

(1) 准备器械

(2) 自我介绍(包括简短交谈以融洽医患关系)

(3) 观察发育、营养、面容和意识等一般状态

(4) 当受检者在场时洗手

(5) 测量体温(腋温,10 分钟)

(6) 触诊桡动脉至少 30 秒钟

(7) 双手同时触诊双侧桡动脉,检查其对称性

(8) 计数呼吸频率至少 30 秒钟

(9) 测右上肢血压 2 次

2. 头部和颈部

(10) 观察头部

(11) 触诊头颅

(12) 视诊双眼及眉毛

(13) 分别检查左右眼视力

(14) 检查下睑结膜、球结膜和巩膜

(15) 检查泪囊

(16) 检查上睑结膜、球结膜和巩膜(必要时翻转上睑检查)

(17) 检查面神经运动功能(皱眉、闭目)

(18) 检查眼球运动功能(左、左上、左下、右、右上、右下六个方位)

(19) 检查瞳孔直接对光反射

(20) 检查瞳孔间接对光反射

(21) 检查集合反射

(22) 观察双侧外耳及耳后区

(23) 触诊双侧外耳及耳后区

(24) 触诊颞颌关节及其运动(可将食指插入外耳道,请受检者作咀嚼动作)

(25) 分别检查双耳听力(摩擦手指,或用表音)

(26) 视诊外鼻

(27) 触诊外鼻

(28) 观察鼻前庭、鼻中隔

(29) 分别检查左右鼻道通气状态

(30) 检查上颌窦(有无肿胀、压痛、叩痛等)

(31) 检查额窦

(32) 检查筛窦

(33) 检查口唇、颊黏膜、牙齿、牙龈、舌质和舌苔(用压舌板)

(34) 观察口底

(35) 检查口咽部及扁桃体

(36) 检查舌下神经(伸舌)
(37) 检查面神经运动功能(露齿、鼓腮或吹口哨)
(38) 检查三叉神经运动支(触双侧嚼肌,或做张口动作)
(39) 检查三叉神经感觉支(上、中、下三支)
(40) 暴露颈部
(41) 观察颈部外形和皮肤及颈静脉充盈情况
(42) 除去枕头,检察颈椎活动情况(屈曲及左右转动)
(43) 检查副神经(耸肩及对抗头部旋转)
(44) 触诊耳前淋巴结
(45) 触诊耳后淋巴结
(46) 触诊枕后淋巴结
(47) 触诊颌下淋巴结
(48) 触诊颏下淋巴结
(49) 触诊颈前淋巴结浅组
(50) 触诊颈后淋巴结
(51) 触诊锁骨上淋巴结
(52) 触诊甲状软骨
(53) 触诊甲状腺峡部(配合吞咽)
(54) 触诊甲状腺侧叶(配合吞咽)
(55) 分别触诊颈动脉
(56) 触诊气管位置
(57) 听诊颈部(甲状腺、血管杂音)

3. 胸部

(58) 暴露胸部
(59) 观察胸部外形、对称性、皮肤、呼吸运动等
(60) 触诊左侧乳房
(61) 触诊右侧乳房
(62) 用右手触诊左侧腋窝淋巴结
(63) 用左手触诊右侧腋窝淋巴结
(64) 触诊胸壁弹性、有无压痛及捻发感
(65) 检查双侧呼吸动度
(66) 检查双侧触觉语颤
(67) 检查有无胸膜摩擦感
(68) 叩诊双侧肺尖
(69) 叩诊双侧前胸和侧胸,注意顺序
(70) 听诊双侧肺尖
(71) 听诊双侧前胸和侧胸,注意顺序
(72) 检查双侧语音共振
(73) 观察心前区、心尖搏动
(74) 触诊心尖搏动(两步法)

（75）触诊心前区
（76）叩诊左侧心脏相对浊音界
（77）叩诊右侧心脏相对浊音界
（78）听诊二尖瓣区
（79）听诊肺动脉瓣区
（80）听诊主动脉瓣区
（81）听诊主动脉瓣第二听诊区
（82）听诊三尖瓣区
先用膜式胸件听诊，再用钟型胸件听诊
4. 背部
（83）请受检者坐起
（84）充分暴露背部
（85）观察脊柱、胸廓外形及呼吸运动
（86）检查胸廓活动度及其对称性
（87）检查双侧触觉语颤
（88）检查有无胸膜摩擦感
（89）请受检者双上肢交叉
（90）叩诊双侧后胸部
（91）叩诊双侧肺下界
（92）叩诊双侧肺下界移动范围
（93）听诊双侧后胸部
（94）听诊有无胸膜摩擦音
（95）检查双侧语音共振
（96）触诊脊柱有无畸形、压痛
（97）直接叩诊法检查脊椎有无叩击痛
（98）检查双侧肋脊点和肋腰点有无压痛
（99）检查双侧肋脊角有无叩击痛
5. 腹部
（100）正确暴露腹部
（101）请受检者屈膝、放松腹肌、双上肢置于躯干两侧，平静呼吸，头下置一枕头
（102）观察腹部外形、对称性、皮肤、胸及腹式呼吸等
（103）在脐附近听诊肠鸣音至少 1 分钟
（104）在脐周及其左右上方听诊有无血管杂音
（105）浅触诊全腹部
（106）深触诊全腹部
（107）训练患者作加深的腹式呼吸 2~3 次
（108）在右锁骨中线上单手法触诊肝脏
（109）在右锁骨中线上双手法触诊肝脏
（110）在前正中线上双手法触诊肝脏
（111）检查肝颈静脉回流征

(112) 检查胆囊 Murphy 征
(113) 双手法触诊脾脏
(114) 如未能触及脾脏,嘱受检者右侧卧位,再触诊脾脏
(115) 双手法触诊肾脏
(116) 检查有无波动感(受检者一手尺侧缘压在腹部正中线上)
(117) 检查振水音(手指连续冲击上腹部或左右摇动上腹)
(118) 叩诊全腹
(119) 叩诊肝上界
(120) 叩诊肝下界
(121) 检查肝胆有无叩击痛
(122) 检查移动性浊音(经脐平面先左后右)
(123) 检查腹部触觉(或痛觉)
(124) 检查腹壁反射

6. 上肢

(125) 正确暴露上肢
(126) 观察上肢皮肤、关节等
(127) 观察双手及指甲
(128) 触诊指间关节和掌指关节
(129) 检查指关节运动
(130) 检查上肢远端肌力
(131) 触诊腕关节
(132) 检查腕关节运动
(133) 触诊双肘鹰嘴和肱骨髁状突
(134) 触诊滑车上淋巴结(在肱二、三头肌间沟内,自上而下触摸)
(135) 检查肘关节运动
(136) 检查屈肘、伸肘肌力
(137) 暴露肩部
(138) 视诊肩部外形
(139) 触诊肩关节及周围
(140) 检查肩关节运动
(141) 检查上肢触觉(或痛觉)
(142) 检查肱二头肌反射
(143) 检查肱三头肌反射
(144) 检查桡骨骨膜反射
(145) 检查霍夫曼征

7. 下肢

(146) 正确暴露下肢
(147) 观察双下肢外形、皮肤等
(148) 触诊腹股沟区有无肿块、疝等
(149) 触诊腹股沟浅表淋巴结横组

(150) 触诊腹股沟浅表淋巴结纵组
(151) 触诊股动脉搏动
(152) 检查髋关节屈曲、内旋(向内旋足)、外旋(向外旋足)运动
(153) 检查双下肢近端肌力(屈髋)
(154) 触诊膝关节
(155) 检查浮髌试验
(156) 检查膝关节屈曲运动
(157) 检查髌阵挛
(158) 触诊踝关节及跟腱
(159) 检查有无凹陷性水肿
(160) 触诊双足背动脉
(161) 检查踝关节背屈、跖屈
(162) 检查双足背屈、跖屈肌力
(163) 检查踝关节内翻、外翻运动
(164) 检查屈趾、伸趾运动
(165) 检查下肢触觉(或痛觉)
(166) 检查膝腱反射
(167) 检查跟腱反射及踝阵挛
(168) 检查跖反射
(169) 检查 Babinski 征
(170) 检查 Oppenheim 征
(171) 检查 Gordon 征
(172) 检查 Kernig 征
(173) 检查 Brudzinski 征
(174) 检查 Lasegue 征
(175) 请受检者站立
(176) 检查指鼻试验(睁眼)
(177) 检查指鼻试验(闭眼)
(178) 检查双手快速轮替动作
(179) 检查 Romberg 征(注意保护患者)
(180) 观察步态
(181) 检查屈腰运动
(182) 检查伸腰运动
(183) 检查腰椎侧弯运动
(184) 检查腰椎旋转运动
(185) 肛门直肠检查(必要时)

六、思考练习题

请自习全身体格检查及病例书写。

实习六　肺部病理体征见习

一、实 习 项 目

肺部的各种病理体征检查。

二、实习目的和要求

1. 掌握胸廓、肺脏各种病理体征，并学会其检查方法。
2. 了解胸廓、肺脏病理体征的发生机制及其临床意义。

三、见习用器材及准备

1. 学生自备听诊器、白大衣、帽子、口罩、记录本等。
2. 教师课前去各教学医院了解病种情况，编排见习轮换表，尽量做到各学生机会均等。

四、学生进医院前教育及见习注意事项

1. 遵守医院规章制度，崇尚医德，关心患者，注意患者的休息、保暖、心理效应，诊察患者要尽量避免及减少患者痛苦，并多作语言安慰，防止不良精神刺激，离去时要表示谢意。

2. 注意着装，备好口罩、听诊器、软底鞋，仪表要庄重而平易近人，避免不文明语言及动作，保持医院安静，乘电梯要注意礼让。

3. 尊重医院各级医护人员，虚心求教，主动做力所能及的辅助工作，如传唤值班人员、递送用品、搀扶患者等，处处注意避免妨碍常规医护工作，取用器材事先报告，用后归放原处。

4. 对患者及家属交谈要内外有别，某些问题要注意保密，支持主管医师及病房人员的工作。

5. 接触患者要主动而自信，但同学间要互相照顾，避免争先恐后等失态现象。

6. 由于医疗条件改善、知识普及，各种典型体征均有所减少，大家要珍惜机会，充分投入，除完成当日规定的有关系统异常体征外，尽量不错过所能遇到的其他异常体征如神经系统改变、内分泌、血液、皮肤疾患等。

五、见 习 步 骤

1. 教师课前于相应的教学医院、病房，根据病房床位病例一览表挑选大叶性肺炎、慢性支气管炎、支气管哮喘、肺气肿、肺心病、气胸、胸腔积液、肺肿瘤及其他具有较典型肺部体征的患者（注意事先向病房主管医师了解具有啰音、异常呼吸音、实变等体征的患者，如缺

乏适宜病例，则组织学生观看电视片或多媒体课件)。当医院或病房情况发生临时变动不适于学生见习时，要及时调整或转至备用教学点或以其他方式适当弥补。

2. 做好进病房前教育。

3. 学生按8~10人一组由教师带进病房并询问病史、体检示范，按视、触、叩、听检查方法，重点检查肺部病理体征。

4. 结合患者情况讨论各病理体征的发生机制、特点及临床意义。

5. 复习理论课讲的内容，重点是呼吸系统几种常见病变体征的鉴别。

6. 布置学生于实验报告中逐个记录当日所见病例的特点及收获，并自行编制常见肺、胸膜病变胸部体征鉴别表，以加强记忆。

7. 安排学生洗手、更衣及离院事宜。

六、呼吸系统常见疾病的主要症状及体征

(一) 大叶性肺炎

1. 症状 起病急骤，先有畏寒、寒战，继而高热，咳嗽，咳铁锈色痰，伴或不伴患侧胸痛，数日后体温急骤下降，大量出汗，症状好转。

2. 体征

(1) 视诊：急性热病容，颜面潮红，鼻翼扇动，呼吸困难，有时发绀，患侧呼吸动度减弱。

(2) 触诊：实变区域语音震颤增强，合并脓胸或胸腔积液时语音震颤减弱。

(3) 叩诊：实变区域叩诊为浊音或实音。

(4) 听诊：不同程度湿啰音，有时干啰音，可闻及支气管呼吸音、支气管语音、胸语音或羊鸣音。

(二) 慢性支气管炎并发肺气肿

1. 症状 起病缓慢，病程较长，主要表现为慢性咳嗽，冬季加重，晨间咳嗽明显伴咳白色黏液或浆液泡沫痰，急性发作期痰量较多，可有脓性痰。患者常觉气短、胸闷，活动时明显，并随病情进展而逐渐加重。

2. 体征

(1) 视诊：气短，缩唇呼吸，部分患者呼吸浅快，桶状胸。

(2) 触诊：语音震颤减弱，心尖搏动难以触及，肝下缘下移。

(3) 叩诊：呈过清音，心浊音界缩小，肺下界和肝浊音界下降。

(4) 听诊：双肺呼吸音减弱，呼气延长，可闻及干性和(或)湿性啰音。

(三) 支气管哮喘

1. 症状 多数患者在幼年或青年期发病，发病常有季节性，多与接触变应原、冷空气、物理、化学性刺激、病毒性上呼吸道感染、运动等有关。表现为反复发作喘息、气急、胸闷或咳嗽。症状可经治疗或自行缓解。

2. 体征

(1) 视诊：发作时呼吸困难，严重者被迫端坐、大汗淋漓、发绀，胸廓胀满，呼吸动度减弱。

(2) 触诊：发作时语音震颤减弱。

(3) 叩诊：发作时叩诊呈过清音。

(4) 听诊:发作时双肺可闻及广泛哮鸣音,呼气延长,语音共振减弱。严重哮喘发作,哮鸣音可不出现,称为寂静胸。

(四) 胸腔积液

1. 症状　积液少于300ml时症状多不明显,但少量炎性积液的患者常诉干咳,发热,患侧胸痛,吸气时加重。当积液增多时胸痛可减轻或消失,但常诉胸闷、气短;大量积液时出现心悸、呼吸困难,甚至端坐呼吸、发绀。

2. 体征　与积液量有关,少量积液时可无明显体征,或可触及胸膜摩擦感及闻及胸膜摩擦音。中至大量积液时出现下列体征:

(1) 视诊:患侧胸廓饱满。

(2) 触诊:患侧呼吸动度减弱,气管移向健侧,语音震颤减弱或消失。

(3) 叩诊:局部叩诊浊音或实音。

(4) 听诊:双肺呼吸音减弱或消失,积液上方可闻及支气管呼吸音、支气管语音、胸语音或羊鸣音。

(五) 气胸

1. 症状　持重物、屏气和剧烈运动或咳嗽常为其诱因。患者突感一侧胸痛,继之胸闷和呼吸困难,可伴有刺激性咳嗽。大量张力性气胸时,除严重呼吸困难外,尚有表情紧张、烦躁不安、大汗淋漓、脉速、虚脱、发绀,甚至呼吸衰竭。

2. 体征　与积气量有关,少量积气时可无明显体征。积气量多时可出现下列体征:

(1) 视诊:呼吸急促或窘迫发绀,患侧胸廓饱满。

(2) 触诊:患侧呼吸动度减弱,气管移向健侧,语音震颤减弱或消失。

(3) 叩诊:叩诊呈过清音或鼓音。

(4) 听诊:双肺呼吸音减弱或消失。

(六) 支气管扩张症

1. 症状　主要症状为慢性咳嗽,咳大量脓性痰和(或)反复咯血。患者多有童年麻疹、百日咳或支气管肺炎等病史。

2. 体征

(1) 视诊:呼吸频率可增快。

(2) 触诊:阳性体征较少。

(3) 叩诊:如无肺疾病伴随,无特殊发现。

(4) 听诊:可闻及不同程度的固定而持久的局限性粗湿啰音。

七、思考练习题

列表说明肺实变、胸腔积液、气胸、肺气肿、肺不张、胸膜增厚及黏连的体征。

实习七　心血管病理体征见习

一、实 习 项 目

心血管病理体征检查。

二、实习目的和要求

1. 熟悉心血管系统各种病理体征的发生机制及临床意义。
2. 掌握心脏杂音的听诊要点，并能区别收缩期杂音及舒张期杂音。
3. 了解常见心脏杂音的临床意义。
4. 熟悉血管病理体征的检查方法及其临床意义。
5. 掌握心功能不全的症状、体征及检查方法。

三、见习用器材及课前准备

同肺部病理体征见习，必要时带多头听诊器每组一个，录音机及典型心脏听诊磁带、黑板（书写心音示意图作示教用）。

四、见 习 步 骤

1. 教师课前于相应的教学医院、病房，选好心脏瓣膜病、先天性心脏病、心律失常、心肌病、心包疾病、心功能不全等具有心血管体征的患者及典型心绞痛、心肌梗死患者并作病史采集及检体示范（如缺乏适宜病例，则组织学生观看电视片或多媒体课件）。

2. 学生按每 8～10 人一组由教师带进病房，按视、听、触、叩检查方法，重点检查心血管病理体征。

3. 结合患者情况讨论各病理体征的发生机制、特点及其临床意义。

4. 复习理论课讲的内容，重点是几种常见心瓣膜病、先心病的体征。

5. 必要时播放心脏听诊录音，结合心音示意图由教师讲解，并考核学生听力。

6. 布置学生于实验报告中记录当日所见病例的特点及收获并自行编制常见心瓣膜病、先心病的体征鉴别表，加强记忆。

7. 安排学生离院。

五、心血管常见疾病的主要症状及体征

(一) 二尖瓣狭窄

1. 症状 劳力性呼吸困难为最早出现的症状,以后可发展为夜间阵发性呼吸困难、端坐呼吸,甚至肺水肿。平时易咳嗽,伴呼吸道感染。严重肺淤血时还可出现咯血。

2. 体征

(1) 视诊:二尖瓣面容,双颊暗红,右心室增大心尖搏动可向左移。

(2) 触诊:心尖部可触及舒张期震颤。

(3) 叩诊:左房及右心室增大,心浊音界可呈梨形,即心尖稍向左增大,心腰消失,胸骨左缘第三肋间心浊音界增宽。

(4) 听诊:心尖区 S_1亢进,可闻及局限性舒张中、晚期隆隆样杂音,于舒张晚期递增,左侧卧位更为清晰。心尖内侧可闻及开瓣音,提示为单纯二尖瓣狭窄或二尖瓣狭窄为主,瓣叶弹性及活动尚好。肺动脉瓣区 S_2亢进、分裂,可有相对性收缩期吹风样杂音;严重肺动脉高压者,在肺动脉瓣区可闻及舒张期杂音,称 Graham Steell 杂音。晚期患者可出现心房颤动,心音强弱不等,心律绝对不规则,有脉搏短绌。

(二) 二尖瓣关闭不全

1. 症状 慢性二尖瓣关闭不全者,可经历多年无症状期,随后由于左心容量负荷过重而出现心悸及劳力性呼吸困难,由于血液返流入左房,以致左室排血降低,可出现乏力,晚期则表现为明显左心衰竭。

2. 体征

(1) 视诊:心尖搏动向左下移位,搏动强,发生心力衰竭后减弱。

(2) 触诊:心尖搏动有力,可呈抬举样,在重度关闭不全患者可扪及收缩期震颤。

(3) 叩诊:心浊音界向左下扩大。

(4) 听诊:单纯二尖瓣关闭不全者心尖第一心音减弱,可闻及响亮 3/6 级以上全收缩期吹风样杂音,性质粗糙,传导广泛,向左腋下或左肩胛下区传导。

(三) 主动脉瓣狭窄

1. 症状 由于脑缺血及心肌供血不足常出现头晕、晕厥反复发作或心悸、心绞痛发作以及由于左心功能减退而发生劳力性呼吸困难和夜间阵发性呼吸困难。

2. 体征

(1) 视诊:心尖搏动增强,可稍向左下移位。

(2) 触诊:心尖搏动有力,呈抬举样。胸骨右缘第二肋间可扪及收缩期震颤,脉搏呈迟脉。

(3) 叩诊:心浊音界正常或可稍向左下增大。

(4) 听诊:胸骨右缘第二肋间可闻及 3/6 级以上收缩期粗糙喷射性杂音伴震颤,向颈部放射。主动脉瓣区第二心音减弱,可有第二心音反常分裂。心尖区有时可闻及 S_4。

(四) 主动脉瓣关闭不全

1. 症状 心悸、头晕,晚期可有左心衰竭症状。

2. 体征

（1）视诊：心尖搏动向左下移位，部分重度关闭不全者颈动脉搏动明显，并可有随心搏动出现的点头运动。

（2）触诊：心尖搏动移向左下，呈抬举样搏动。

（3）叩诊：心界向左下增大而心腰不大，因而心浊音界轮廓似靴形。

（4）听诊：主动脉瓣区或主动脉瓣第二听诊区可闻及柔和叹气样杂音，以前倾坐位最易听清。如有相对性二尖瓣狭窄则心尖区可闻及舒张中期隆隆样杂音，称 Austin Flint 杂音。周围血管可闻及枪击声和 Duroziez 双重杂音。

（五）心包积液

1. 症状　心前区闷痛、呼吸困难或腹胀，以及原发病的症状，如结核的低热、盗汗，化脓性感染的畏寒高热等。心包压塞时可出现休克。

2. 体征

（1）视诊：心尖搏动明显减弱甚至消失。

（2）触诊：心尖搏动弱而不易触到，如能明确触及则在心相对浊音界内侧。

（3）叩诊：心浊音界向两侧扩大，且随体位改变；卧位时心底部浊音界增宽，坐位则心尖部增宽。

（4）听诊：早期由炎症引起的少量心包积液可在心前区闻及心包摩擦音，积液量增多后消失。心率较快，心音弱而远，偶然可闻及心包叩击音。

大量积液时，由于静脉回流障碍可出现颈静脉怒张和肝肿大。还可由于左肺受压出现 Ewart 征，即左肩胛下区语颤增强、叩诊浊音并闻及支气管肺泡呼吸音，可出现奇脉和脉压差减小。

（六）心力衰竭

1. 症状

（1）左心衰竭（肺淤血）：乏力、劳力性或夜间阵发性呼吸困难，甚至需高枕卧位或端坐呼吸及咳嗽、吐泡沫痰。

（2）右心衰竭（体循环淤血）：腹胀、少尿及食欲不振，甚至恶心呕吐。

2. 体征

（1）左心衰竭：主要为肺淤血的体征。

1）视诊：有不同程度的呼吸急促、轻微发绀、高枕卧位或端坐体位。急性肺水肿时可出现自口、鼻涌出大量白色或粉红色泡沫，呼吸窘迫，并大汗淋漓。

2）触诊：严重者可出现交替脉。

3）叩诊：除基础心脏病相关体征外，一般多有心脏扩大。

4）听诊：心尖及其内侧可闻及舒张期奔马律，肺动脉瓣区第二心音亢进。双肺由肺底往上有不同程度的对称性细湿啰音，也可伴少量哮鸣音。急性肺水肿时则双肺漫布湿啰音。

（2）右心衰竭：主要是体循环淤血的体征。

1）视诊：颈静脉怒张，可有明显的周围性发绀，浮肿常较明显，呈凹陷性，以下垂部位显著。

2）触诊：可扪及不同程度的肝肿大、压痛及肝颈静脉回流征阳性。下肢或腰骶部凹陷性浮肿，严重者可全身浮肿。

3）叩诊：可有胸水（右侧多见）与腹水体征。

4）听诊：可在胸骨左缘3、4、5肋间或剑突下闻及右心室舒张期奔马律及三尖瓣相对关闭不全的收缩期吹风样杂音。

除以上所列体征外，尚有原发心脏病变的症状体征和诱发心力衰竭病变的症状体征。

六、思考练习题

列表说明各主要心瓣膜病、先心病以及心功能不全的检体特点。

实习八　腹部病理体征见习

一、实 习 项 目

腹部病理体征检查。

二、实习目的和要求

1. 掌握腹部常见体征的检查方法及其临床应用。
2. 重点掌握腹部触诊法及其异常体征的临床意义。

三、见习用器材及课前准备

同肺部病理体征见习。

四、见 习 步 骤

1. 教师课前选好消化性溃疡、肝硬化腹水、黄疸、腹膜炎、胆囊炎或其他能引起肝脾肿大、腹部包块等具有腹部病理体征的患者(如缺乏适宜病例,则组织学生观看电视片或多媒体课件)。

2. 学生分组按每8～10人一组,由教师带进病房,按视、听、触、叩检查方法,重点检查腹部病理体征并作病史采集及检体示范。

3. 结合患者情况讨论各病理体征的发生机制、特点及其临床意义。

4. 复习理论课的内容,重点是三种黄疸的鉴别。

5. 布置学生于实验报告中逐个记录当日所见病例的特点及收获,并自行编制三种黄疸的鉴别表,以加强记忆。

6. 安排学生离院(注意洗手)。

五、腹部常见疾病的主要症状及体征

(一) 消化性溃疡

1. 症状

(1) 腹部疼痛是消化性溃疡的主要症状。

1) 部位:胃溃疡的疼痛多位于中上腹部稍偏高处,或剑突下和剑突下偏左处。十二指肠溃疡的疼痛多位于中上腹部或脐上方和脐上偏右处。十二指肠球部后壁溃疡的疼痛可放射至腰背部。

2）性质：常为持续性钝痛、胀痛、灼痛、饥饿痛等。当溃疡穿透至浆膜层或穿孔，可出现持续性剧痛。

3）节律性：胃溃疡的疼痛呈进餐——疼痛——缓解的规律，十二指肠溃疡的疼痛呈疼痛——进餐——缓解的规律。

4）周期性：好发于秋冬或冬春之交，与寒冷有明显关系。

5）长期性：表现为屡愈屡发，延续数年至数十年。

6）影响因素：过度紧张、劳累、焦虑、忧郁、气候变化、烟酒和药物影响等因素可使症状加剧。

（2）其他症状：常有餐后腹胀、反酸、嗳气、恶心、呕吐、食欲不振等症状。

2. 体征

（1）视诊：多数瘦长体形。溃疡出血时可见全身皮肤黏膜苍白。

（2）触诊：溃疡活动时，上腹部常有局限性压痛，压痛部位多与溃疡位置基本相符。

（3）叩诊及听诊缺乏特征性体征。

（二）肝硬化

1. 症状

（1）代偿期肝硬化：症状较轻微，可有食欲不振、消化不良、腹胀、恶心、大便不规律等消化系统症状及乏力、头晕、消瘦等全身症状。

（2）失代偿期肝硬化：上述症状加重，并可出现水肿、腹水、黄疸、呕血和（或）便血、发热、肝昏迷、无尿等症状。

2. 体征

（1）视诊：肝硬化患者面色灰暗，皮肤巩膜黄染，面、颈和上胸部可见毛细血管扩张或蜘蛛痣，手掌大、小鱼际和指端有红斑（肝掌），男性常有乳房发育。皮肤可有瘀点、瘀斑、苍白等肝功能减退表现，下肢常有浮肿。

（2）触诊：肝脏由肿大变小，质地变硬，表面不光滑，无或有轻度压痛。脾脏轻至中度肿大。

（3）叩诊：移动性浊音可阳性。

（4）听诊：无特征性体征。

失代偿期肝硬化可出现门脉高压的表现：

（1）腹水：是晚期肝硬化最突出的临床表现。大量腹水时，脐受压而突出形成脐疝。叩诊有移动性浊音，大量腹水可有液波震颤。

（2）侧支循环的建立和开放

1）食管和胃底静脉曲张：表现为呕血、黑粪、休克，甚至肝性脑病，严重时可危及生命。

2）腹壁静脉曲张：高度腹壁静脉曲张外观可呈水母头状。

3）痔静脉曲张：可形成痔核，破裂引起便血。

（3）脾肿大：可呈中、高度肿大，伴脾功能亢进。上消化道出血时，脾脏可暂时缩小。

（三）急性腹膜炎

1. 症状

（1）急性弥散性腹膜炎：突发的上腹部持续性剧烈疼痛，腹痛迅速扩展至全腹。开始因腹膜受炎症刺激而致反射性恶心、呕吐，以后出现麻痹性肠梗阻。全身表现可有发热及败血症，严重者出现血压下降、休克等。

（2）急性局限性腹膜炎：疼痛局限于病变部位，多呈持续性钝痛。

2. 体征

（1）视诊：急性弥散性腹膜炎患者多呈急性危重病容，常被迫采取仰卧位，两下肢屈曲，呼吸浅速，可有脉搏频速无力，血压下降等。

（2）触诊：可有典型的腹膜炎三联征——腹肌紧张、压痛、反跳痛。局限性腹膜炎局部形成脓肿，触诊时可在局部扪及有明显压痛的肿块。

（3）叩诊：如有胃肠穿孔游离气体聚于膈下，叩诊时可出现肝浊音界缩小或消失。腹腔有多量渗液时，移动性浊音可阳性。

（4）听诊：肠鸣音减弱或消失。

（四）急性阑尾炎

1. 症状　腹痛是主要症状，早期为上腹部或脐周痛，4～6 小时后出现定位清楚的右下腹疼痛。常伴有恶心、呕吐、便秘、腹泻及轻度发热。

2. 体征

（1）视诊：患者常呈急性病容，表情痛苦。

（2）触诊：早期上腹或脐周有轻压痛，数小时后右下腹 McBurney 点有显著而固定的压痛和反跳痛，是诊断阑尾炎的重要依据。当阑尾坏死穿孔后，右下腹压痛、反跳痛更明显，并伴局部肌紧张。

（3）叩诊及听诊缺乏特征性体征。

（4）其他可协助诊断的体征：

1）加压左下腹并突然松手可引起右下腹痛，此为结肠充气征阳性。

2）左侧卧位，两腿伸直，当使右腿被动向后过伸时发生右下腹痛，此为腰大肌征阳性，提示炎症阑尾位于盲肠后位。

3）使右髋和右大腿各屈曲 90°，然后被动向内旋转，引起右下腹疼痛者为闭孔内肌征阳性，提示靠近闭孔内肌的阑尾炎。

（五）腹部肿块

1. 症状

（1）炎性肿块常伴有低热，肿块部位有疼痛。

（2）恶性肿块伴有食欲不振、消瘦、贫血、生长速度较快。

（3）良性肿块生长速度缓慢，多不伴全身其他症状。

2. 体征

（1）全身检查：应注意一般情况，营养状况，有无贫血、黄疸等。还应注意其他部位有无相似肿块，有无浅表淋巴结肿大和恶性肿瘤转移征象等。

（2）肿块位置：应区别肿块来自腹壁或腹腔，来自腹腔内或腹膜后。

（3）注意描述肿块的大小、形态、质地、压痛、活动度、搏动、震颤和数目。

六、思考练习题

试述消化性溃疡腹痛的特点。

实习九　病史采集及病历书写

一、实 习 项 目

1. 采集病史，进行系统问诊。
2. 按照标准病历的格式编写一份住院病历。

二、实习目的和要求

1. 学会采集病史，掌握问诊的一般方法与技巧。
2. 能独立编写格式正确、符合实际的完整住院病历，并结合各方面的临床资料进行分析综合，提出初步诊断。

三、实习场地器材

1. 选择合适的教学医院、病房的临床患者作为问诊对象。
2. 提供病历首页及续页书写纸。

四、实 习 步 骤

1. 同学 3~6 人一组，由带教老师安排到病房进行系统问诊，教师示范及巡视监督并纠正不足。
2. 病史采集及问诊结束后每位学生按照标准病历的格式编写一份住院病历。学生之间可以商讨，但不能互相抄袭。病历完成后交教师批阅评分。
3. 由教师主持分组讨论各小组病历草稿，纠正缺陷，学生根据讨论批改意见修正后用正规病历记录纸书写，完成一份正式住院病历。

五、实习内容细则

（一）问诊的内容

采集病史临床上通常简称为问诊，问诊是医生通过询问患者或知情人，以了解疾病的历史和现状，这是认识疾病的开始，也是诊断疾病的重要方法，同时也是为病历书写积累素材的过程。能否通过问诊从患者那里获得准确的临床资料，直接影响临床诊断、治疗的正确与否，以及病历的质量。因此，问诊是临床医生必须掌握的基本功，也是实习学生必需熟练掌握的一项基本技能。以下是全面系统的病史采集，即住院病历所要求的问诊内容：

1. 一般项目　一般项目包括：姓名、性别、年龄、籍贯（出生地）、民族、婚姻、现住址（工作单位)、职业、入院日期、记录日期、病史叙述者及可靠程度等。

2. 主诉 指促使患者就诊的主要症状、体征及持续时间。主诉应用一、二句话概括,尽可能用患者自己描述的症状,不宜用诊断或检验结果代替症状,主诉多于一项时,应按发生时间先后次序分别列出,如“发热、流涕、咽痛 2 天”;“多饮、多食、多尿、消瘦 5 个月”。

3. 现病史

(1) 起病情况与患病时间。

(2) 主要症状的特点、发展及演变,包括症状出现的部位、性质、程度、持续时间、缓解或加剧的因素。

(3) 病因与诱因。

(4) 病情的发展及演变。

(5) 伴随症状的特点、发展及演变。

(6) 具有重要鉴别诊断意义的阴性症状。

(7) 诊治经过。

(8) 病程中的一般情况:包括六要素如精神、饮食、睡眠、大小便、体力、体重改变等。

4. 既往史

(1) 既往健康情况。

(2) 既往疾病史(包括传染病史)。

(3) 手术、外伤史、输血史。

(4) 过敏史(食物、药物、其他接触物)。

(5) 预防接种史。

5. 系统回顾

(1) 呼吸系统:咳嗽、咳痰、咯血、胸痛、呼吸困难。

(2) 循环系统:心悸、胸闷、胸痛、下垂性水肿、发绀、端坐呼吸、血压升高、晕厥。

(3) 消化系统:恶心、呕吐、腹痛、腹泻、呕血、便血、便秘、黄疸、嗳气、反酸、吞咽困难。

(4) 泌尿生殖系统:尿频、尿急、尿痛、血尿、排尿困难、腰痛、颜面水肿、夜尿增多、尿道或阴道异常分泌物。

(5) 造血系统:皮肤苍白、头晕眼花、乏力、皮肤出血点、瘀斑、淋巴结肿大、骨痛。

(6) 内分泌及代谢:多饮、多食、多尿、怕热、多汗、怕冷、乏力、显著肥胖或消瘦、色素沉着、毛发异常、闭经。

(7) 神经系统:意识障碍、语言障碍、感觉异常、瘫痪、头痛、失眠、嗜睡、惊厥、记忆力减退、精神症状(幻觉、妄想、情绪异常、性格改变、定向力障碍等)。

(8) 肌肉与骨关节系统:肌肉麻木、疼痛、萎缩、关节红肿、运动障碍、外伤、骨折、先天畸形。

6. 个人史

(1) 生于何地、到过何地(疫区)。

(2) 职业工作条件。

(3) 烟酒等不良嗜好。

(4) 性病、冶游史。

7. 婚姻史 结婚年龄、配偶健康情况。

8. 月经史和生育史　格式：初潮年龄$\frac{\text{行经期(天)}}{\text{月经周期(天)}}$末次月经时间或绝经年龄。记录经血的量和色，有无痛经。妊娠与生育次数，流产原因及次数等。

9. 家族史

(1) 亲属(父母、兄弟、姐妹和子女)的健康或疾病情况，如已死亡，记明死因。

(2) 家族中有无类似患者。

(3) 遗传病史。

(二) 问诊的一般方法与技巧

临床上经常可以遇到这样的情况，实习同学向患者提了很多问题，结果仍然得不到需要的临床资料，而教师三言两语，就能问出与疾病相关的重要资料，这说明问诊是有一定技巧的。以下将谈谈有关问诊的技巧和方法。

1. 自始至终体现鉴别诊断这一关键环节　在临床上，没有什么样的疾病、什么样的患者应该提什么样的问题的固定模式，这导致同学们在问诊的过程中常感到不知道问什么，即使提出了问题，又不能抓重点。要解决这一问题，许多临床学者总结了一个行之有效的方法，这就是在问诊过程中，始终要体现"鉴别诊断"这一关键环节；也就是说，问诊的提问不是随便的提问，通过提问应弄清每一症状的特点，以及各个症状之间的相互联系；换句话说，每当患者诉说一种症状时，提问者心中应该立即想到几种或几十种可能引起该症状的病因，再通过进一步的提问，得到支持或不支持某种病的依据，并在脑海里形成一种或一些倾向："该患者可能患的是什么病，而为什么不像什么病"。

2. 以时间顺序为主线　问诊应该有一根"主线"，沿着这根"主线"，围绕"鉴别诊断"进行提问。临床问诊的"主线"就是：时间顺序。之所以选择时间顺序为主线，是因为它有利于认识和了解疾病发生发展的过程；有利于全面系统地问诊而不至于遗漏重要的临床症状和重要的疾病过程；而患者也可以保证思维的连续性，有利于对病情的诉说。

3. 恰当使用不同类型的提问　临床问诊的提问通常可分为两大类，即一般性提问和具体性提问(有人也称为特殊性提问)。所谓一般性提问，就是通过一般的问话引导患者像讲故事一样叙述自己的病情，一般性提问多用于问诊的开始或希望获得某一方面的大量资料，一般性提问得到的信息通常是广泛而又表浅的，如"您今天来，有哪里不舒服？"。而具体性提问是根据患者对一般性提问的回答，而进一步提出的具有针对性的问题。具体性提问多用于对某一症状的进一步了解以及对某些细节的证实，它得到的信息通常是具体而又详细的。具体性提问方式常直截了当，需要患者详细的回答，如："您何时开始腹痛的？"、"您拉肚子每天拉多少次？每次量多不多？有没有脓血及黏液？"等。一般来说，在临床上首先是以一般性提问作为问诊的开始，让患者诉说自己的感受，遇到需要进一步了解的问题，或者患者的诉说偏离主题，则适时地插入具体提问，得到具体的有关资料后，再通过恰当的转折或一般性提问，让患者继续诉说，必要时再插入具体提问，直到得到充分的临床资料为止。

4. 避免医学术语　在问诊时，要求避免使用医学术语，这是由问诊的目的和对象所决定。问诊的目的是为了从患者那里了解疾病发生、发展的过程，从而获得准确的临床资料，以利正确的临床诊断与治疗，大量使用医学术语，势必造成患者对所提问题不理解或错误理解，自然会对获得临床资料造成影响。

5. 注意礼节　仪表、礼节和友善的举止，有助于发展与患者的和谐关系，建立患者的信任感,从而得到患者配合,为病史采集的顺利进行打好基础,这一点对于见习、实习同学来说显得尤为重要。

六、临床常见症状的问诊要点

1. 发热

(1) 起病时间、季节、情况、病程、程度、频度、诱因。

(2) 有无畏寒、寒战、大汗或盗汗。

(3) 其他系统症状的询问:如是否伴有咳嗽、咳痰、咯血、胸痛;腹痛、恶心、呕吐、腹泻;尿频、尿急、尿痛;皮疹、出血、肌肉关节痛等。

(4) 患病以来一般情况,如精神状态、食欲、体重变化、睡眠及大小便情况。

(5) 诊治经过如药物、剂量、疗效。

(6) 传染病接触史、疫水接触史、手术史、流产或分娩史、职业特点。

2. 皮肤黏膜出血

(1) 出血时间、缓急、部位、范围、特点(自发性或损伤后)、诱因。

(2) 有无伴发鼻出血、牙龈出血、咯血、便血、血尿等出血症状。

(3) 有无皮肤苍白、乏力、头晕、眼花、耳鸣、记忆力减退、发热、黄疸、腹痛、骨关节痛等贫血及相关疾病症状。

(4) 过敏史、外伤、感染、肝肾疾病史。

(5) 过去易出血或易出血疾病家族史。

(6) 职业特点,有无化学药物及放射性物质接触史、服药史。

3. 水肿

(1) 水肿出现时间、急缓、部位,全身性或局部性,是否对称性,是否凹陷性,与体位变化及活动的关系。

(2) 有无心、肝、肾、内分泌及过敏性疾病史及其相关症状,如心悸、气促、咳嗽、咳痰、咯血、头晕、头痛、失眠、腹胀、腹痛、食欲、体重及尿量变化等。

(3) 水肿与药物、饮食、月经及妊娠的关系。

4. 咳嗽与咳痰

(1) 咳嗽发病的急缓和持续时间:急性起病的咳嗽往往提示急性呼吸道感染。持续存在的咳嗽则提示有慢性疾病。

(2) 咳嗽的特点:是短促的刺激性咳嗽如鼻后滴综合征,还是深在的、非刺激性的咳嗽如发生在小气道和肺部的咳嗽。

(3)干咳还是有痰及痰的性状:干咳的常见原因有咽炎、咳嗽变异性哮喘、支气管肿物或肺淤血,其他原因如鼻后滴综合征、服用ACEI类药物和胃食管反流病等。痰的性状对诊断也有提示作用,如铁锈色痰常见于肺炎链球菌肺炎,砖红色胶冻样痰见于克雷伯杆菌肺炎,带有臭味的痰常是厌氧菌感染。

(4) 咳嗽出现的时间:慢性支气管炎、慢性肺脓肿、空洞型肺结核、支气管扩张等疾病的咳嗽、咳痰常发生于早晨起床时。而肺淤血、咳嗽变异性哮喘的咳嗽往往在夜间平卧位睡眠时发生,咳嗽常会使患者醒来。另外,鼻后滴综合征和食管反流也常在夜间发生,其中肺淤血和食管反流所致的咳嗽在患者坐起后可明显缓解。

（5）咳嗽发作的诱因和伴随症状：接触冷空气或运动时出现咳嗽提示哮喘；咳嗽伴有发热提示急性支气管或肺部感染；听诊发现双肺有哮鸣音见于哮喘、慢性喘息性支气管炎；某一部位持续存在的局限性哮鸣音见于气道狭窄，可见于气道内肿物。

（6）吸烟史：长期吸烟史不但有助于慢性支气管炎的诊断，而且对于肺癌的诊断有一定意义。需要注意的是，慢性咳嗽的性质发生改变时要注意肺癌发生的可能，尤其是吸烟的患者。

5. 咯血

（1）确定是否咯血：首先鉴别是咯血还是呕血。咯血指喉及其以下呼吸道或肺组织出血，经口腔咳出。鼻腔、口腔、咽部以及消化道出血（呕血）都可能被误诊咯血。应注意询问有无明显病因及前驱症状，出血的颜色及其血中有无混合物等。

（2）发病年龄及咯血性状：仔细询问发病年龄及咯血性状对分析咯血病因有重要意义。如青壮年大咯血多考虑肺结核、支气管扩张症等；中年以上间断或持续痰中带血则需高度警惕支气管肺癌的可能；中老年有慢性潜在疾病出现咯砖红色胶冻样血痰时多考虑克雷伯杆菌肺炎等。

（3）伴随症状：询问有无伴随症状是鉴别诊断的重要步骤。如伴有发热、胸痛、咳嗽、咳痰首先考虑肺炎、肺结核、肺脓肿等；伴有呛咳、杵状指需考虑支气管肺癌；伴有皮肤黏膜出血须注意血液病、风湿病及肺出血型钩端螺旋体病和流行性出血热等。

（4）个人史：需注意有无结核病接触史、吸烟史、职业性粉尘接触史、生食海鲜史及月经史等，如肺寄生虫所致咯血、子宫内膜异位症所致咯血均需结合上述病史做出诊断。

6. 胸痛

（1）一般资料：包括年龄、发病缓急、诱因、加重与缓解的方式。

（2）胸痛表现：包括胸痛部位、性质、程度、持续时间及其有无放射痛。

（3）伴随症状：包括呼吸、心血管、消化系统及其他各系统症状和程度。

7. 发绀

（1）发病年龄与性别：自出生或幼年即出现发绀者，常见于发绀型先天性心脏病，或先天性高铁血红蛋白血症。特发性阵发性高铁血红蛋白血症可见于育龄女性，且发绀出现多与月经周期有关。

（2）发绀部位及特点：用以判断发绀的类型，如为周围性，则需询问有无心脏和肺部疾病症状，如心悸、晕厥、胸痛、气促、咳嗽等。

（3）发病诱因及病程：急性起病又无心肺疾病表现的发绀，需询问有无摄入相关药物、化学物品、变质蔬菜以及在有便秘情况下服用含硫化物病史。

8. 呼吸困难

（1）呼吸困难发生的诱因：包括有无引起呼吸困难的基础病因和直接诱因，如心、肺疾病、肾病、代谢性疾病病史和有无药物、毒物摄入史及头痛、意识障碍、颅脑外伤史。

（2）呼吸困难发生的快与慢：询问起病是突然发生、缓慢发生，还是渐进发生或者有明显的时间性。

（3）呼吸困难与活动、体位的关系：如左心衰竭引起的呼吸困难。

（4）伴随症状：如发热、咳嗽、咳痰、咯血、胸痛等。

9. 心悸

（1）发作诱因、时间、频率、病程。

（2）有无心前区疼痛、发热、头晕、头痛、晕厥、抽搐、呼吸困难、消瘦及多汗、失眠、焦虑等相关症状。

（3）有无心脏病、内分泌疾病、贫血性疾病、神经症等病史。

（4）有无嗜好浓茶、咖啡、烟酒情况，有无精神刺激史。

10. 恶心与呕吐

（1）呕吐的起病，如有无诱因或病因，急起或缓起，呕吐的时间，与饮食、活动等有无关系，呕吐物的特征。

（2）发作的诱因，如体位、进食、咽部刺激等诱因。

（3）症状的特点与变化，如症状发作频率、持续时间、严重程度等。

（4）伴随症状，如腹痛、腹泻、发热、头痛、眩晕等。

（5）加重与缓解因素。

（6）诊治情况。

11. 呕血

（1）确定是否呕血，注意与咯血及鼻腔、口咽部出血的鉴别。

（2）呕血诱因，有无饮食不当、大量饮酒史。

（3）呕血的颜色及呕血量。

（4）呕血的伴随症状，如有无寒战、发热、腹痛、黄疸、皮肤黏膜出血、少尿等。

（5）患者的一般情况。

（6）既往病史，如上腹痛、反酸、肝病、服药史。

12. 便血

（1）便血的病因与诱因，有无饮食不节、进食生冷、辛辣刺激等食物史，有否服药史或集体发病。

（2）便血的量。

（3）便血的伴随症状，如腹痛、里急后重、腹部包块或梗阻、全身出血。

（4）患者的一般情况。

（5）过去有无腹泻、腹痛、腹鸣、痔、肛裂病史，有无用过抗凝药物、有无胃肠手术史等。

13. 腹痛

（1）腹痛与年龄、性别、职业的关系。

（2）腹痛起病情况，有无饮食、外科手术等诱因。

（3）腹痛部位、性质和严重程度；腹痛时间与进食、活动、体位的关系。

（4）腹痛的伴随症状，如发热、寒战、黄疸、休克、腹泻、血尿等。

（5）既往病史，如消化性溃疡史、饮酒史、心血管意外史、育龄妇女停经史。

14. 腹泻

（1）腹泻的起病，有无不洁饮食、旅行、聚餐等病史，腹泻是否与紧张、焦虑有关。

（2）大便性状及臭味。

（3）腹泻伴随症状，如发热、腹痛、里急后重、贫血、水肿、营养不良等。

（4）同食者群集发病的历史。

（5）腹泻加重、缓解因素，如与进食、油腻食物的关系及禁食、抗生素的作用等。

（6）病后一般情况。

15. 便秘

（1）大便频度、排便量及是否费力；便秘的起病与病程。

(2) 是否长期服用泻药,药物种类及疗程,是否有腹部盆腔、手术史。

(3) 有无服用引起便秘的药物史。

(4) 便秘伴随症状,如恶心、呕吐、腹胀、痉挛性腹痛及里急后重感。

(5) 有无其他疾病,如代谢病、内分泌疾病、慢性铅中毒等。

16. 黄疸

(1) 确定是否黄疸,有无黄疸患者应有的尿色变化。

(2) 黄疸起病,急起或缓起,有否群集发病、外出旅游史、药物使用史,有否长期酗酒或肝病史。

(3) 黄疸伴随症状,如有无胃肠道症状、发热、腹痛等。

(4) 黄疸时间与波动情况。

(5) 黄疸对全身情况的影响。

17. 关节痛

(1) 关节疼痛出现的时间:反复发作的慢性关节疼痛,以其他器官受累症状为主,如系统性红斑狼疮等常难以陈述确切的起病时间。外伤性、化脓性关节炎常可问出起病的具体时间。

(2) 关节疼痛的诱因:风湿性关节炎因气候变冷,潮湿而发病;痛风常在饮酒或高嘌呤饮食后诱发;增生性关节炎常在关节过度负重,活动过多时诱发疼痛。

(3) 疼痛部位:化脓性关节炎多为大关节和单关节发病;结核性关节炎多见于髋关节和脊椎;指趾关节痛多见于类风湿性关节炎;增生性关节炎常以膝关节多见;拇趾和第一跖趾关节红肿热痛多为痛风。

(4) 疼痛出现的缓急程度及性质:急性外伤、化脓性及痛风性关节炎起病急剧,疼痛剧烈,呈烧灼切割样疼痛或跳痛;骨折和韧带拉挫伤则呈锐痛;骨关节肿瘤呈钝痛;系统性红斑狼疮,类风湿性关节炎,增生性骨关节病等起病缓慢,疼痛程度较轻,呈酸痛胀痛。

(5) 加重与缓解因素:化脓性关节炎局部冷敷可缓解疼痛;痛风多因饮酒而加重,解热镇痛药效果不佳而秋水仙碱效果显著;关节肌肉劳损休息时疼痛减轻,活动则疼痛加重;增生性关节炎夜间卧床休息时,静脉回流不畅骨内压力增高,疼痛增加,起床活动后静脉回流改善,疼痛缓解,但活动过多疼痛又会加重。

(6) 伴随症状:包括局部症状如红肿灼热、功能障碍和肌肉萎缩,有无全身症状。

(7) 职业及居住环境:长期负重的职业及工作和居住在潮湿寒冷环境中的人员易患关节病。

(8) 慢性病史及用药史:注意询问有无慢性病,特别是引起关节病的疾病,并了解用药情况,如是否长期服用镇痛药和糖皮质激素等。

18. 血尿

(1) 尿的颜色:是否进食引起红色尿的药品或食物,是否为月经期间,以排除假性血尿。

(2) 血尿出现在尿程的哪一段? 是否全程血尿,有无血块?

(3) 是否伴有全身或泌尿系统症状?

(4) 有无腰腹部新近外伤和泌尿道器械检查史?

(5) 过去是否有高血压和肾炎史?

(6) 家族中有无耳聋和肾炎史?

19. 少尿、无尿与多尿

(1) 针对少尿需要询问患者:①开始出现少尿的时间;②少尿程度即具体尿量,应以 24

小时尿量为准；③有无引起少尿的病因如休克、大出血、脱水或心功能不全等；④过去和现在是否有泌尿系统疾病如慢性肾炎、尿路结石、前列腺肥大等；⑤少尿伴随何种症状。

（2）对于多尿患者需详细询问：①开始出现多尿的时间；②24 小时总尿量；③有无烦渴多饮和全天水摄入量；④是否服用利尿剂；⑤同时伴有何种症状；⑥有无慢性病史、用药史及疗效情况等。

20. 头痛

（1）起病时间、急缓病程、部位与范围性质、程度、频度（间歇性、持续性）、激发或缓解因素。

（2）有无失眠、焦虑、剧烈呕吐（是否喷射性）、头晕、眩晕、晕厥、出汗、抽搐、视力障碍、感觉或运动异常、精神异常、意识障碍等相关症状。

（3）有无感染、高血压、动脉硬化、颅脑外伤、肿瘤、精神病、癫痫、神经症及眼、耳、鼻、齿等部位疾病史。

（4）职业特点、毒物接触史。

（5）治疗经过及效果等。

21. 意识障碍

（1）起病时间、发病前后情况、诱因、病程、程度。

（2）有无发热、头痛、呕吐、腹泻、皮肤黏膜出血及感觉与运动障碍等相关伴随症状（已如前述）。

（3）有无急性感染休克、高血压、动脉硬化、糖尿病、肝肾疾、肺源性心脏病、癫痫、颅脑外伤、肿瘤等病史。

（4）有无服毒及毒物接触史。

七、示范病历

见附录一。

实习十 心 电 图

一、实 习 项 目

1. 心电图机的结构、描记方法(示教)。
2. 心电图阅读方法及心电图报告书写。
3. 阅读正常心电图及几种主要常见的异常心电图。

二、实习目的和要求

1. 了解心电图机的主要部件及描记方法,了解心电图产生原理,掌握常用导联连接方法。
2. 掌握心电图波形的命名、测量、计算方法及心电轴目测法。
3. 掌握正常心电图图形特点及正常值。
4. 掌握正常心电图阅读方法及心电图报告书写程序。
5. 熟悉或掌握几种主要常见心电图的特点。
6. 了解其他常用心电学检查。

三、实 习 器 材

1. 心电图机、小分规、教师用大分规、心电图教学图谱、心电图报告纸等。
2. 挂图或 PowerPoint 图片。

四、实 习 步 骤

1. 简介本次实验的内容、目的和要求。
2. 简介心电图描记方法及心电图机操作的注意事项。
3. 简介心电图各波的测量、心率计算方法及心电轴的目测法。
4. 简介心电图阅读、分析步骤和方法以及心电图报告书写规范、程序。
5. 重点内容　教师带领学生一起阅读正常心电图并要求学生书写心电图报告。
6. 重点内容　阅读几份常见典型的异常心电图,边讲边阅读,启发引导。
7. 总结并清点收回小分规。布置按心电图报告示范的格式写一份正常心电图报告,课后上交。

五、实习内容细则

(一) 心电图机操作规程及常规12导联连接方法

1. 将心电图机放置于稳固的平台上,轻拿轻放,避免震动及颠簸,避免与腐蚀性溶剂接触。

2. 交流电记录心电图时要有稳压器。在确认接地的情况下方可开机;在心电图机工作时,要停止使用有干扰作用的一切仪器。

3. 一般情况下,要求受检者休息5分钟后再接受检查。患者取仰卧位,四肢放松,平静呼吸,记录过程中不能移动身体,其他人不能接触患者皮肤。紧急情况下或特殊病例,可不休息立即记录心电图。

4. 检查导联线与心电图机连接情况。在人体放电极处涂抹盐水或清水(其中清水最为常用)。

5. 将导联电极连接于人体各部位(图10-1)。

(1) 肢体导联电极:上肢电极板固定于腕关节上方3cm处(内侧);下肢电极板固定于下肢胫骨内踝上方7cm处。导联线的末端均有颜色标记,用来区分连接的肢体:①红色端电极连接右上肢;②黑色端电极连接右下肢;③黄色端电极连接左上肢;④绿色端电极连接左下肢。

注:下肢的两个电极可放置于同一侧,但电极板不能互相接触,要处于隔离状态。上述的连接方法可描记出Ⅰ、Ⅱ、Ⅲ、aVR、aVL、aVF导联。

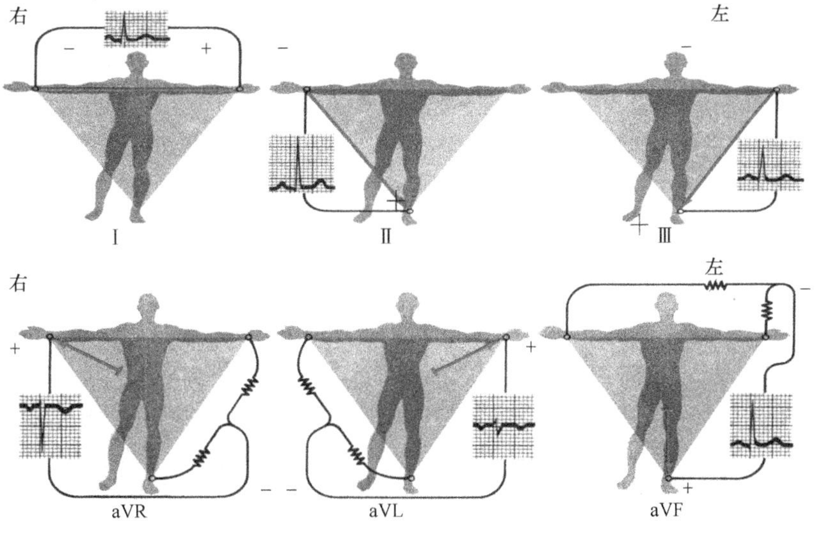

图10-1 肢体各导联连接方式及正常图形

(2) 胸导联电极(图10-2、图10-3):电极线的末端除有颜色标记外还用字母表示。颜色依次为红、黄、绿、褐、黑、紫,分别代表C_1、C_2、C_3、C_4、C_5、C_6。C_1~C_6通常代表V_1~V_6导联;但C_1~C_6可任意记录各胸前导联心电图。

V_1导联体表位置:胸骨右缘第四肋间;

V_2导联体表位置:胸骨左缘第四肋间;

V_3导联体表位置:位于V_2、V_4导联连线中点;

V_4导联体表位置:左锁骨中线与第五肋间相交处;

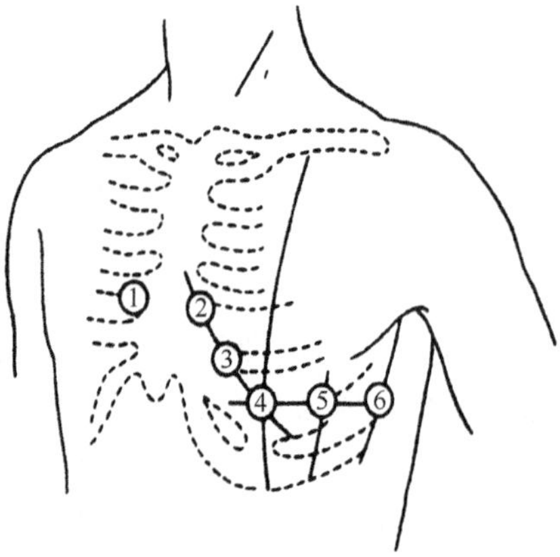

图 10-2　胸导联检测电极的位置

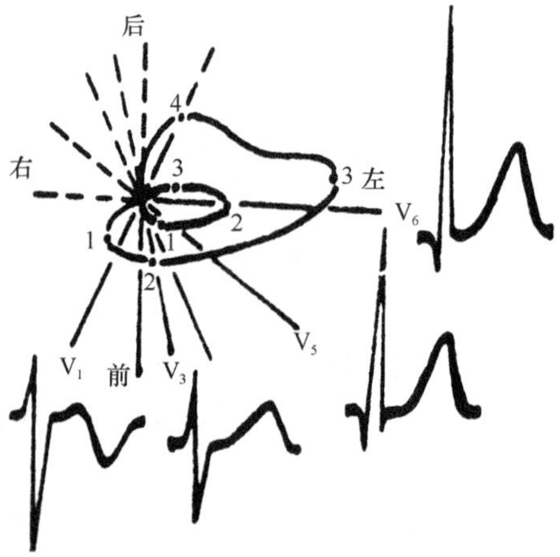

图 10-3　横面向量环和胸前导联心电图关系

V_5导联体表位置:位于左腋前线与 V_4导联同一水平;

V_6导联体表位置:位于左腋中线与 V_4导联同一水平。

以上为常规 12 导联,如遇特殊病例还需加做 V_7、V_8、V_9和 V_{3R}、V_{4R}、V_{5R}导联(由于此 6 个导联不常用故不再描述)

注:胸前导联使用碗状电极吸附。

6. 观察屏幕,当波形平稳后即可记录。如遇危重患者时,要先行抢救处理,待条件允许后再记录心电图或边抢救边记录心电图。

7. 记录结束后,解除患者身上各个电极,放回原处;要立即在所记录的心电图纸上注明患者姓名、性别、年龄,如果心电图上没有时间记录的要标明年、月、日,抢救时要记录到小时、分钟。

8. 复杂心电图在解除电极之前,应浏览一遍心电图,并核对各导联连接情况,应避免导联连接错误导致的诊断失误。

(二) ECG 的测量与分析

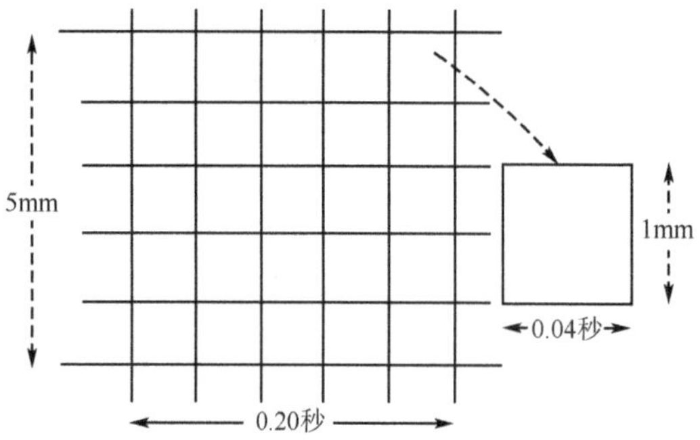

图 10-4　心电图记录纸的表示方法

1. 时间与幅度(图 10-4)

(1) 时间:心电图记录纸由纵线和横线分成各为 $1mm^2$的小方格。在走纸速度定为 25mm/s 时,每一个小格宽度代表 0.04 秒,五个小格构成一个中格,其宽度表示 0.20 秒,五个中格宽度为 1.00 秒。

(2) 幅度:在标准电压时,十个小格高度代表 1.0mV,每一个小格高度表示 0.1mV,在 1/2 电压时,五个小格表示 1.0mV,每个小格高度为 0.2mV。

2. 测量

(1) 时间:从波起点线的内缘测至波终点内缘(图 10-5)。

(2) 幅度:正向波要从基线上缘测至波顶点的上缘,负向波要由基线下缘至波底的下缘(图 10-6)。

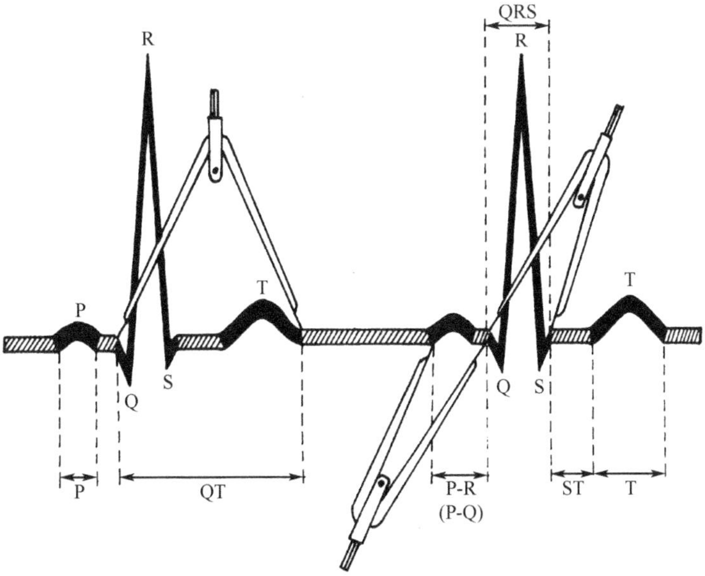

图 10-5 心电图各波时间的测量方法

3. 测量内容

（1）P-P 间期：从一个窦性 P 的起点至下一个窦性 P 波起点的间距，测量 10 个，求其平均值。

（2）R-R 间期：从一个 QRS 波群起点至下一个 QRS 波群起点的间距，测量 10 个 R-R，求其平均值，正常窦性心律时，P-P 与 R-R 间期相等。

计算心率 R 率（心室率）：60 秒/平均 R-R 时距；P 率（心房率）：60 秒/平均 P-P 时距。在正常窦律下，P 率与 R 率相等。

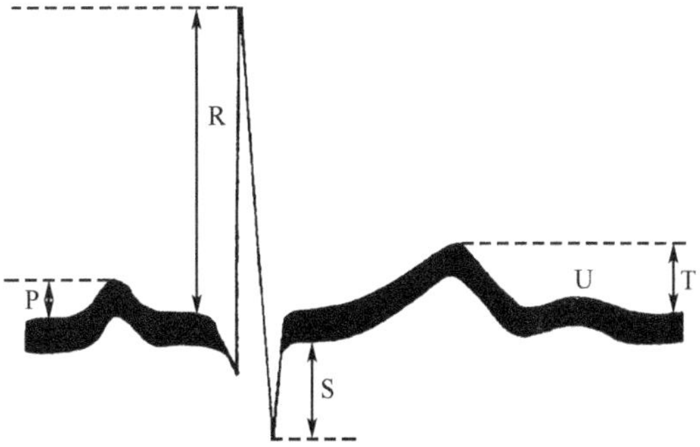

图 10-6 心电图波形振幅的测量方法

（3）P-R 间期：选择 P 波清楚，且 QRS 波群有 Q 波的导联上测之，一般选择Ⅱ导联 P-R 间期表示。

（4）P 波：在各导联上注明 P 波方向，正向 P 波以（+）表示，负向 P 波以（-）表示，双向波如先正后负以（+ -）表示，如先负后正则表示为（- +），还要注意 P 波时限与幅度，细心观察 P 波形态（图 10-7）。

（5）QRS 波群：以基线清楚且 QRS 波群起点与终点界限明确的导联测量宽度（时限），应分别在各导联上具体注明 QRS 波群命名，只有初始负向波才称 Q 波，向上正向波为 R 波，R 波之后的负向波为 S 波，并以英文字母大小写表示（图 10-8）。其波幅小于 0.5mV 或小于主波的 1/2 幅度者以小写字母表示；反之，则以大写字母表示，通过这些命名表示 QRS 波群形态。

（6）ST 段：观察有无偏移，向上偏移者为上抬，向下偏移者为下降或下移，下移有水平型下移、下斜型下移与上斜型下移等。一般情况下，以 T-P 段水平线为准，在 J 点后 0.04 秒处测其下移程度，无 J 点时以 R 波顶点后 0.08 秒处测其下移程度（图 10-9）。

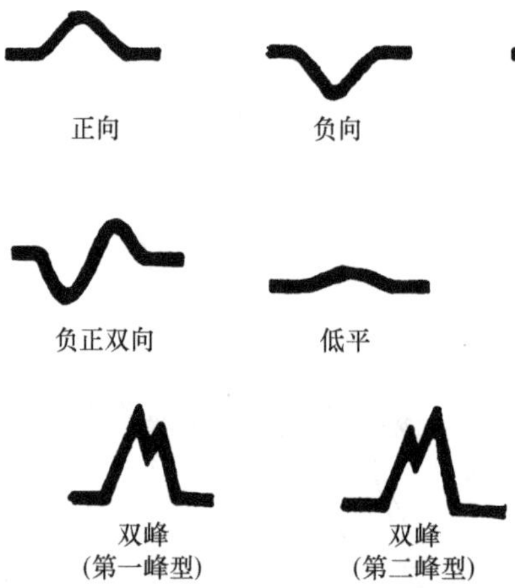

图 10-7 P 波的各种形态

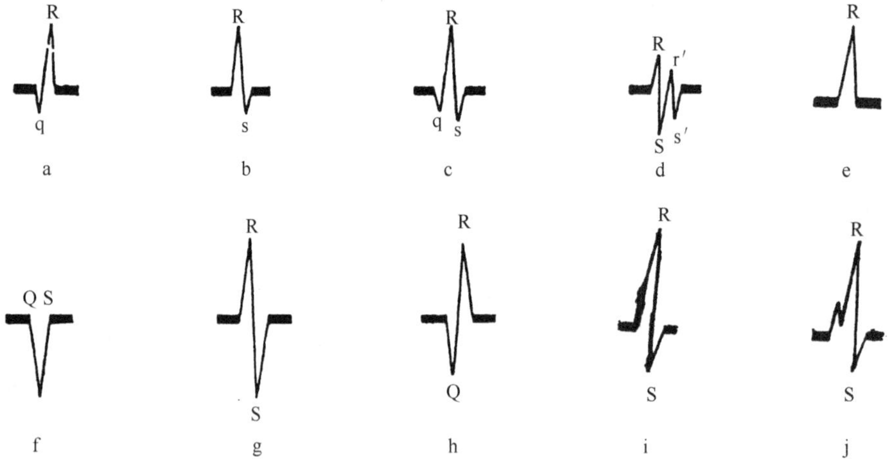

图 10-8 不同形态的 QRS 波群及命名

a.qR 型; b.Rs 型; c.qRs 型; d.RSr′s′型; e.R 型; f.QS 型; g.RS 型; h.QR 型; i. Rs 型(起始部粗顿); j.Rs 型(起始部顿挫)

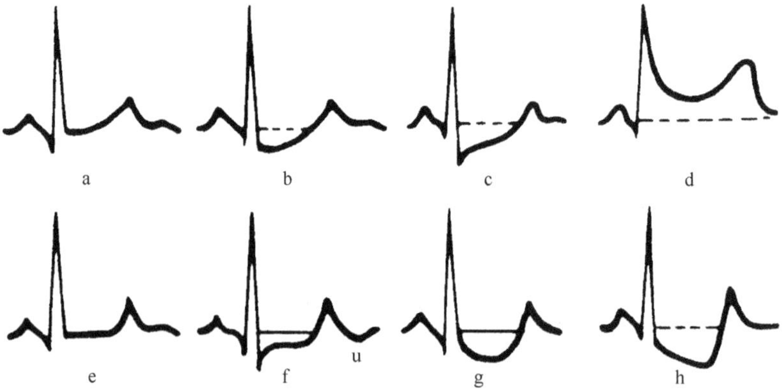

图 10-9 ST 段各种形态的改变

a. 正常的 ST 段;b、c. J 点下移型 ST 段下降;d. ST 段抬高及 T 波增高(多见于变异型心绞痛和心肌梗死的超急期);e. ST 段水平延长伴有 ST-T 夹角变锐;f. 水平型 ST 段下降;g. 下垂型 ST 段下降;h. 下斜型 ST 段下降(后三种为缺血型 ST 段改变)

（7）T 波（图 10-10）：直立以（+）、倒置以（-）或双向以（+-或-+）表示，平坦者写上低平或 T<R/10。

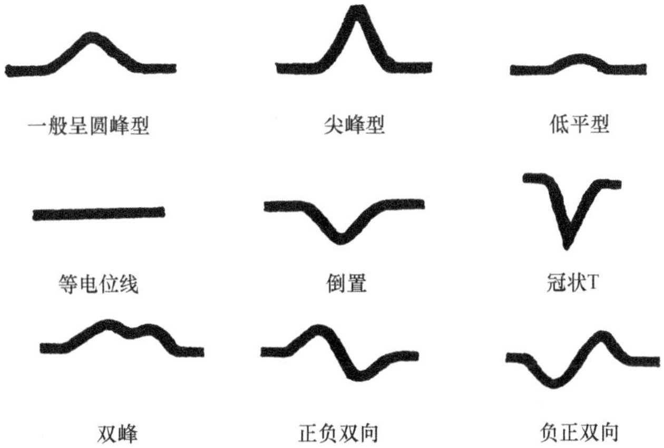

图 10-10　T 波的各种形态

（8）QT 间期：从 QRS 起点至 T 波终点，应测量 12 个导联中最长的 QT 间期。

（三）心电轴（额面 QRS 电轴）估测法及原理简述

1. 目测法（图 10-11）

Ⅰ与Ⅲ均主波向上为电轴不偏；

Ⅰ导主波向下，Ⅲ导主波向上则电轴右偏；

Ⅲ导主波向下，Ⅰ导主波向上为电轴左偏；

Ⅰ、Ⅲ均主波向下为极度右偏或左偏。

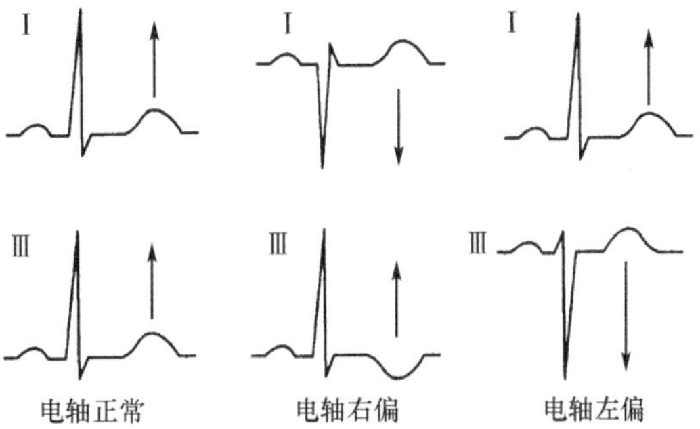

图 10-11　平均 QRS 心电轴目测法

2. 振幅法　分别求出Ⅰ导与Ⅲ导的 QRS 各波代数和，在六轴系统中由中心交叉点分别沿该两个导联轴截取相应于 QRS 代数和的线段，由所得两个线段的远端引直线与本导联垂直，由二垂线交点至导联轴中心交叉点之连线即为心电轴，该轴与Ⅰ导联轴正侧之交角即为心电轴的角度，顺钟向为（+），逆钟向为（-）。亦可按此原理在计算出两个导联的 QRS 代数和后，于心电轴推算表上查出心电轴的度数。

3. 心电轴估测原理　正常心电轴范围-30°～+90°，电轴位于-30°～-90°范围为心电轴左偏，位于+90°～+180°为心电轴右偏，位于-90°～-180°为心电轴极度右偏，近年来定义为“不确定电轴”。

（四）正常成人心电图波形特点及参考值

1. P 波　代表左右心房除极时的电位变化。由于心房除极的综合向量是指向左、前、下的，所以正常 P 波在Ⅰ、Ⅱ、aVF、V_4～V_6导联总是直立的，在 aVR 导联总是倒置的，Ⅲ、aVL 导联可以直立、双向或倒置；形态一般呈钝圆形，有时可有轻度切迹。正常 P 波的时限小于 0.12 秒，振幅在肢体导联小于 0.25mV、胸导联小于 0.20mV。

2. PR 间期　代表心房开始除极至心室开始除极的时间，一般选择 P 波清楚，且 QRS 波群有 Q 波的导联上测之。心率在正常范围时，成年人的 P-R 间期为 0.12～0.20 秒；在幼儿及心动过速的情况下，P-R 间期相应缩短；在老年人及心动过缓的情况下，P-R 间期可略延长，但不超过 0.22 秒。

3. QRS 波群　代表心室肌除极的电位变化。

（1）时间：正常成人多为 0.06～0.10 秒，最长不超过 0.11 秒。

（2）波形和振幅：正常人胸导联 V_1、V_2呈 rS 型，V_1的 R 波一般不超过 1.0mV，V_5、V_6可呈 qR、qRs、Rs 或 R 型。R 波振幅不超过 2.5mV。在 V_3、V_4导联，R 波和 S 波的振幅大体相似，所以正常成人 V_1～V_6导联的 R 波逐渐增高，S 波逐渐变小，V_1的 R/S<1，V_5的 R/S>1。

肢体加压导联 aVR 的主波向下，可呈 QS、rS、rSr' 或 Qr 型，R 波一般不超过 0.5mV。aVL、aVF 可呈 qR、Rs 或 R 型，也可呈 rS 型，aVL 的 R 波<1.2mV，aVF 的 R 波<2.0mV。标准肢体导联的 QRS 波群在没有电轴偏移的情况下，其主波均向上，Ⅰ导联的 R 波<1.5mV。

各肢体导联每个独立 QRS 波群正向波与负向波的振幅其绝对值相加不应低于 0.5mV。胸导联的每个 QRS 波群振幅其绝对值相加不应低于 0.8mV。

（3）Q 波：正常的 Q 波振幅应小于同导联 R 波的 1/4，时限应不超过 0.03 秒（Ⅲ、aVR、aVL 导联可能稍超过），V_1V_2 导联不应有 q 波，但可呈 QS 型。

4. ST 段　QRS 波群的终点至 T 波起点间为 ST 段，代表心室复极的早期。正常的 ST 段为一等电位线，有时可有轻微的偏移，但在任一导联 ST 段下移不得超过 0.05mV，上抬 V_1～V_3导联不超过 0.3mV，V_4～V_6与肢体导联均不得超过 0.1mV。

5. T 波　代表心室快速复极时的电位改变，是 ST 段后出现的圆钝较大并且占时较长的波。

（1）方向：在正常情况下，T 波的方向和 QRS 主波方向一致，在Ⅰ、Ⅱ、V_4～V_6导联向上，aVR 向下，Ⅲ、aVL、aVF、V_1～V_3导联可以向上、双向或向下，但若 V_1的 T 波向上，则 V_2～V_6导联 T 波就不应向下。

（2）振幅：除Ⅲ、aVL、aVF、V_1～V_3导联外，其他导联 T 波振幅不应低于同导联 R 波的 1/10。胸导联有时可高达 1.2～1.5mV 尚属正常，但其不应超过同导联 R 波的高度。

6. Q-T 间期　从 QRS 波群起点到 T 波终点，代表心室肌除极和复极全过程所需要的时间。Q-T 的长短与心率的快慢密切相关，心率越快 Q-T 越短；反之，则长。心率在 60～100 次/分时，Q-T 的正常范围为 0.32～0.44 秒。由于 Q-T 间期受心率影响很大，所以常用校正的 Q-T 间期，即 $Q\text{-}Tc=Q\text{-}T/(R\text{-}R)^{1/2}$，正常 Q-Tc 的最高值为 0.44 秒。

7. U 波　在 T 波后 0.02～0.04 秒出现的振幅很小的波，与 T 波方向一致，胸导联较易见到，尤其是 V_2～V_3导联较明显，U<T。U 波明显增高呈双峰样改变常见于血钾过低。

（五）心电图阅读方法和心电图报告的书写程序

1. 浏览全图，了解有关项目填写是否完备，描记导联有无遗漏，导联有无接错，描记有无伪差，定标电压形态及幅度，对发现的资料欠缺加以修正补充，填写心电图报告的一般项目（姓名、年龄、编号等）。

2. 逐项观察各波包括节律、频率，根据Ⅰ、Ⅲ导联 QRS 波形态估测心电轴，观察胸导联形态及由右向左变动规律，QRS 时限、振幅，有无低电压及异常 Q 波；ST-T 改变；QT 间期及 U 波方向、振幅。在心电图特征栏中依次逐项书写观察的结果（熟练后可仅对特征作简明扼要的描述）。

3. 按需要具体测量及计算有关数值（如 P-P 间期、R-R 间期、心房率、心室率、P-R 间期、QRS 时间、Q-T 间期、Q-Tc、心电轴，以及异常 P 波或 QRS 时间与振幅、ST 段偏移幅度等，即便机器自动测量出上述数值也要认真核对，以免因机器误差而影响诊断结果），并逐项填写在有关栏目中。

4. 综合本次心电图特点，结合临床及以往心电图资料，做出心电图诊断结论，将诊断结论按心律、心电轴、心电图提示等依次填写于诊断栏中；对没有时间记录的心电图，要记录描记时间（对危重患者时间要精确至秒）及报告日期，签名，完成整份报告。

（六）几种主要常见异常心电图的特点

1. 左房大（图 10-12） P 波增宽≥0. 12 秒，常呈双峰型（峰距≥0. 04 秒），在 V_1 导联可见 P 波先正后负，负向部分较深，$Ptfv_1$ 超过-0. 04mm · s，典型者见于二尖瓣狭窄，从而称为“二尖瓣型 P 波”。

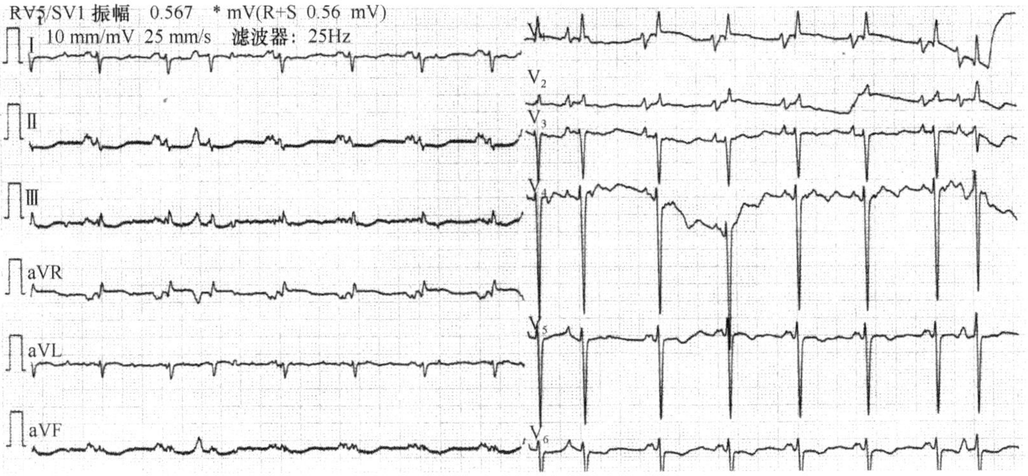

图 10-12 二尖瓣型 P 波心电图

男，59 岁，风湿性心脏病、二尖瓣狭窄，心电图示：左心房增大（可见双峰 P 波，$Ptfv_1$ <-0.04mm · s），右心室大，房性早搏

2. 右房大（图 10-13） P 波高耸而尖，肢导电压≥0. 25mV（胸导≥0. 20mV），常见于肺心病，称之为“肺型 P 波”。

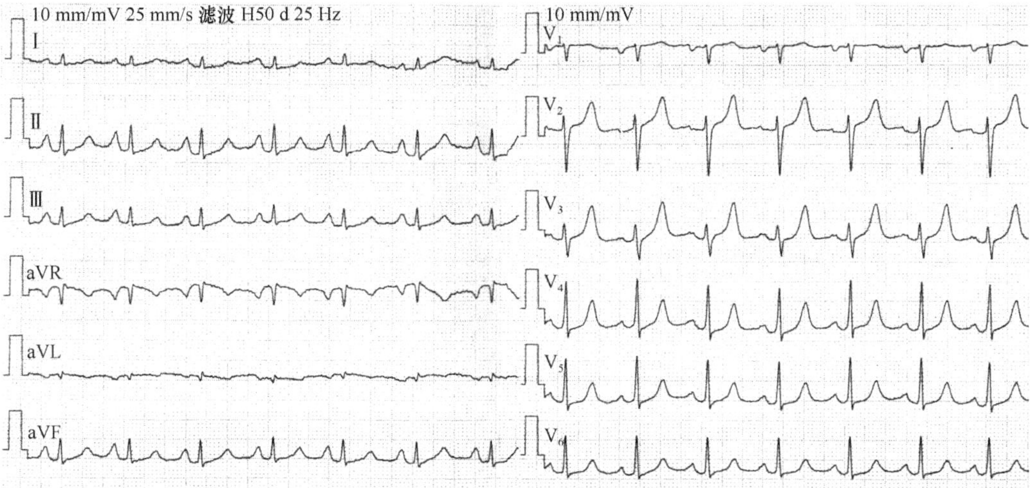

图 10-13 肺型 P 波心电图

男，71 岁，慢性支气管炎、肺心病，心电图出现典型肺型 P 波

3. 双房肥大(图 10-14)　P 波增宽，≥0.12 秒，其振幅≥0.25mV。V_1导联 P 波高大双相，上下振幅均超过正常范围。

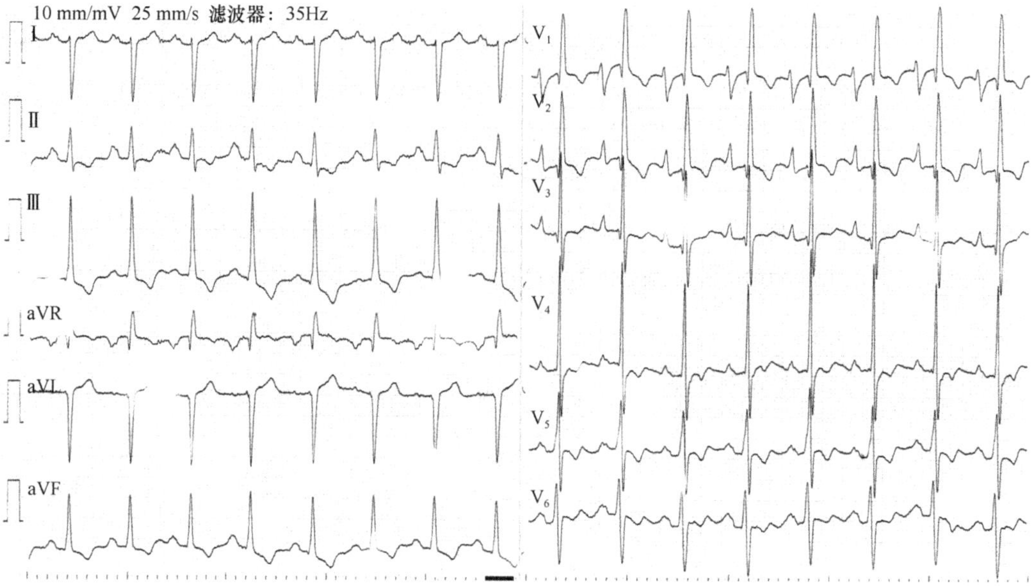

图 10-14　双房肥大心电图

男，55 岁，风湿性心脏病、二尖瓣狭窄病史二十年，心电图示：双房肥大，右心室肥厚，继发 ST-T 改变，心电轴右偏

4. 左室肥厚（图 10-15）

（1）左室高电压表现：①R_{V_5}>2.5mV 或 $R_{V_5}+S_{V_1}$>3.5mV（女性）>4.0mV（男性）；②$R_Ⅰ$>1.5mV，R_{aVL}>1.2mV，R_{aVF}>2.0mV，或 $R_Ⅰ+S_Ⅲ$>2.5mV。

（2）可伴有 ST-T 改变：在以 R 波为主的导联中，T 波低平，双向或倒置，同时伴有 ST 段呈缺血型压低达 0.05mV；在以 S 波为主的导联（如 V_1），则反而可见直立的 T 波和抬高的 ST 段（不超过规定标准）。

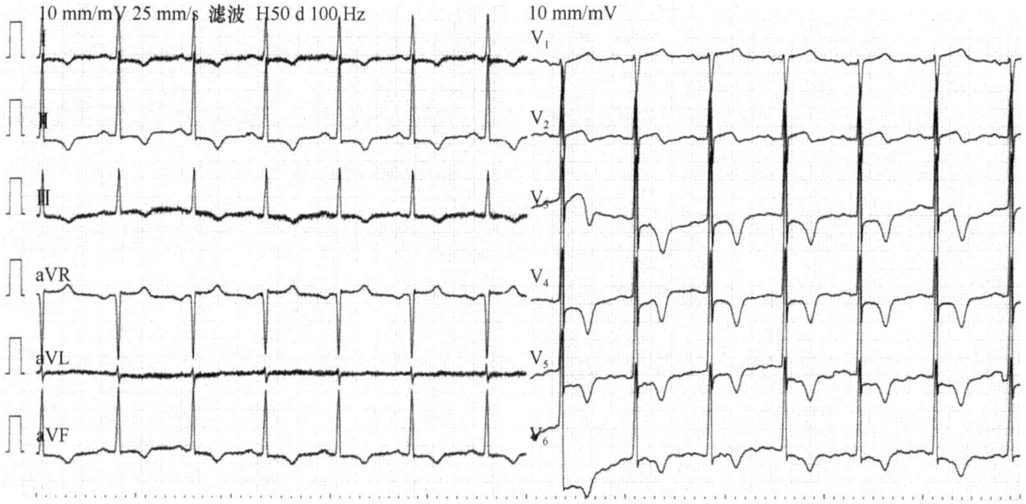

图 10-15　左心室肥厚心电图

男，67 岁，高血压（30 年），心电图示：典型的左心室肥厚，并伴有 T 波尖锐倒置，提示有心肌劳损或心肌缺血

(3)可伴有心电轴左偏,但一般不超过-30°。

5. 右室肥大(图 10-16)

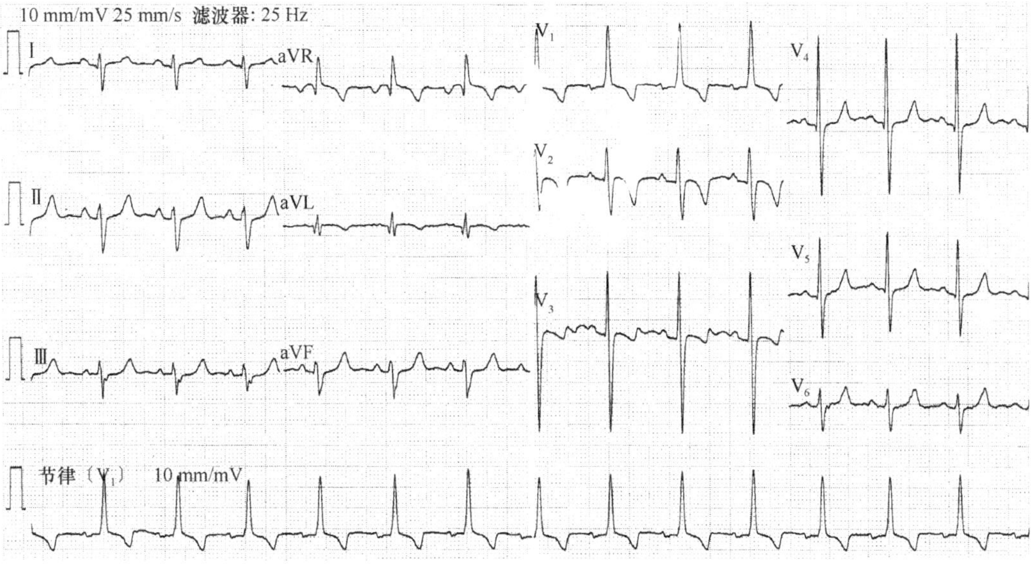

图 10-16 右室肥大心电图

女,8 岁,先天性心脏病(内膜垫缺损完全型),心电图示:典型的右心室肥大,电轴右偏, $V_1 \sim V_3$ 导联 T 波倒置

(1) R_{V_1}>1.0mV,$R_{V_1}+S_{V_5}$>1.2mV;R_{aVR}>0.5mV,V_1 R/S≥1,aVR R/q 或 R/S≥1。

(2) 心电轴右偏。

(3) 可伴有 ST-T 改变:右胸前导联(如 V_1导联)T 波双向、倒置,ST 段降低。

6. 心肌梗死

(1) 心肌梗死的三种基本图型

1) “缺血型”改变:T 波倒置(常呈两肢对称型)。

2) “损伤型”改变:ST 段抬高(常呈弓背向上型)。

3) “坏死型”改变:异常 Q 波。

(2) 心肌梗死的演变和分期(图 10-17)

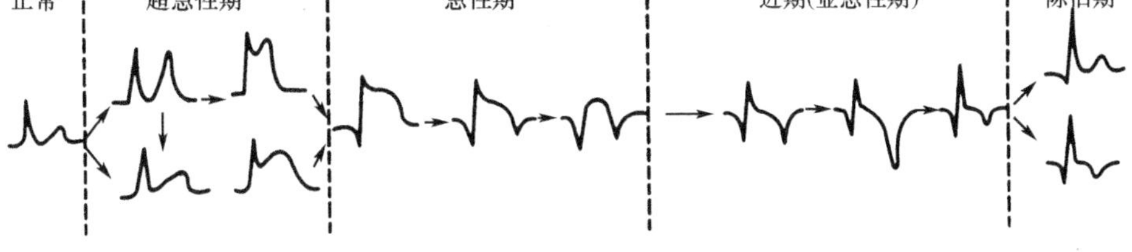

图 10-17 典型的急性心肌梗死的图形演变过程及分期

1) 超急性期:T 波高耸,以后迅速出现 ST 段上斜型或弓背向上型抬高,无异常 Q 波(发病后数分钟到数小时)。

2) 急性期:出现异常 Q 波或 QS 波,ST 段仍高于等电位线,但较早期有所下降,有终末倒置波,并逐渐加深(发病后数天到数周)。

3) 近期:有异常 Q 波,ST 段达到等电位线,T 波倒置,由深逐渐变浅(发病后数周到数月)。

4）陈旧期：只有异常 Q 波，ST-T 接近正常，或 T 波持续倒置、低平，无演变（发病 3～6 个月）。

（3）心肌梗死的定位 根据 ST 段抬高和异常 Q 波或 QS 波所在的导联来判断（图 10-18～图 10-21）。

1）前间壁：V_1、V_2、V_3导联出现 ST 段抬高之后出现异常 Q 波或 QS 波。

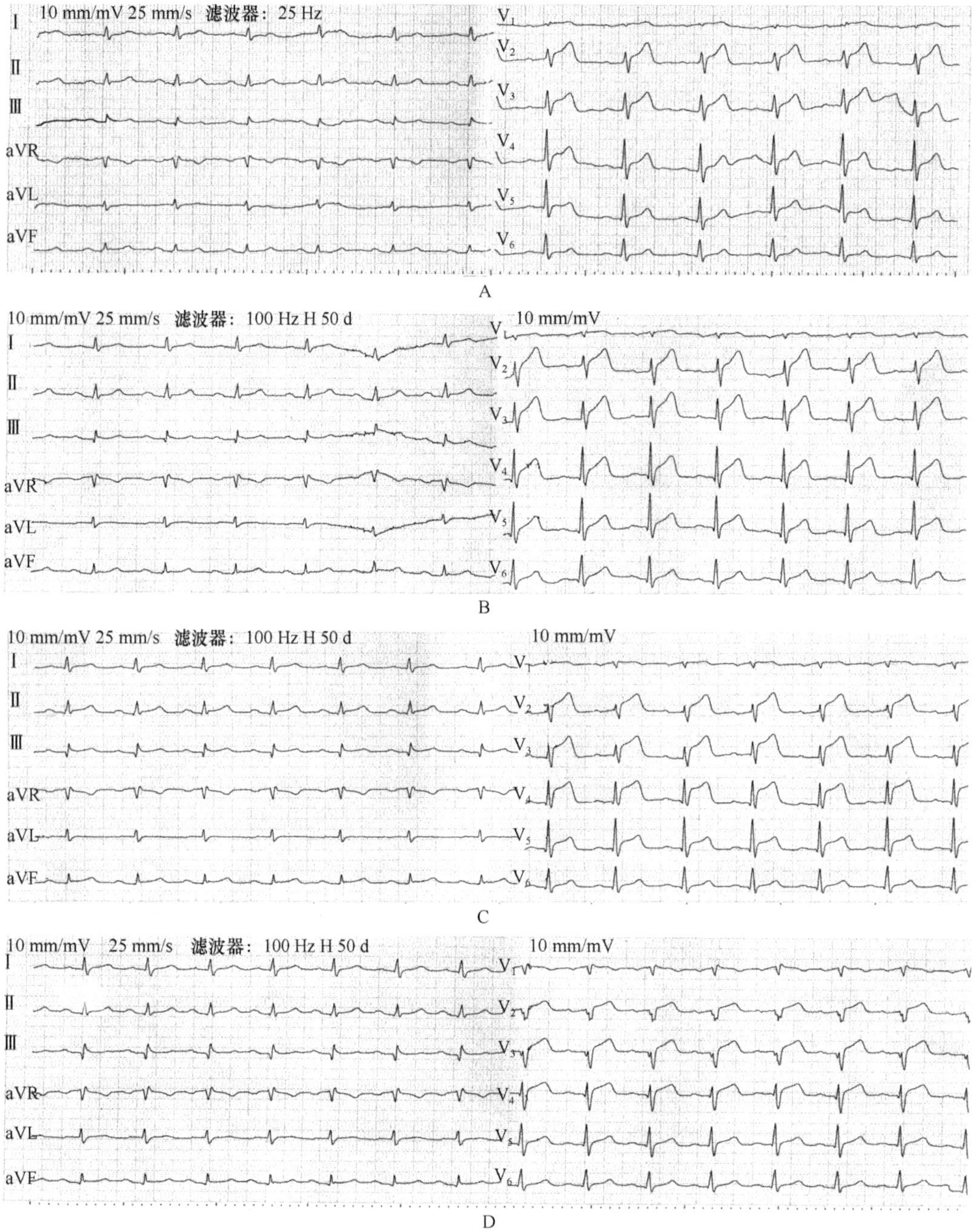

图 10-18 急性前壁心肌梗死心电图（早期、急性期）

男，59 岁，胸痛约 20 分钟来我院就诊，A 为来院时心电图、B 为 1 小时后记录、C 为 2 小时 30 分记录、D 为 5 小时记录。该患心电图的最终诊断为急性前壁心肌梗死、Ⅰ°房室传导阻滞。由此图可以观察到在急性心肌梗死时 ST 段及 T 波的动态变化过程及 Q 波的形成

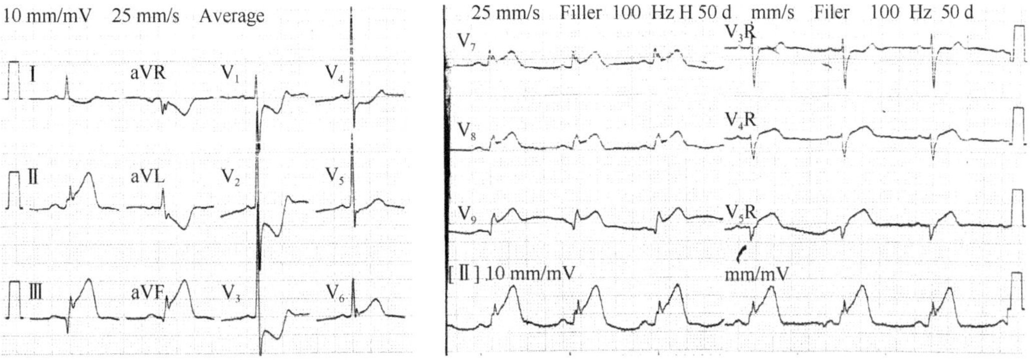

图 10-19 急性心肌梗死心电图(早期)

男,69 岁,胸痛 40 分钟描记此图。心电图示:Ⅱ、Ⅲ、aVF、V_7、V_8、V_9、V_3R、V_4R、V_5R 导联 ST 段抬高与 T 波融合成单向曲线。心电图诊断:急性下壁、后壁及右室心肌梗死(早期)

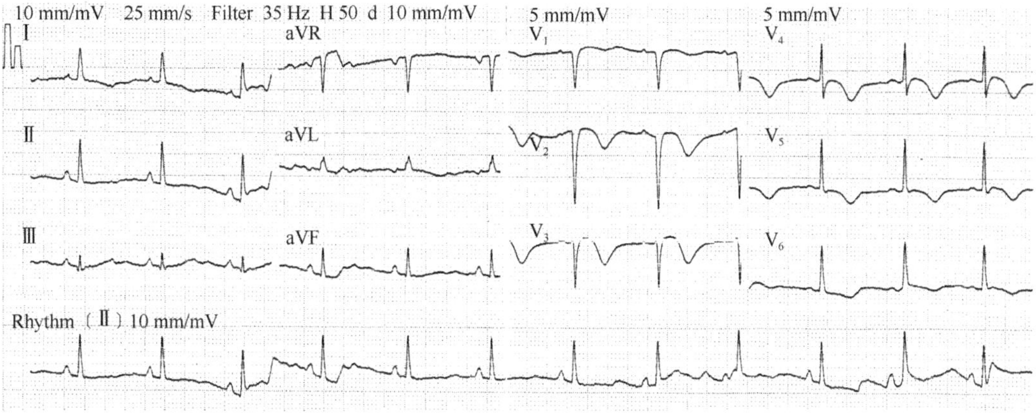

图 10-20 近期心梗心电图

男,70 岁,1 个月前患急性前间壁心肌梗死。心电图诊断:近期前间壁心肌梗死

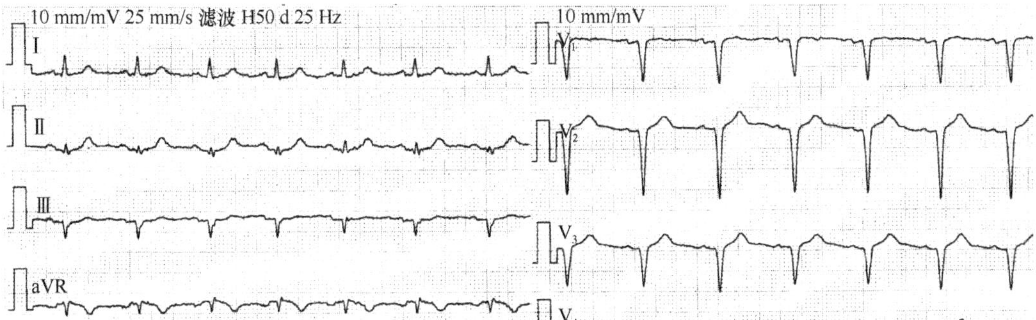

图 10-21 陈旧性心肌梗死心电图

男,55 岁,2003 年急性前间壁、前壁心肌梗死住院,行 PTCA 治疗。心电图示:陈旧性前间壁、前壁心肌梗死

2）前壁：V_3、V_4导联出现 ST 段抬高，之后出现异常 Q 波或 QS 波。

3）前侧壁：V_5、V_6导联 ST 段抬高后出现异常 Q 波。

4）下壁：Ⅱ、Ⅲ、aVF 导联 ST 段抬高后出现异常 Q 波。

5）后壁：V_7、V_8、V_9导联 ST 段抬高后出现异常 Q 波。

6）高侧壁：Ⅰ、aVL 导联 ST 段抬高，之后出现异常 Q 波。

7）侧壁：Ⅰ、aVL、V_5（V_6）导联 ST 段抬高，之后出现异常 Q 波。

（4）凡新出现异常 Q 波并于同导联或邻近导联有相应损伤缺血型 ST-T 动态改变者，可确定心肌梗死诊断。

7. 窦性心动过速（图 10-22）

（1）符合窦性心律的特征（Ⅰ、Ⅱ、aVF 导联 P 波直立，aVR 导联 P 波倒置，P-R 间期 0. 12~0. 20 秒）。

（2）房率一般在 100~160 次/分之间，最高不超过 180 次/分。

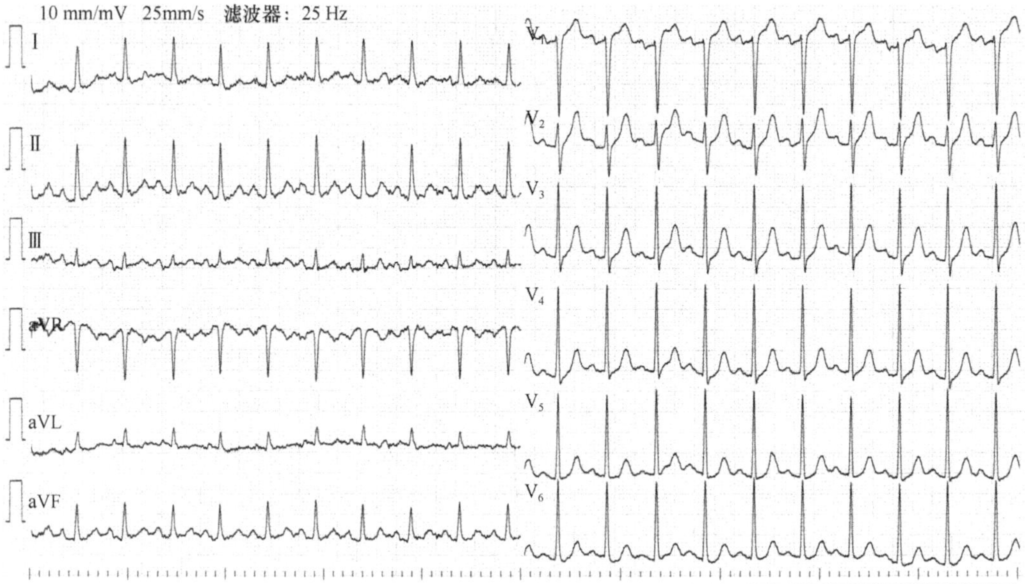

图 10-22 窦性心动过速心电图

男，25 岁，自觉心慌，体温 38. 5℃。心电图示：窦性心动过速（心率 122 次/分）

8. 窦性心动过缓（图 10-23）

（1）窦性心律。

（2）房率在 60 次/分以下，一般不低于 40 次/分。

9. 房性早搏（图 10-24）

（1）提前出现的 P′波，形状与窦性 P 波稍有不同。

（2）P′-R 间期>0. 12 秒。

（3）QRS 波群通常无畸形。

（4）不完全性代偿间歇。

10. 阵发性室上性心动过速（图 10-25）

（1）心率 160~250 次/分，节律规则。

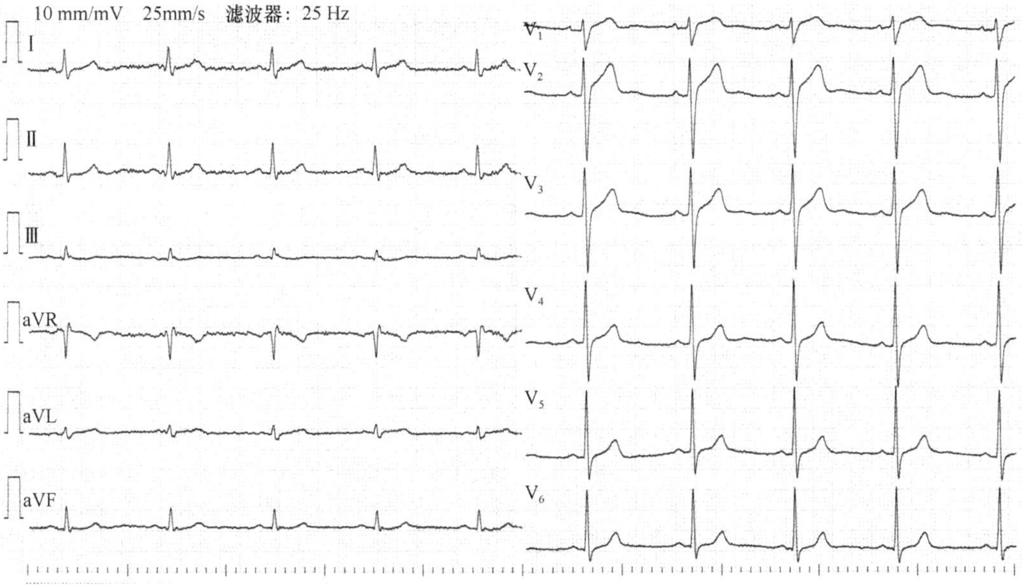

图 10-23 窦性心动过缓心电图

女，25 岁，自觉胸闷。心电图示：窦性心动过缓（57 次/分）

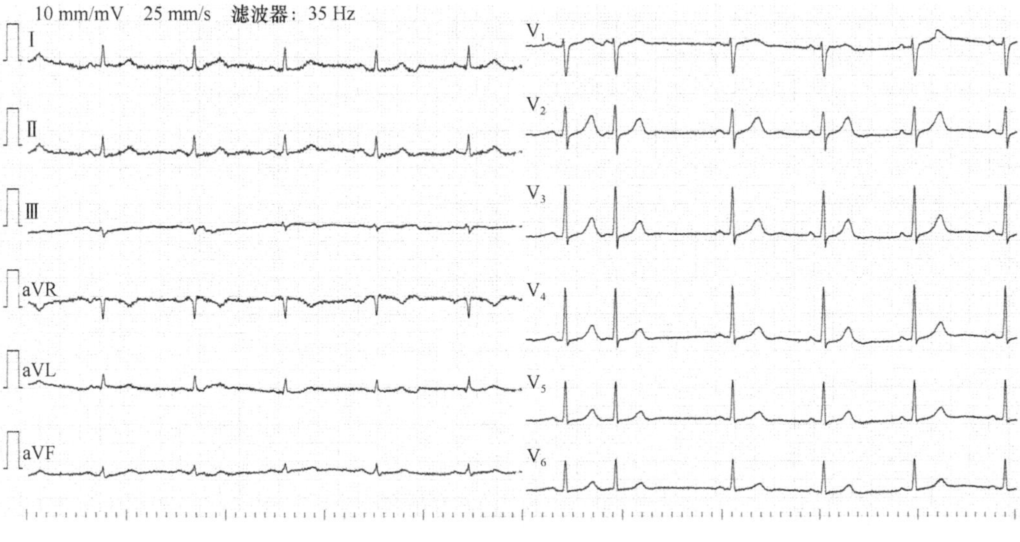

图 10-24 房性早搏心电图

女，40 岁，偶有心慌感 心电图示：房性早搏

（2）QRS 波群形态与时限均正常，但发生室内差异传导或原来存在束支阻滞时，QRS 波群形态异常。

（3）P 波为逆行，常埋于 QRS 波群内或位于其终末部分，P 波与 QRS 波群保持恒定关系。

11. 心房扑动（图 10-26）

（1）P 波消失，代之以一系列大小、形态相同的，且有规律性的锯齿状扑动波（F 波），扑动波之间的等电位线消失。扑动波频率为 240～350 次/分。Ⅱ、Ⅲ、aVF 或 V_1 导联最为明显，常为倒置。

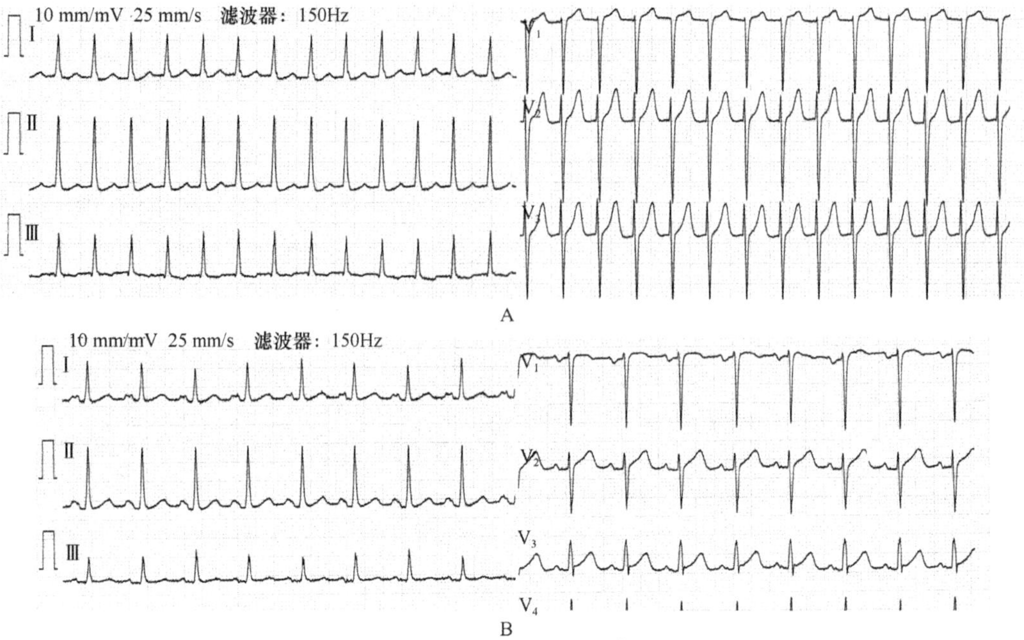

图 10-25　阵发性室上性心动过速心电图

此二份图为同一患者，A 为室上性心动过速发作时所记录心电图，心率 167 次/分；B 为用药物转律后的正常心电图

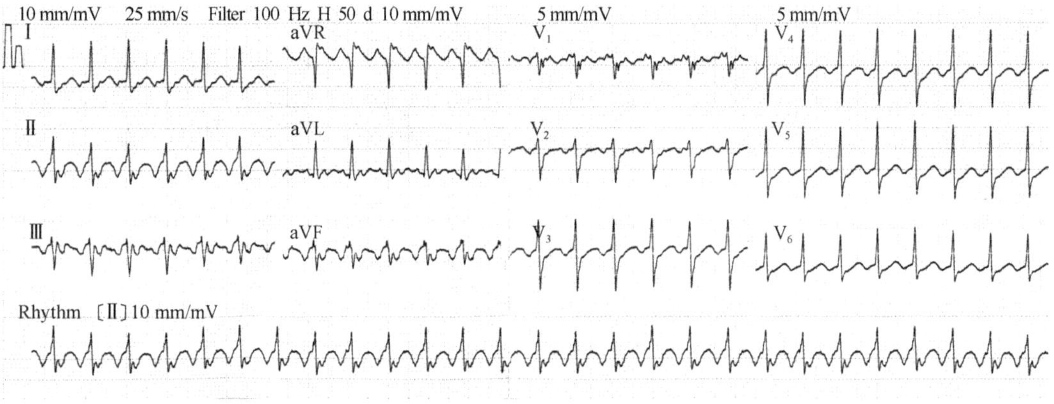

图 10-26　心房扑动心电图

女，67 岁，有风心病史。心电图示：心房扑动（2∶1 房室传导）

（2）心室率规则或不规则，取决于房室传导比率是否恒定。

（3）QRS 波群的形态正常，当出现室内差异传导或原先有束支传导阻滞时，QRS 波群增宽、形态异常。

12. 心房颤动（图 10-27）

（1）P 波消失，代之以大小不等、形状各异的 f 波（颤动波，频率 350～600 次/分）。

（2）心室律绝对不规则（R-R 间期绝对不等）。

（3）QRS 波一般形态正常。

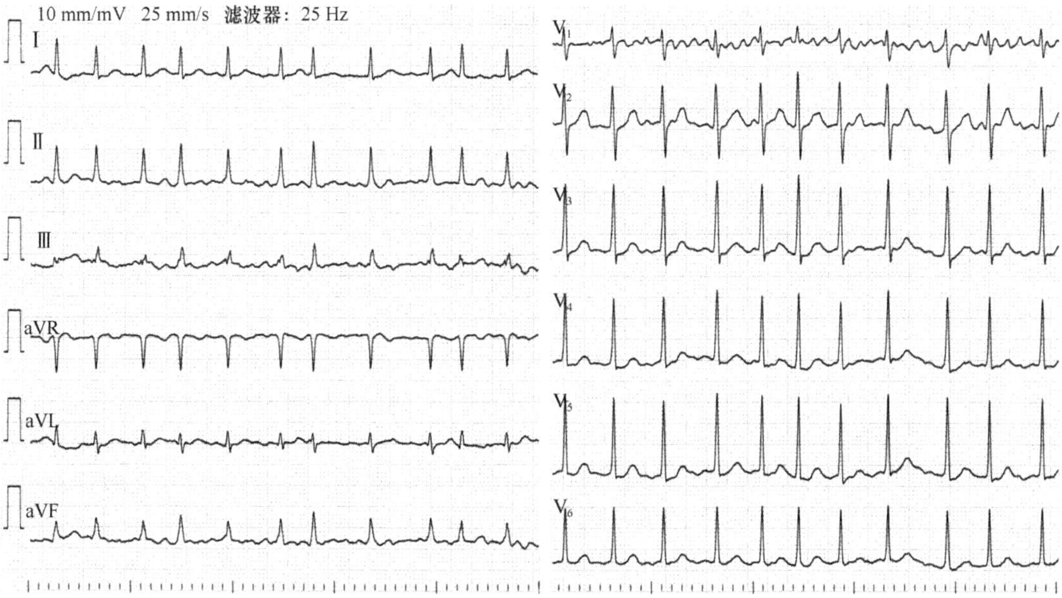

图 10-27 心房颤动心电图

女，50 岁，风湿性心脏病，心电图为典型心房颤动改变

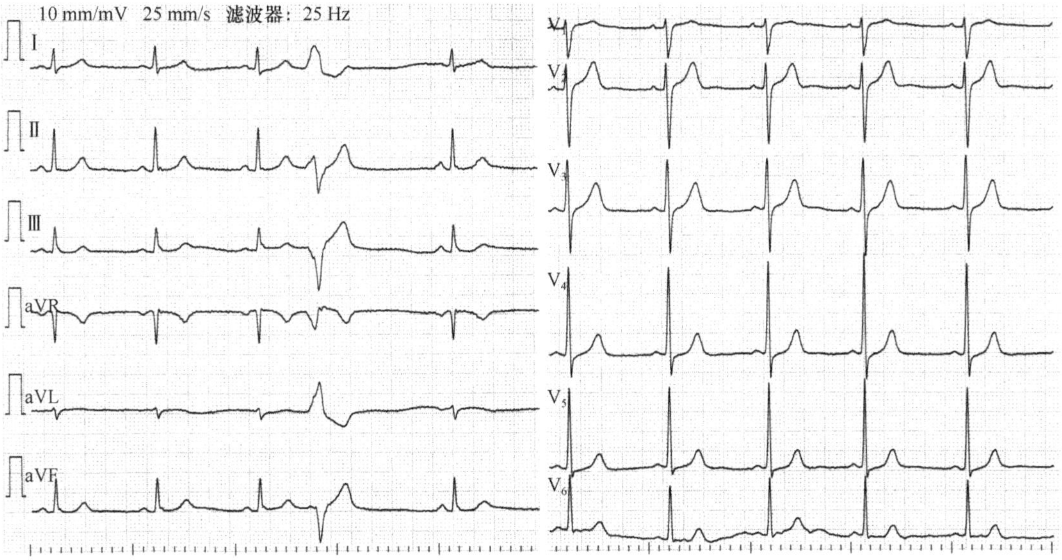

图 10-28 室性早搏心电图

女，30 岁，偶有心慌感，心电图示：室性早搏

13. 室性早搏(图 10-28)

(1) 提前出现的 QRS 波群，其前无 P 波。

(2) QRS 宽大畸形，时限>0.12 秒，T 波多与 QRS 主波方向相反。

(3) 有完全性代偿间歇(早搏前后两个窦性 P 波间距等于正常 P-P 间期的两倍)。

14. 室性心动过速(图 10-29)

(1) QRS 波群增宽>0.12 秒，有继发性 ST-T 改变。

(2) 频率 140~200 次/分，基本匀齐。

(3) 有时可见分离的 P 波,室性融合波,心室夺获。

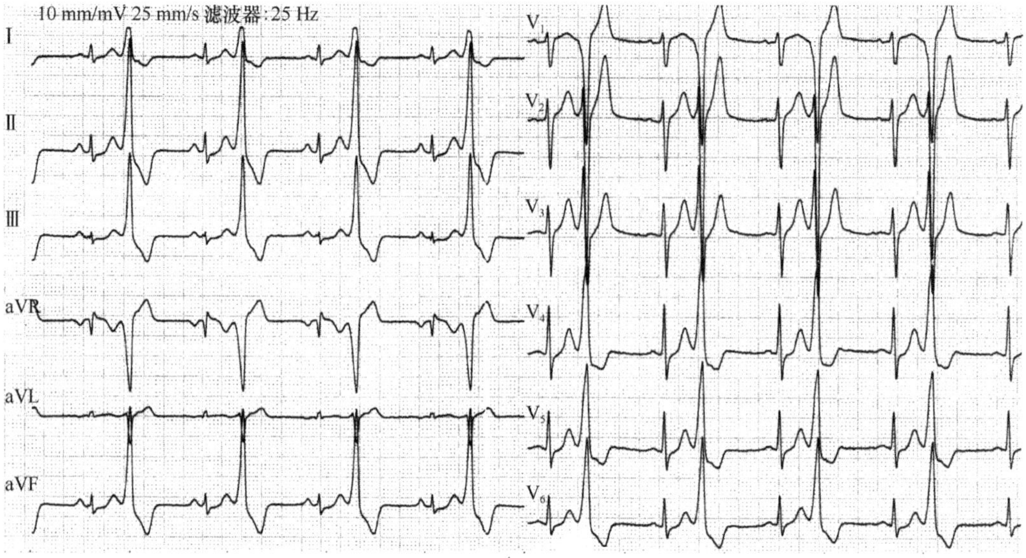

A

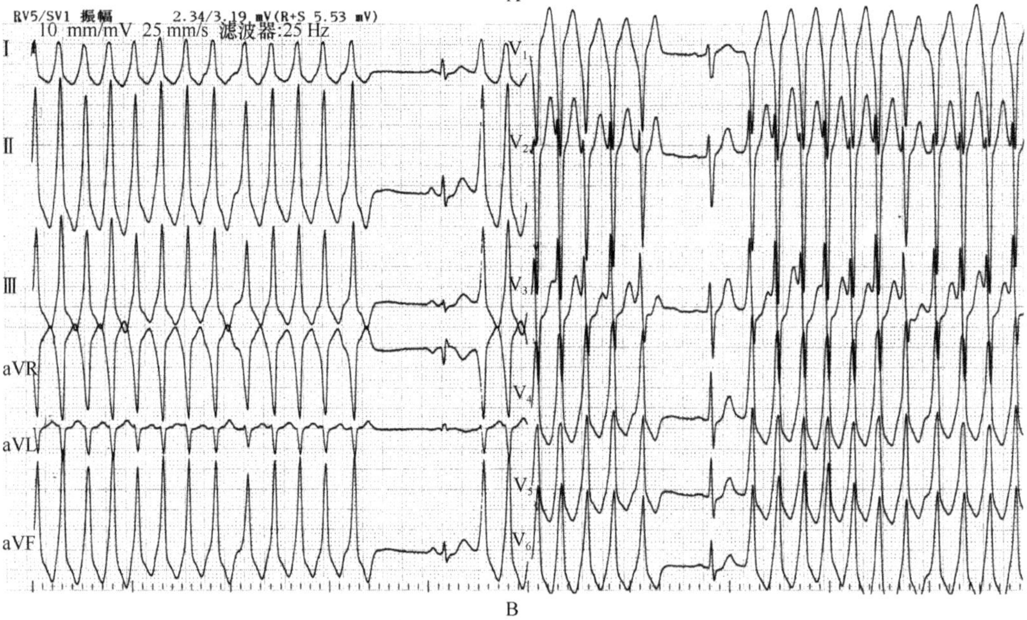

B

图 10-29 室性早搏、室性心动过速心电图

男,28 岁,心肌炎入院。A. 窦性心律 频发室性早搏(二联律);B. 1 天后,图形与前室性早搏图形相似的室性心动过速(非持续性),间有窦性下传

15. 室扑和室颤

(1) 室扑(图 10-30):无正常的 QRS-T 波群,代之以连续、快速,而相对规则的粗大波动,频率 200~250 次/分。

(2) 室颤(图 10-31):QRS-T 波群完全消失,出现大小不等、极不匀齐的低小波,频率 200~500 次/分。

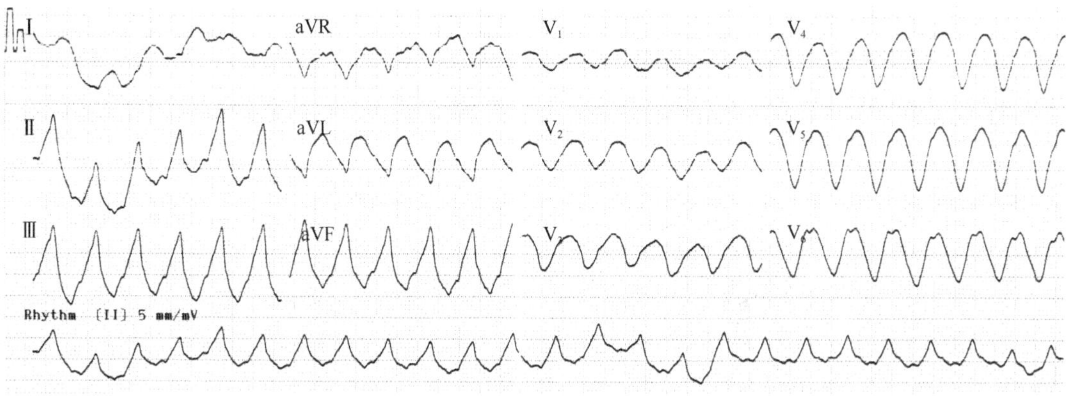

图 10-30　心室扑动心电图

女,68 岁,有陈旧性心肌梗死病史。急诊入院记录心电图为心室扑动,频率 150 次/分

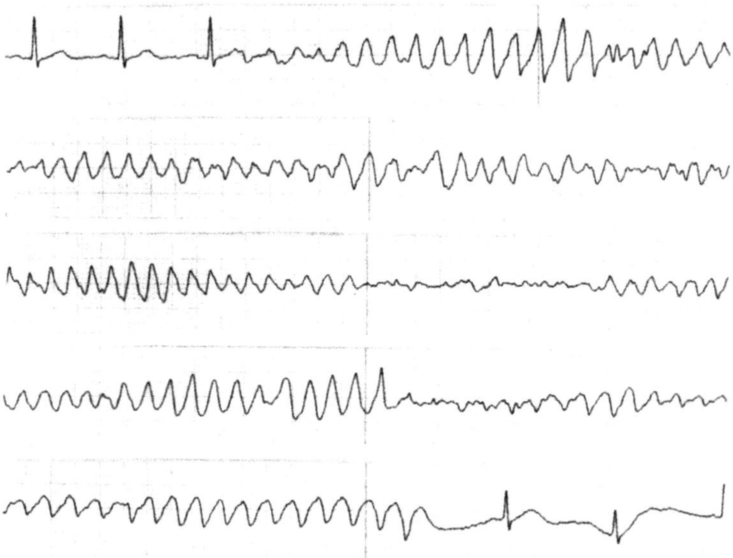

图 10-31　心室颤动心电图

女,58 岁,平素有 RonT 的室早,此为心电监护仪记录一段心电图,可见室早诱发室颤,一段时间后自行终止,恢复窦律

16. 房室传导阻滞

(1) Ⅰ度房室传导阻滞(图 10-32)

1) 每个 P 波均下传,其后有 QRS 波。

2) P-R 间期>0.20 秒。

(2) Ⅱ度Ⅰ型房室传导阻滞(文氏型)(图 10-33)

1) P-R 间期逐渐延长,直到 P 波后脱落 1 个 QRS 波群。

2) 包含受阻 P 波在内的 R-R 间期小于正常窦性 PP 间期的两倍。

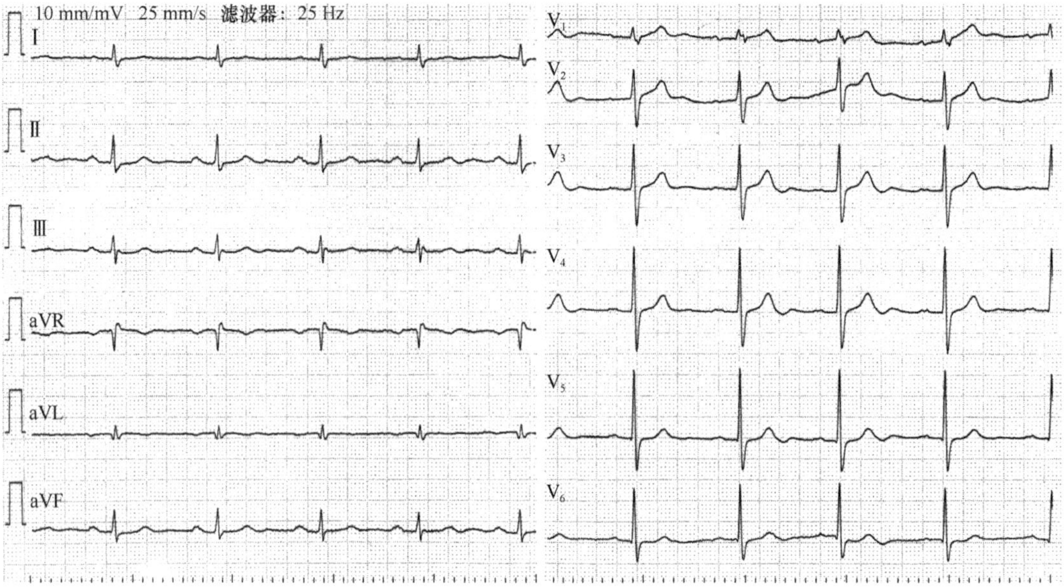

图 10-32 Ⅰ度房室传导阻滞心电图

女,25 岁,心电图 P-R 间期延长至 0.24 秒

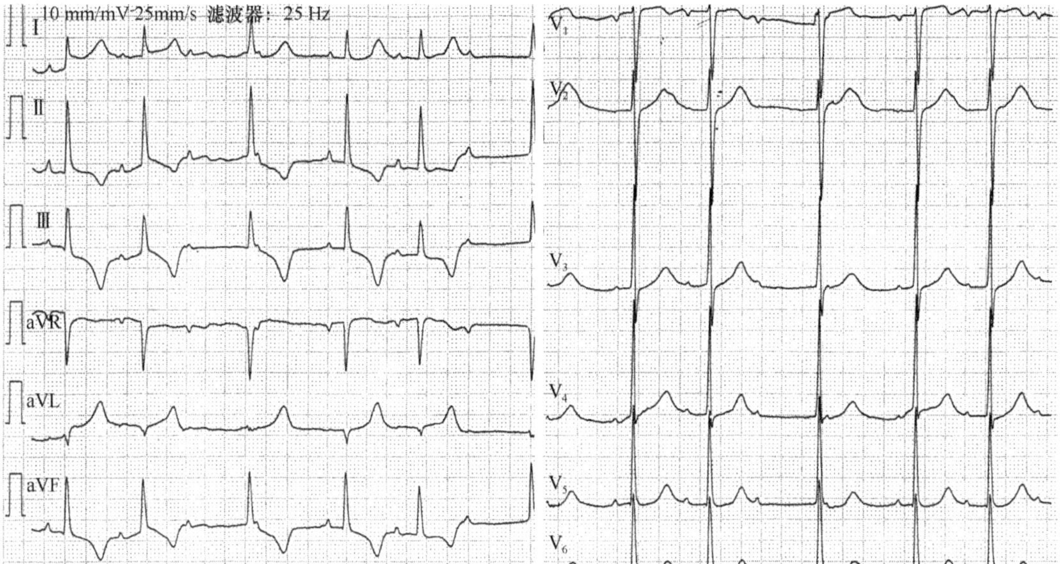

图 10-33 Ⅱ度Ⅰ型房室传导阻滞心电图

男,65 岁,有冠心病史,心电图示:Ⅱ度Ⅰ型房室传导阻滞、心肌缺血改变(下壁导联可见巨大倒置 T 波)

(3) Ⅱ度Ⅱ型房室传导阻滞(图 10-34)

1) 部分 P 波不能下传,其后有 QRS 波脱漏。

2) P-R 间期恒定。

3) 长 RR 间期基本上是短 RR 间期的两倍。

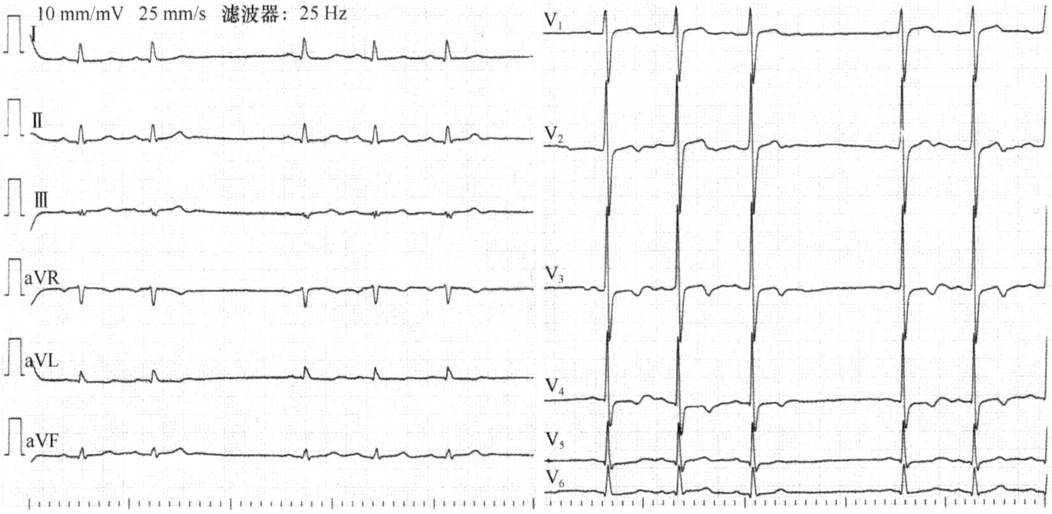

图 10-34 Ⅱ度Ⅱ型房室传导阻滞心电图

男,70 岁,经常头晕,心电图示:Ⅱ度Ⅱ型房室传导阻滞和 T 波改变

(4) Ⅲ度房室传导阻滞(完全房室阻滞)(图 10-35)

1) P 波与 QRS 波完全无关,表现为 P 与 R 的间距长短不一,无规律可循。

2) P 波与 QRS 波自成节律,均大致匀齐。

3) P 率>QRS 率。

4) 伴交界性逸搏心律者,室率 40~60 次/分,QRS 波大致正常。

5) 伴室性逸搏心律者,室率 20~40 次/分,QRS 波宽大畸形。

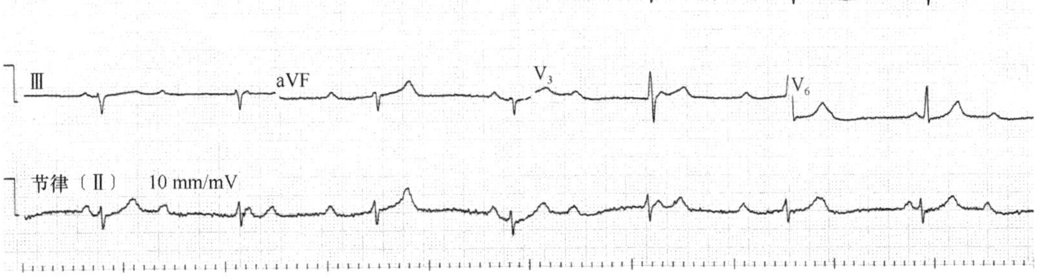

图 10-35 Ⅲ度房室传导阻滞心电图

男,16 岁,心肌炎入院,心电图示:Ⅲ度房室传导阻滞、交界性逸搏心律

17. 束支及分支阻滞

（1）右束支阻滞(图 10-36)：V_1或 V_2导联 QRS 呈 rsR′型或 M 型，Ⅰ、V_5、V_6导联 S 波宽而有切迹，其时限≥0.04 秒；aVR 导联呈 QR 型，其 R 波宽而有切迹；V_1导联 R 峰时间>0.05 秒；Ⅰ、V_5、V_6导联 T 波方向一般与终末 S 波相反，仍为直立。完全右束支阻滞，QRS≥0.12 秒。不完全右束支阻滞 QRS<0.12 秒。

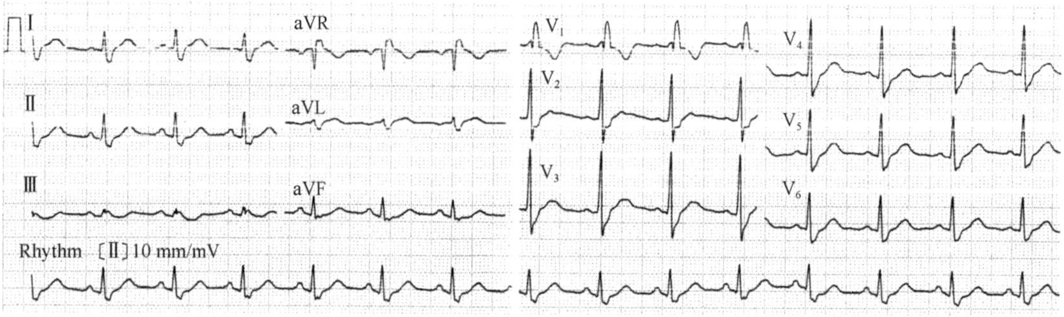

图 10-36 右束支传导阻滞心电图

女，54 岁，无心脏病史，心电图示：完全性右束支传导阻滞

（2）左束支阻滞(图 10-37)：V_1，V_2导联呈 rS 波(其 r 波小，S 波明显加深增宽)或呈宽而深的 QS 波，Ⅰ、aVL、V_5、V_6导联 R 波增宽、顶峰粗钝或有切迹；心电轴左偏；ST-T 方向与 QRS 波方向相反。完全左束支阻滞，QRS>0.12 秒。不完全左束支阻滞 QRS<0.12 秒。

（3）左前分支阻滞：心电轴左偏-30°～-90°，等于或超过-45°较肯定诊断。Ⅱ、Ⅲ、aVF 导联 QRS 波呈 rS 型，$S_{Ⅲ}>S_{Ⅱ}$，Ⅰ、aVL 导联 qR 型，$R_{aVL}>R_{Ⅰ}$，QRS 时限轻度延长，但<0.12 秒。

（4）左后分支阻滞：心电轴右偏+90°～+180°，以超过 120°有较肯定的诊断价值；Ⅰ、aVL 导联 QRS 波呈 rS 型，Ⅱ、Ⅲ、aVF 导联呈 qR 型，$R_{Ⅲ}>R_{Ⅱ}$，QRS 时限<0.12 秒。

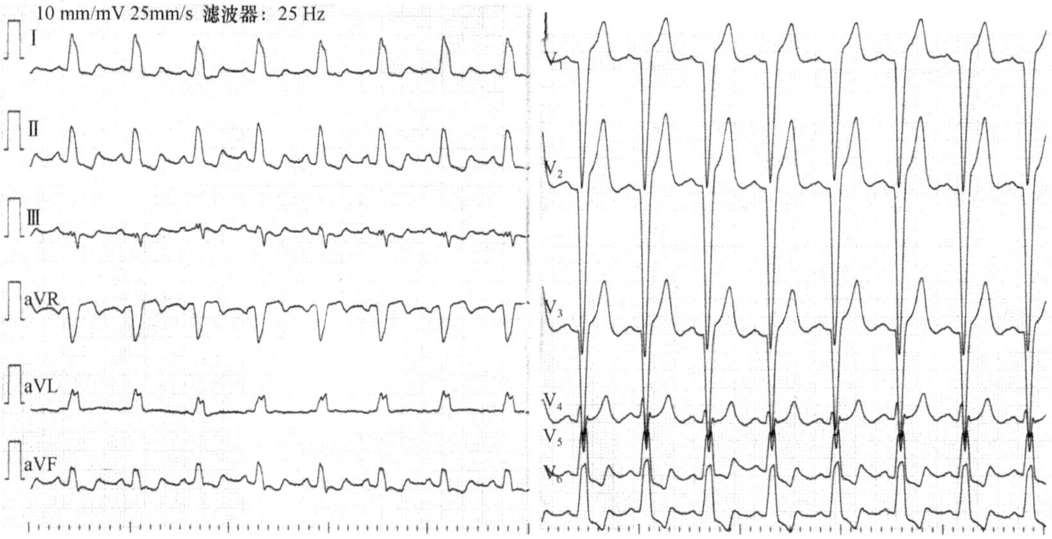

图 10-37 左束支传导阻滞心电图

女，69 岁，既往有冠心病，心电图示：完全性左束支阻滞

18. 预激综合征 PR 间期缩短<0.12 秒；QRS 增宽≥0.12 秒，QRS 起始部有预激波(Δ

波)，P-J 间期正常，继发性 ST-T 改变(图 10-38、图 10-39)。

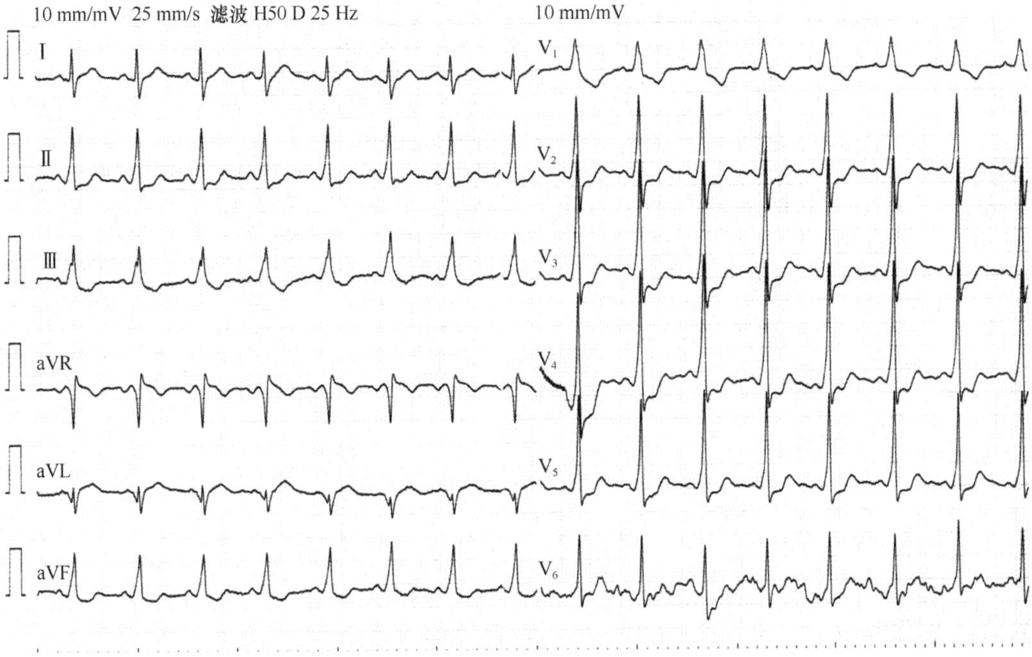

图 10-38 预激综合征心电图

男，23 岁，无心动过速病史。心电图示：预激综合征(A 型)

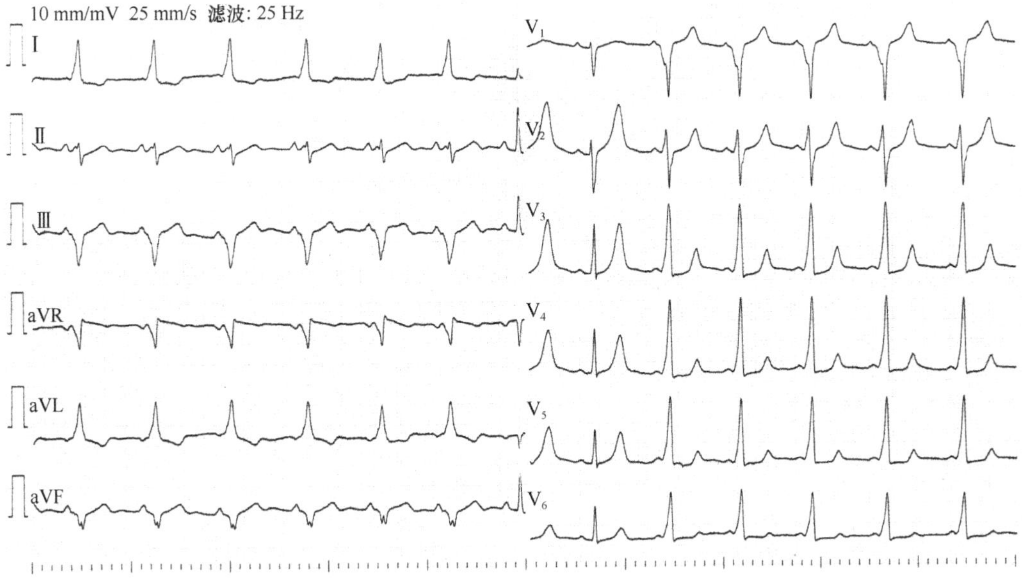

图 10-39 预激综合征心电图

女，35 岁，既往有心动过速病史，心电图示：间歇性预激综合征(B 型)(胸导联第一个 QRS 波群为正常下传，无预激成分)

(七) 心电图报告示范二例

例 1 完整心电图报告(初学者训练用) 见图 10-40。

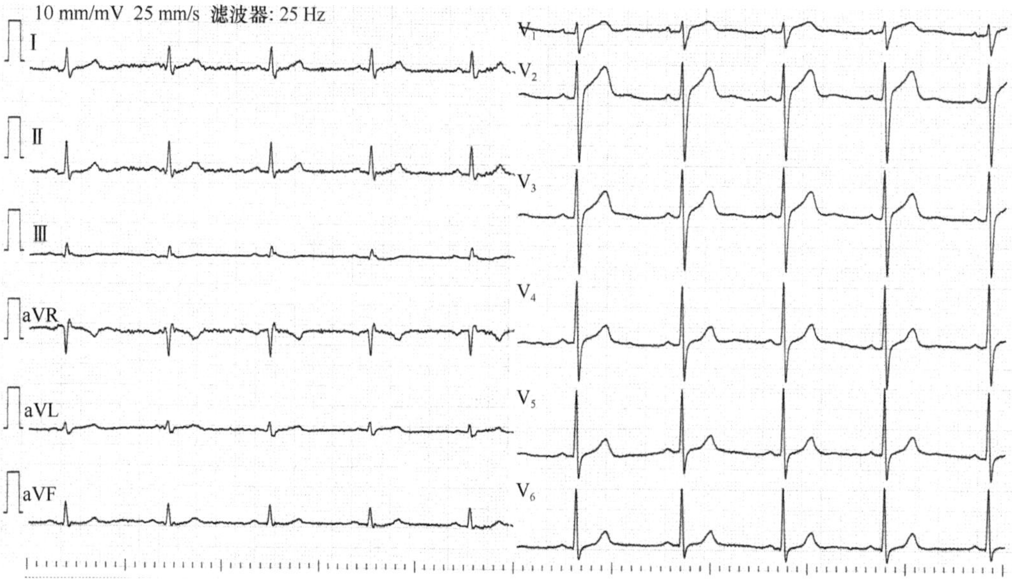

图 10-40 完整心电图报告

姓名：王××，性别：男，年龄：50 岁，科别：内科门诊，病历号：86＊＊＊2

心律：窦性，P-R 间期：0. 15 秒，P-P 间期：1. 04 秒，心房率：57 次/分；QRS 时间：0. 10 秒，QT 间期：0. 40 秒，R-R 间期：1. 04 秒，心室率：57 次/分。

心电图特征：

P 波：顺序发生，P-P 间期 1. 04 秒，各 P-P 间之差<0. 16 秒，P 波频率 57 次/分，形态钝圆，$P_{Ⅰ、Ⅱ、aVF}$、V_5直立(+)，P_{aVR}倒置(-)，时限<0. 11s，肢导振幅<0. 25mV，胸导<0. 20mV。P-R 间期：0. 15 秒，P 与 QRS 顺序正常，间距恒定。

QRS 波群：节律与频率均与 P 波一致，Ⅰ导 Rs 型，Ⅲ导 R 型，电轴不偏，V_1呈 rS 型，R/S<1，V_5呈 Rs 型，自右至左 R 波逐渐增高，S 波逐渐变浅，QRS 时间 0. 10s，Rv_1<1. 0mV，Rv_1+Sv_5<1. 2mV，Rv_5<2. 5mV 或 Rv_5+Sv_1<4. 0mV，aVR 呈 rS 型，R/S<1，R_{aVR}<0. 5mV，R_{aVL}<1. 2mV，R_{aVF}<2. 0mV。多数肢导 QRS 绝对值>0. 5mV，各导 Q 波<1/4R，时限<0. 04s；

ST-T：各导联 ST 无明显下移，$ST_{Ⅰ、Ⅱ、V_5}$轻度弓背向下型上移<0. 1mV，$STv_1 \sim v_3$ 上移<0. 3mV，QRS 主波向上的导联Ⅰ、Ⅱ、Ⅲ、aVL、aVF、$V_{4\sim6}$之 T 波直立(+)，且>1/10R；T_{aVR}倒置(-)。

Q-T：0. 40S，Q-Tc 0. 39 秒(<0. 44 秒)。

U 波：$V_{2,3}$可见 U 波(+)，与 T 波方向一致，U<T。

诊断：

窦性心律、窦性心动过缓

心电轴不偏

心电图提示：窦性心动过缓

例 2 简要心电图报告(临床实习用) 见图 10-41。

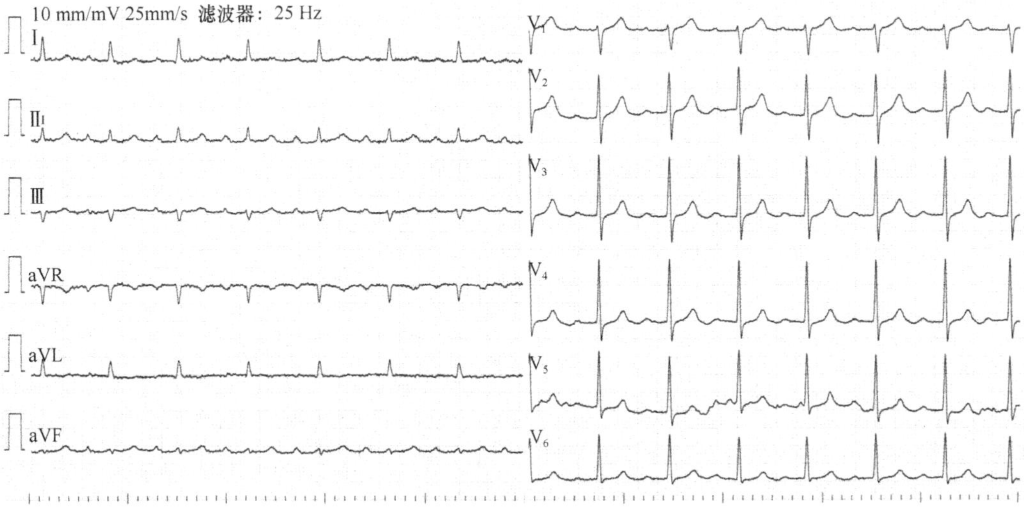

图 10-41 简要心电图报告

姓名:刘××,性别:女,年龄:40 岁,科别:普外三,病例号:3＊＊＊＊2,床号:5

心律:窦性,P-R 间期:0.24 秒,QRS:0.08 秒,房率、室率 86 次/分,Q-T 间期:0.33 秒。

心电图特征:

P 波规律出现,时间、形态、振幅正常;P-R 间期:0.24 秒;QRS 波群时间及各导联的形态和振幅均正常;ST 段无偏移;QRS 波群以 R 波为主的导联 T 波均直立(+),T_{aVR}倒置(-)。

诊断:

窦性心律

心电轴轻度左偏-6°

心电图提示:Ⅰ°房室传导阻滞。

六、练习阅读心电图

详见医学生心电图图谱。

七、动态心电图

(一) 动态心电图

动态心电图也称 Holter 监测,系指采用 Holter 监测技术,患者佩带记录仪进行同步、连续、长时间(24 小时以上)记录的心电全信息,动态变化的心电图。

(二) 动态心电图仪功能

1. 心电信息量大　记录时程达 24 小时以上,从中可获得静态心电图所捕获不到的各种信息,能满足临床医疗、教学、科研及保健工作的需要。

2. 动态性质特点　受检者是在日常生活和工作情况下进行检测的。

3. 心律失常检出率高　由于记录时间长,信息量大,对捕捉一过性心律失常有独到之处,这是普通心电图望尘莫及的;对捕捉到的各种心律失常,不仅能进行定性分析,也能进行定量分析。

4. 预测和诊断恶性心律失常。
5. 检测无痛性心肌缺血。
6. 筛选和评估抗心律失常药物。
7. 评价心脏起搏器和植入式转复除颤器的工作状态。
8. 评价导管射频消融术的治疗效果。

八、心电图运动负荷试验

心电图运动负荷试验传统上主要用于检测冠心病引起的心肌缺血。在运动过程中,心排血量和心肌耗氧量增加。存在严重冠心病时,需氧量增加有可能超出冠脉血流的储备;在其他类型的心脏病中,即使冠脉正常,但运动中如果供氧不能满足心肌耗氧量增加,也会发生相对的心肌缺血可引起心电图改变,这种改变在患者休息时并不明显。运动负荷试验类型如下:

1. Master 二阶梯运动试验　是 20 世纪 70~80 年代常用的心电图负荷试验,它因为运动强度不够并且运动中无法监测患者而被弃用。

2. 踏车运动试验　让患者在装有功率计的踏车上做踏车运动,以速度和阻力调节负荷大小,负荷量分级依次递增,直到患者的心率达到亚级量水平。运动中以示波器连续观察心电图,并在运动前、运动中、运动后多次记录心电图,逐次分析做出判断。

3. 平板运动试验　是目前应用最广泛的运动负荷试验方法。让患者在有一定斜度和速度的活动平板上行走,根据所选择的运动方案,仪器自动分级依次递增斜度和速度以调节负荷量,运动中以示波器连续观察心率和 ST-T 改变,直到患者心率达到亚极量水平。运动中每 3 分钟记录一次 12 导联心电图并测量一次血压,运动终止后每 2 分钟记录一次,观察 6 分钟或 ST 段基本恢复运动前图形,即结束试验。分析运动前、中、后的心电图变化判断结果。

阳性标准:

(1) ST 段水平型或下斜型压低≥1mm,持续时间>1min(PR 段是 ST 段的参照点)。

(2) ST 段抬高≥1mm。如果运动前心电图有病理性 Q 波,此 ST 段抬高提示多为室壁运动异常;如果运动前心电图正常,运动中出现 ST 段抬高提示有透壁性心肌缺血,多为某一冠状动脉主干或近段存在严重狭窄或冠状动脉痉挛。

(3) 运动中出现典型心绞痛。

九、思考练习题

1. 正常人 RV_5________mV,RV_5+SV_1________mV。
2. 什么是异常 Q 波?
3. 什么是正常窦性 P 波?
4. 如何通过目测法判断心电轴?
5. 简述室性早搏的心电图特点。
6. 试述心肌梗死的三种基本图型及分期。
7. 简述心房颤动的心电图特点。
8. 简述右束支阻滞的心电图特点。

附　录

附录一　示范病历

心血管系统示范病历（手写病历）

大连医科大学附属第一医院

住　院　病　历

住院号 3372××

姓名：孙××	籍贯：辽宁省大连市
性别：男	入院日期：2006年01月25日 07:24
年龄：47岁	病史采取日期：2006年01月25日 07:30
婚姻：已婚	病史申述人及可靠性：本人，可靠
民族：汉族	现住址：大连市西岗区××街××号
职业：无业	工作单位：无

病　史

主诉：突发心前区压榨样疼痛4小时。

现病史：4小时前无明显诱因于睡眠中突然出现心前区压榨样疼痛，较剧烈，向左肩背部放散，持续不缓解，伴胸闷气短，周身大汗，烦躁不安，有濒死感，恶心、无呕吐，无黑蒙及晕厥。经休息及口服"养心氏"3片后症状无明显缓解，遂入我院急诊。行心电图检查示：Ⅱ、Ⅲ、aVF导联ST段上抬0.2mv，心肌酶学检查高于正常，遂以"急性下壁心肌梗死"为诊断收入我科。病来无发热，无意识障碍，无咳嗽咳痰，无咯血，无心悸，无腹痛腹泻，无二便失禁。未进食，睡眠差，二便正常。

既往史：既往体健。无高血压、糖尿病病史，无肝炎、结核等传染病史，无手术、外伤、输血史，无食物、药物过敏史。预防接种史不详。

系统回顾

呼吸系统：无咳嗽、咳痰、咯血史，无呼吸困难、发绀史，无肺结核接触史。

循环系统：除现病史外，无头晕、头痛，无心悸，无夜间阵发性呼吸困难史。

消化系统：无皮肤粘膜黄染，无反酸嗳气，无恶心呕吐，无腹痛腹泻，无呕血黑便。

泌尿生殖系统：无尿频、尿急、尿痛，无血尿，无腰痛，无发热。

造血系统：无头晕，无皮肤粘膜出血、鼻衄史，无肝、脾、淋巴结肿

No 1

记 录 纸

姓名 孙×× 住院号 3372××

大史。

内分泌代谢系统：无烦渴、多饮、多食、多尿史，无怕热、多汗，无皮肤、毛发、第二性征改变。

神经精神系统：无头晕、头痛，无痉挛、抽搐、瘫痪，无精神异常、性格改变，无记忆力、智力减退。

肌肉骨骼系统：无关节红、肿、热、痛，无肢体麻木、肌肉萎缩，无骨折脱臼史。

个人史：生于本地，无长期外地居留史。吸烟25年，每日20支，饮酒15年，每日150 g白酒。无性病、冶游史。

婚育史：26岁结婚，育有1子，配偶及儿子健康。

家族史：父母健在。兄弟5人，1兄2年前患急性心肌梗死已故。

体 格 检 查

体温 35.8℃ 脉搏 60次/分 呼吸 20次/分 血压 135/65 mmHg

一般状况

发育正常，营养中等，神志清楚，表情痛苦，平车推入病房，检查合作。

皮肤粘膜

全身皮肤粘膜无黄染，无出血点及皮疹。无肝掌、蜘蛛痣。

淋巴结

颌下、颈部、锁骨上、腋窝、腹股沟淋巴结无肿大。

头部及器官

头颅：无畸形，头发浓密，分布均匀。

眼：无倒睫，无脱眉，眼睑无水肿，睑结膜无苍白，巩膜无黄染，眼球无凸出，运动自如，瞳孔等大等圆，直径约2 mm，对光反射灵敏。

耳：听力正常，外耳道无分泌物，耳廓、乳突无压痛。

记　录　纸

姓名孙××　　　　　　　　　　　　　　　　住院号3372××

鼻：无畸形，鼻中隔无偏曲，鼻翼无扇动，鼻窦区无压痛，无流涕、出血。

口腔：口唇无发绀，无龋齿、义齿、缺齿，牙龈无红肿，咽无充血，扁桃体无肿大。

颈部

两侧对称，无颈强直，颈静脉无怒张，气管居中，甲状腺无肿大。

胸部

胸廓无畸形，乳房两侧对称，胸式呼吸为主，呼吸频率较快，呼吸节律规整。

肺：

视诊　呼吸运动两侧相等，肋间隙无增宽或变窄。

触诊　两侧呼吸动度均等，语音震颤无增强，无胸膜摩擦感。

叩诊　呈清音，肺下界位于右锁骨中线第六肋间，双侧腋中线第八肋间，肩胛线第十肋间，移动度4cm。

听诊　两肺呼吸音清晰，未闻及干湿啰音，未闻及胸膜摩擦音，语音传导无增强及减弱。

心：

视诊　心前区无异常隆起，心尖搏动于第五肋间左锁骨中线内0.5cm，搏动范围直径约2.0cm。

触诊　心尖搏动位置同上。心尖部无震颤、摩擦感、抬举样搏动。

叩诊　心界不大。心脏相对浊音界如下：

右侧（cm）	肋间	左侧（cm）
2.5	Ⅱ	3
2.5	Ⅲ	4.5
3	Ⅳ	7
	Ⅴ	8.5

左锁骨中线距前正中线9cm。

听诊　心率60次/分，心律整齐，第一心音无增强，$P_2>A_2$，心尖

记 录 纸

姓名孙XX　　　　住院号3372XX

部可闻及2/6级收缩期吹风样杂音，无传导，无心包摩擦音。

桡动脉：脉率60次/分，搏动有力，节律整齐，无奇脉或脉搏短绌，血管弹性正常。

周围血管征：无水冲脉、毛细血管搏动和枪击音。

腹部

视诊 腹部无膨隆，未见腹壁静脉曲张及胃肠蠕动波。

触诊 腹软，无压痛、反跳痛及肌紧张，未触及包块，肝脾肾未触及，Murphy氏征阴性。无液波震颤。

叩诊 肺肝界位于右锁骨中线第五肋间，移动性浊音阴性，肝肾区无叩击痛。

听诊 肠鸣音5次/分，无振水音，无血管杂音。

肛门、直肠、外生殖器

未查。

脊柱四肢

脊柱呈生理弯曲，无畸形，无压痛及叩击痛，活动度正常。四肢无畸形，活动自如，关节无红肿，无杵状指（趾），双下肢无水肿。

神经反射

腹壁反射、肱二头肌反射、膝腱及跟腱反射对称存在，双侧Babinski征、Hoffmann征、Brudzinski征阴性。

实验室及器械检查

心肌酶学及肌钙蛋白（2006.1.25我院门诊）：CK 391 IU/L，CK-MB 28 IU/L，TNT 0.11 ng/ml。

心电图（2006.1.25我院门诊）：Ⅱ、Ⅲ、aVF导联ST段上抬0.2 mv，可见病理性Q波。

摘 要

孙XX，男，47岁。突发心前区压榨样疼痛4小时，向左肩背

（ 4 ）

记 录 纸

姓名 孙XX　　　　住院号 3372XX

部放散，伴胸闷气短，周身大汗，有濒死感，疼痛持续不缓解遂入院。查体：体温35.8℃，脉搏60次/分，呼吸20次/分，血压135/65 mmHg，无颈静脉怒张，双肺底未闻及干湿性啰音。心界不大，心率60次/分，心律齐，心尖部可闻及2/6级收缩期吹风样杂音。腹软，肝脾未触及，双下肢无水肿。心肌酶学：CK 391 IU/L，CK-MB 28 IU/L，TNT 0.11 ng/ml，心电图：Ⅱ、Ⅲ、aVF导联ST段上抬0.2mv，可见病理性Q波。

初步诊断：冠心病
急性下壁心肌梗死
killip Ⅰ级
刘岩／张敏

呼吸系统示范病历

住院病历

姓名:王××	籍贯:辽宁省大连市
性别:男	入院日期:2011年5月12日15:00
年龄:63岁	记录日期:2011年5月12日16:30
婚姻:已婚	病史申述人及可靠性:本人,可靠
民族:汉族	现住址:大连市中山区××街×号
职业:工人	工作单位:大连市××

病　　史

主诉:反复咳嗽、咳痰20年,活动后气短10年,加重伴发热2天。

现病史:20年前因受凉感冒后出现咳嗽、咳痰,此后常于寒冷季节发病,气候转暖时逐渐减轻。咳嗽以晨起为著,痰呈白色黏液状,每当受凉感冒时咳嗽加重,痰量增多,黏稠度增加或为黄色脓痰,经抗感染、祛痰治疗可好转。上述症状逐年加重。近10年登楼或走坡路时出现气短,近1年走平路时亦感气短、胸闷,曾在我院门诊诊断为慢性阻塞性肺病,给予抗炎对症治疗。2天前受凉后上述症状再次加重,咳黄痰,痰量约50毫升,伴畏寒、发热,体温波动于38℃左右,最高达38.3℃,于我院门诊就诊,予沐舒坦30毫克日三次口服祛痰,青霉素钠640万单位日二次静点2天,疗效不明显,为进一步诊治而收入院。2天来乏力,食欲睡眠欠佳,大小便正常。

既往史:既往体健。否认肝炎、结核等传染病史,无外伤、手术史,预防接种史不详,无药物食物过敏史。

系统回顾

呼吸系统:除现病史表现外,无咯血、胸痛、发绀史,无长期低热、盗汗史。

循环系统:无心悸、胸闷、胸痛史,无浮肿、晕厥史。

消化系统:无恶心、呕吐,无反酸、嗳气,无慢性腹痛、腹泻,无皮肤黄染史。

泌尿生殖系统:无尿频、尿急、尿痛史,无血尿、浮肿史。

造血系统:无头昏、乏力史,无皮下出血、鼻衄史,无肝脾淋巴结肿大史。

内分泌系统及代谢:无烦渴、多饮、多食、多尿史,无食欲异常史,无智力、性格改变史。

神经精神系统:无头痛、晕厥、瘫痪史,无抽搐、痉挛史,无幻觉、定向力障碍、情绪异常史。

肌肉骨骼系统:无关节肿痛、肌肉萎缩、肢体麻木史,无骨折、脱臼史。

个人史:生于本地,无长期外地居留史,吸烟30年,每日10支,戒烟1年,不酗酒,无性病和冶游史。

婚育史:已婚40年,妻子体健,夫妻关系和睦,育有二子,体健。

家族史:父母健在,一弟二妹均健康,家族中无类似病史,无遗传性及家族性疾病史。

体格检查

体温37.8℃　　脉搏90次/分　　呼吸22次/分　　血压130/85mmHg

一般状况

发育正常,营养中等,喘息貌,神志清楚,问答合理,查体合作,步入病房。

皮肤黏膜

颜面、甲床、口唇轻度发绀，皮肤湿热，无黄染、苍白，未见皮疹、出血点，无肝掌、蜘蛛痣。

淋巴结

颏下、颌下、耳前、耳后、颈部、锁骨上窝、腋窝及腹股沟外浅表淋巴结未及肿大。

头部及其器官

头颅：无畸形，头发色灰白，分布尚均匀。

眼：无倒睫、脱眉，双眼睑无水肿，睑结膜无苍白、充血，巩膜无黄染，眼球无突出，运动自如，双瞳孔等大、等圆，直径约2mm，对光反射灵敏。

耳：听力正常，外耳道无分泌物，耳廓、乳突无压痛。

鼻：无鼻翼扇动，鼻中隔无偏曲，鼻腔无阻塞、出血、流涕，鼻窦区无压痛。

口腔：口唇轻度发绀，龋齿左上6，牙龈无红肿，舌苔薄白，咽不充血，扁桃体不大，声音无嘶哑。

颈部

两侧对称，无颈强直、颈静脉怒张，气管居中，甲状腺不大。

胸部

桶状胸，前后径大于左右径，呼吸略促，胸式呼吸为主，节律规整，乳房两侧对称，无胸壁静脉曲张。

肺：

视诊　双侧呼吸动度加深，对等，肋间隙增宽。

触诊　双侧语音震颤减弱，对等，无胸膜摩擦音。

叩诊　双肺呈过清音，肺下界下移，位于右锁骨中线第七肋间，腋中线第九肋间，肩胛线第11肋间。

听诊　双肺呼吸音对称性减弱，呼气延长，双肺可闻及散在干啰音，双下肺可闻及少许小水泡音，双侧语音共振对称性减弱，未闻及胸膜摩擦音。

心：

视诊　心前区无隆起，心尖搏动位于第五肋间左锁骨中线内0.5cm，搏动范围直径约2.0cm，搏动减弱。

触诊　心尖搏动位置同视诊。心尖部无震颤、摩擦感、抬举样搏动。

叩诊　心界不大，心脏相对浊音界如下：

右侧(cm)	肋间	左侧(cm)
2.5	Ⅱ	3.0
2.5	Ⅲ	4.0
3.0	Ⅳ	7.0
	Ⅴ	8.5

左锁骨中线距前正中线9cm。

听诊　心率90次/分，律齐，心音遥远，第一心音无增强，各瓣膜区未闻及杂音。

腹部

视诊　腹部无膨隆，未见腹壁静脉曲张及蠕动波。

触诊　腹软，无肌紧张，全腹无压痛、反跳痛，肝下缘下移，肋下1.5cm，剑下未触及，质软，表面光滑，无触痛，脾肋下未触及。无液波震颤，未触及包块。

叩诊　肝上界下移，肝肺相对浊音界位于右锁骨中线第六肋间，脾界不大，肝、脾、双肾区无叩痛。腹部叩诊轻度鼓音，移动性浊音阴性。

听诊　肠鸣音 5 次/分，肝脾区无摩擦音，未闻及血管杂音。

肛门、直肠、外生殖器

未查。

脊柱四肢

无畸形，活动自如，关节无红肿，双下肢无凹陷性水肿。

神经反射

腹壁反射、肱二头肌反射、膝腱及跟腱反射对称存在，双侧 Babinski 征、Hoffmann 征、Brudzinski 征阴性。

实验室及器械检查

血常规（我院门诊）：WBC 10.6×10^9/L，N 0.82，L 0.18，Hb 12g/L，RBC 3.6×10^{12}/L，PLT 300×10^9/L。

血气分析（我院门诊）：pH 7.30，PaO_2 56mmHg，$PaCO_2$ 55mmHg，HCO_3^- 31mmol/L，BE −6mmol/L。

胸片（我院门诊）：双肺纹理增强、紊乱，双肺透过度增强，膈肌低平。

肺功能检查（我院门诊）：FEV_1 占预计值 48%，FEV_1/FVC 为 57%，RV/TLC 为 56%，提示重度阻塞性通气功能障碍。

摘　要

王××，男，63 岁，反复咳嗽、咳痰 20 年，活动后气急 10 年，加重伴发热 2 天。咳嗽、咳痰好发于寒冷季节，晨起为著，每当受凉感冒时咳嗽加重，痰量增多或为黄痰。10 年前出现登楼时气急，2 天前上述症状加重，伴畏寒、发热。查体：体温 37.8℃，呼吸 20 次/分，略促，喘息貌。口唇、颜面、甲床轻度发绀，龋齿左上 6，桶状胸，肋间隙增宽，双肺呼吸音对称性减弱，两肺可闻及散在干啰音，两下肺可闻及少许小水泡音，心尖搏动减弱，心音遥远，肝肺浊音界下移，肝下缘下移。血常规：白细胞 10.6×10^9/L，中性粒细胞 82%。血气分析：pH 7.30，PaO_2 56mmHg，$PaCO_2$ 55mmHg，HCO_3^- 31mmol/L，BE −6mmol/L。胸片：双肺纹理增强、紊乱，双肺野透过度增强，膈肌低平。

初步诊断：慢性阻塞性肺疾病急性加重期（4 级）
Ⅱ型呼吸衰竭
龋齿

毕丽岩

消化系统示范病历

住院病历

姓名:李××　　籍贯:辽宁大连瓦房店市
性别:男　　入院日期:2011年5月12日10:30
年龄:44岁　　记录日期:2011年5月12日10:30
婚姻:已婚　　病史申述人及可靠性:本人,可靠
民族:汉族　　现住址:辽宁大连瓦房店××街×号
职业:农民　　工作单位:无

病　史

主诉:反复上腹痛10年,加重5个月,黑便3小时。

现病史:患者于10年前无明显诱因出现上腹隐痛,常在餐后2~3小时发生,一直持续到下次进餐,进食腹痛可缓解,无食欲减退,时有午夜疼痛,进少许食物可缓解,发作一般持续约2~3周,常于寒冷季节、饮食不当、受凉及情绪波动后诱发,发作时伴有反酸、烧心、嗳气,间断服用"胃舒平"治疗症状可缓解,未系统诊治。3年前始出现上腹痛发作时间延长,间歇时间缩短,并且发作次数增多,曾就诊于我院,行胃镜检查诊断为"十二指肠球部溃疡,慢性浅表性胃炎",自服"法莫替丁"治疗,症状仍时好时坏。5个月前上腹痛加重,疼痛失去规律,呈持续性,进食不缓解,甚至加重,腹痛向后背部放射,伴恶心,无呕吐,再次就诊于我院,行胃镜检查提示"十二指肠球部溃疡伴幽门不全梗阻",曾住院应用奥美拉唑等药物治疗好转出院。3小时前无明显诱因排黑便2次,为不成形稀便,总量约1000克,伴头晕、黑矇,并晕厥1次,无呕血,就诊于我院急诊内科,予"奥美拉唑、止血芳酸"静点后收入我科。病来无食欲下降、进行性消瘦及吞咽困难,无发热,精神状态差,饮食睡眠欠佳,近3小时未排尿。

既往史:既往体健。否认肝炎、结核病史,否认外伤、手术史,否认药物过敏史。

系统回顾

呼吸系统:无慢性咳嗽、咳痰、咯血史,无呼吸困难、发绀史,无结核接触史。

循环系统:无心悸、胸闷、胸痛史,无浮肿、夜间阵发性呼吸困难及高血压史。

消化系统:无慢性腹泻、黄疸史,余见现病史。

泌尿生殖系统:无尿频、尿急、尿痛史,无血尿、浮肿史。

造血系统:无头昏、乏力史,无皮下出血及其他出血倾向,无肝、脾、淋巴结肿大史。

内分泌系统及代谢:无烦渴、多饮、多食、多尿史,无食欲异常史。

神经精神系统:无头痛、瘫痪史,无抽搐、痉挛史,无幻觉、定向力障碍、情绪异常史。

肌肉骨骼系统:无关节肿痛、肌肉萎缩、肢体麻木史,无骨折、脱臼史。

个人史:出生于本地,无长期外地居留史,无血吸虫病流行区疫水接触史。长期从事农村劳动,平时饮食不规律。吸烟史16年,每日10支,无饮酒史。无性病和冶游史。

婚育史:24岁结婚,配偶今年43岁,身体健康,夫妻关系和睦。育有一女,现年18岁,身体健康,高中在读。

家族史:父母及两个哥哥身体均健康,否认家族遗传性疾病。

体 格 检 查

体温 36.8℃　脉搏 76 次/分　呼吸 18 次/分　血压 90/60mmHg

一般状况

发育正常,营养良好,平车推入病房,贫血貌,神志清楚,问答合理,自主体位,查体合作。

皮肤黏膜

全身皮肤黏膜略苍白,无黄染,未见皮疹及出血点,未见肝掌、蜘蛛痣。

淋巴结

颏下、颌下、颈部、锁骨上、腋窝、腹股沟淋巴结无肿大。

头部及器官

头颅:大小正常,无畸形,毛发分布均匀,无疖、癣及瘢痕。

眼:无倒睫、脱眉,眼睑无水肿,睑结膜苍白,巩膜无黄染,角膜透明,眼球无突出,运动自如,两侧瞳孔等大、等圆,对光反射灵敏。

耳:听力正常,外耳道无分泌物,耳廓、乳突区无压痛。

口腔:口唇略苍白无发绀,无龋齿、义齿、缺齿,牙龈无红肿,舌苔薄白,咽无充血,扁桃体无肿大。

颈部

两侧对称,无颈强直,无颈静脉怒张及颈动脉异常搏动,气管居中,甲状腺无肿大。

胸部

胸廓无畸形,乳房两侧对称。胸式呼吸为主,呼吸节律规整。

肺:

视诊　呼吸运动两侧相等。

触诊　两侧呼吸动度相等,语颤无增强,无胸膜摩擦感。

叩诊　呈清音,肺下缘位于右锁骨中线第六肋间,腋中线第八肋间,肩胛下角线第十肋间;呼吸移动度 6cm。

听诊　双肺呼吸音清晰,无病理性呼吸音,未闻及胸膜摩擦音。

心:

视诊　心前区无隆起,心尖搏动位于左侧第五肋间锁骨中线内 0.5cm,搏动范围直径约 1.5cm。

触诊　心尖搏动位置同上。心尖部无震颤、摩擦感、抬举性搏动。

叩诊　心界不大。心脏相对浊音界如下:

右侧(cm)	肋间	左侧(cm)
2.5	Ⅱ	2.5
2.5	Ⅲ	4.0
3.0	Ⅳ	5.0
	Ⅴ	7.5

左锁骨中线距前正中线 8.0cm。

听诊　心率 76 次/分,心律齐,第一心音无增强,各瓣膜区未闻及杂音和心包摩擦音。

桡动脉：搏动有力，节律整齐，无奇脉或脉搏短绌、水冲脉，血管弹性正常，脉率 76 次/分。

周围血管征：无毛细血管搏动和枪击音。

腹部

视诊　腹壁平坦，未见腹壁静脉曲张，未见胃肠型及蠕动波。

触诊　腹软，中上腹有轻压痛，无反跳痛及肌紧张，肝、脾肋下未触及。无液波震颤。未触及包块及异常搏动。

叩诊　呈鼓音，移动性浊音阴性，肝浊音界存在，双肾区无叩击痛。

听诊　肠鸣音 6 次/分，胃区无振水音，肝脾区无摩擦音，未闻及血管杂音。

肛门、直肠、生殖器

未查。

脊柱及四肢

四肢、脊柱无畸形，活动自如，关节无红肿，双下肢无水肿。

神经反射

腹壁反射、肱二头肌反射、膝腱及跟腱反射对称存在，双侧 Babinski 征、Hoffmann 征、Brudzinski 征阴性。

实验室及器械检查

血常规（我院门诊）：WBC 10.1×10^9/L，N 0.66，L 0.34，RBC 3.1×10^{12}/L，Hb 95g/L，PLT 189×10^9/L。

尿常规（我院门诊）：阴性。

便常规（我院门诊）：黑色稀便，镜检阴性，隐血试验阳性。

摘　要

李××，男，44 岁，反复上腹痛 10 年，加重 5 个月，黑便 3 小时。10 年前无诱因剑下隐痛，餐后 2~3 小时发生，时有午夜痛，进食可缓解，常于寒冷季节发作，伴有反酸、烧心、嗳气，5 个月前上腹痛加重，行胃镜检查提示“十二指肠球部溃疡伴幽门不全梗阻”，曾住院应用奥美拉唑等药物治疗好转出院。3 小时前无诱因排黑便 2 次，为不成形稀便，总量约 1000 克，伴头晕、黑矇，并晕厥 1 次，而收入我科。查体：体温 36.8℃，脉搏 76 次/分，血压 90/60mmHg，皮肤黏膜略苍白，全身皮肤黏膜略苍白，心肺无异常，腹软，中上腹有轻压痛，无反跳痛及肌紧张，肝、脾肋下未触及。血常规：红细胞 3.1×10^{12}/L，血红蛋白 95g/L。便常规：黑色稀便，镜检阴性，隐血试验阳性。

初步诊断：上消化道出血
十二指肠球溃疡

唐海英

内分泌示范病历

住院病历

姓名:刘××　　籍贯:辽宁省大连市
性别:女　　入院日期:2011 年 5 月 12 日 14:00
年龄:64 岁　　记录日期:2011 年 5 月 12 日 14:20
婚姻:已婚　　申述人及可靠性:本人,可靠
民族:汉族　　现住址:大连市沙河口区由家村 2 号
职业:退休　　工作单位:大连市××厂

病　　史

主诉:多饮、多尿、体重下降 6 年,视物模糊 1 年,下肢水肿 2 个月。

现病史:6 年前无诱因出现口渴、多饮,每日饮水量约 4000 毫升,伴多尿,每日尿量约 3500 毫升。无明显多食,但体重逐渐下降约 10 公斤,周身无力。于社区医院行空腹血糖检查示 8.6mmol/L,诊断为“糖尿病”,间断口服格列吡嗪 5~10mg 日 3 次,平素空腹指尖血糖波动于 7~10mmol/L。近 1 年逐渐出现视物模糊不清,于眼科门诊检查示“双眼底点片状出血、渗出”,未行系统治疗。近 2 个月出现双下肢水肿,无头晕、头痛,无胸闷、胸痛、气短。为求进一步诊治,门诊以“糖尿病肾病”收入院。病来周身乏力,无手足麻木,无排尿困难,无尿急、尿痛、腰痛,睡眠欠佳,大便秘结。

既往史:既往体健。无高血压、冠心病史,无肝炎、结核等传染病史,无手术、外伤、输血史,无食物、药物过敏史。预防接种史不详。

系统回顾

呼吸系统:无咳嗽、咳痰、咯血史,无呼吸困难、发绀史,无肺结核接触史。

循环系统:无头晕、头痛,无心悸、胸闷、胸痛,无夜间阵发性呼吸困难史。

消化系统:无皮肤黏膜黄染、恶心呕吐、腹痛腹泻、呕血黑便。

泌尿生殖系统:无尿频、尿急、尿痛,无血尿,无腰痛,无发热。

造血系统:无头晕、皮肤黏膜出血、鼻衄史,无肝、脾、淋巴结肿大史。

内分泌代谢系统:除现病史外,无怕热、多汗,无皮肤、毛发、第二性征改变。

神经精神系统:无头晕、头痛,无痉挛、抽搐、瘫痪,无精神异常、性格改变,无记忆力、智力减退。

肌肉骨骼系统:无关节红、肿、热、痛,无肢体麻木、肌肉萎缩,无骨折、脱臼史。

个人史:生于本地,无长期外地居留史,无烟酒嗜好,无性病、冶游史。

月经婚育史:16 岁$\frac{4\sim5}{28\sim30}$54 岁,无痛经史,阴道无异常分泌物。26 岁结婚,孕 4 产 3,丈夫及子女健康。

家族史:其母患糖尿病,无高血压家族史,家族中无肝炎、结核等传染病史。

体格检查

体温 36.8℃　脉搏 90 次/分　呼吸 16 次/分　血压 130/85mmHg　体重指数 23.5kg/m^2

一般状况

发育正常，营养中等，神志清楚，检查合作，步入病房。

皮肤、黏膜

全身皮肤黏膜无苍白，无出血点及皮疹。无肝掌、蜘蛛痣。

淋巴结

颌下、颈部、锁骨上淋巴结无肿大。

头部及其器官

头颅：无畸形，头发灰白，分布均匀。

眼：无倒睫、脱眉，眼睑无水肿，睑结膜无苍白，巩膜无黄染，眼球无突出，运动自如，瞳孔等大、等圆，直径约 2mm，对光反射灵敏。

耳：听力正常，外耳道无分泌物，耳廓、乳突无压痛。

鼻：通畅，鼻中隔无偏曲，鼻翼无扇动，鼻窦区无压痛、流涕、出血。

口腔：口唇无发绀，无龋齿、义齿、缺齿，牙龈无红肿，咽无充血，扁桃体无肿大。

颈部

两侧对称，无颈强直，颈静脉无怒张，气管居中，甲状腺无肿大。

胸部

胸廓无畸形，乳房两侧对称。胸式呼吸为主，呼吸节律规整。

肺：

视诊　呼吸运动两侧相等。

触诊　两侧呼吸动度均等，语颤无增强，无胸膜摩擦感。

叩诊　呈清音，肺下缘位于右锁骨中线第五肋间，肩胛线第九肋间，左侧肩胛线第十肋间，移动度 6cm。

听诊　两肺呼吸音清晰，无干湿啰音，未闻及胸膜摩擦音。

心：

视诊　心前区无隆起，心尖搏动位于左侧第五肋间左锁骨中线内 0.5cm，搏动范围直径约 1.5cm。

触诊　心尖搏动位置同上。心尖部无震颤、摩擦感、抬举样搏动。

叩诊　心界不大。心脏相对浊音界如下：

右侧(cm)	肋间	左侧(cm)
2.5	Ⅱ	3
2.5	Ⅲ	4
3	Ⅳ	7
	Ⅴ	8.5

左锁骨中线距前正中线 9cm。

听诊　心率 90 次/分，心律齐，第一心音无增强，各瓣膜区未闻及杂音和心包摩擦音。

桡动脉：搏动有力，节律整齐，无奇脉或脉搏短绌、水冲脉，血管弹性正常，脉率 90 次/分。

周围血管征：无毛细血管搏动和枪击音。

腹部

视诊　腹无膨隆，未见腹壁静脉曲张及蠕动波。

触诊　腹软，无压痛反跳痛，无肌紧张，未触及包块，肝脾肾未触及。无液波震颤。

叩诊　鼓音，移动性浊音阴性，双肾区无叩击痛。

听诊　肠鸣音 4 次/分，无血管杂音。

肛门、直肠、外生殖器

未查。

脊柱、四肢

无畸形，活动自如，关节无红肿，双下肢胫前、足背凹陷性水肿。

神经反射

腹壁反射、肱二头肌反射、膝腱及跟腱反射对称存在，双侧 Babinski 征、Hoffmann 征、Brudzinski 征阴性。

实验室及器械检查

空腹血糖(我院门诊)：10.6mmol/L。

肾功(我院门诊)：Bun 5.37mmol/L，Cre 70μmol/L。

尿常规(我院门诊)：Glu(+4)，Pro(+2)，KET(-)，白细胞 0~3 个/HP。

摘　要

刘××，女，64 岁。多饮、多尿、体重下降 6 年，视物模糊 1 年，下肢水肿 2 个月。病初空腹血糖 8.6mmol/L，不规律口服格列吡嗪降糖治疗，血糖控制不佳。近 1 年视物模糊，眼底检查示出血、渗出。近 2 个月双下肢水肿。查体：体温 36.8℃，脉搏 90 次/分，呼吸 16 次/分，血压 130/85mmHg，体重指数 23.5kg/m^2，视力下降，心肺腹无异常，胫前、足背凹陷性水肿。空腹血糖 10.6mmol/L；尿 Glu(+4)，Pro(+2)。

初步诊断：2 型糖尿病
糖尿病视网膜病变
糖尿病肾病

巴　颖

泌尿系统示范病历

住院病历

姓名:叶××　　籍贯:陕西省西安市
性别:女　　入院日期:2011 年 4 月 10 日 10:00
年龄:66 岁　　记录日期:2011 年 4 月 10 日 12:30
婚姻:已婚　　申述人及可靠性:本人,可靠
民族:汉族　　住址:大连市沙河口区××街×号
职业:技术员　　工作单位:大连××有限公司

病　史

主诉:反复尿频、腰痛 16 年,加重伴发热 10 余天。

现病史:16 年前劳累后出现尿频,每日 10 余次,伴尿急、尿痛。3 天后开始左侧腰痛、畏寒、高热,体温最高 40.3℃,伴恶心、呕吐胃内容物,进食差,遂就诊当地医院,化验尿,提示蛋白(+),白细胞大量,诊断"急性肾盂肾炎",予庆大霉素 16 万单位每日静点,3 天后热退,恶心等症状渐缓解,5 天后停药。10 余天后再次出现尿不尽感及小腹下坠痛,自服"呋喃呾啶"约 1 周好转即停药;以后常于劳累或性生活后出现小腹不适、尿频、尿痛,有时伴左侧腰疼、发热(体温不详),自服"呋喃呾啶"、"复方新诺明"或于附近诊所静点消炎药(具体不详),每次 3~7 天不等,症状缓解后即停药,未经系统诊治,每年发作 6~7 次。近 2 年发作较前频,每次持续 2~3 周,最长 1 个月余,夜尿量渐较前增多。1 年前就诊市医院行超声检查发现:左侧肾表面凹凸不平,并行静脉肾盂造影示:左侧肾盂肾盏牵拉变形,诊为"慢性左侧肾盂肾炎"。10 天前上述症状再发,左腰疼明显,自服"环丙沙星"1 周无明显好转,近 2 日开始发热,体温 37.5~38.1℃,为进一步诊治来我院。病来,纳差,精神萎靡,睡眠欠佳,大便 1 次/日,黄色成形,无盗汗、消瘦、浮肿、少尿及明显血尿等表现。

既往史:19 年前因"阑尾炎"行阑尾炎切除术。无外伤、药物过敏史。

系统回顾

呼吸系统:无咳嗽、咳痰、咯血、胸痛及呼吸困难史。

循环系统:无头晕、头痛,无心悸、胸闷、胸痛,无夜间阵发性呼吸困难史。

消化系统:无反酸、呃逆、恶心、呕吐及黑便史。

泌尿生殖系统:16 年前无尿频、尿急、尿痛、腰痛及浮肿史。

内分泌与代谢系统:无多汗、多饮、怕热等症状。

造血系统:无皮下出血、鼻衄史。

骨骼关节:无关节疼痛、肿胀及活动受限。

神经系统:无头痛、头晕、失眠史,无癫痫发作史。

个人史:原籍陕西西安,1 岁时到沈阳,13 岁来大连,无烟酒等不良嗜好。

婚姻史:结婚已 41 年,爱人身体健康,夫妻关系和睦。

月经及生育史:15 岁$\frac{3\sim5}{27}$52 岁,无痛经、量中等。孕 2 产 1。

家族史:父母健在,家中无类似病患者,一子一女体健,无遗传病史。

体格检查

体温 38.8℃　　脉搏 90 次/分　　呼吸 16 次/分　　血压 130/85mmHg

一般状况

发育正常，营养中等，急性病容，精神萎靡，神志清楚，轮椅推入病房，查体合作。

皮肤、黏膜

全身皮肤黏膜无苍白，无出血点及皮疹。无肝掌、蜘蛛痣。

淋巴结

颌下、颈部、锁骨上淋巴结无肿大。

头部及其器官

头颅：无畸形，头发灰白，分布均匀。

眼：无倒睫、脱眉，眼睑无水肿，睑结膜无苍白，巩膜无黄染，眼球无突出，运动自如，瞳孔等大、等圆，直径约 2mm，对光反射灵敏。

耳：听力正常，外耳道无分泌物，耳廓、乳突无压痛。

鼻：通畅，鼻中隔无偏曲，鼻翼无扇动，鼻窦区无压痛，无流涕、出血。

口腔：口唇无发绀，无龋齿、义齿、缺齿，牙龈无红肿，咽无充血，扁桃体无肿大。

颈部

两侧对称，无颈强直，颈静脉无怒张，气管居中，甲状腺无肿大。

胸部

胸廓无畸形，乳房两侧对称。胸式呼吸为主，呼吸节律规整。

肺：

视诊　呼吸运动两侧相等。

触诊　两侧呼吸动度均等，语颤无增强，无胸膜摩擦感。

叩诊　呈清音，肺下缘位于右锁骨中线第五肋间，肩胛线第九肋间，左侧肩胛线第十肋间，移动度 6cm。

听诊　两肺呼吸音清晰，无干湿啰音，未闻及胸膜摩擦音。

心：

视诊　心前区无隆起，心尖搏动位于左侧第五肋间左锁骨中线内 0.5cm，搏动范围直径约 1.5cm。

触诊　心尖搏动位置同上。心尖部无震颤、摩擦感、抬举样搏动。

叩诊　心界不大。心脏相对浊音界如下：

右侧(cm)	肋间	左侧(cm)
2.5	Ⅱ	3
2.5	Ⅲ	4
3	Ⅳ	7
	Ⅴ	8.5

左锁骨中线距前正中线 9cm。

听诊　心率 90 次/分，心律齐，第一心音无增强，各瓣膜区未闻及杂音和心包摩擦音。

桡动脉：搏动有力，节律整齐，无奇脉或脉搏短绌、水冲脉，血管弹性正常，脉率 90

次/分。

周围血管征:无毛细血管搏动和枪击音。

腹部

视诊　腹无膨隆,未见腹壁静脉曲张及蠕动波。

触诊　腹软,无压痛反跳痛,无肌紧张,未触及包块,肝脾肾未触及。无液波震颤。双上输尿管点及肋腰点有压痛。

叩诊　鼓音,移动性浊音阴性,左肾区叩击痛(+),右肾区叩击痛(-)。

听诊　肠鸣音4次/分,无血管杂音。

肛门、直肠、外生殖器

未查。

脊柱、四肢

无畸形,活动自如,关节无红肿,双下肢胫前、足背凹陷性水肿。

神经反射

腹壁反射、肱二头肌反射、膝腱及跟腱反射对称存在,双侧 Babinski 征、Hoffmann 征、Brudzinski 征阴性。

实验室及器械检查

血常规(我院门诊):RBC 3.86×10^{12}/L,Hb105g/L,WBC 12.5×10^{9}/L,N 0.80。

尿常规(我院门诊):蛋白(+);沉渣镜检:红细胞2~3个/HP,白细胞10~15个/HP,脓细胞3~9个/HP。

摘　要

叶××,女,66岁,反复尿频、腰痛16年,加重伴发热10余天。16年前曾因尿频、尿急、尿痛、腰疼、发热于外院化验尿白细胞多,蛋白(+),诊为"急性肾盂肾炎"经治疗好转,以后常于劳累、性生活后发作,时轻时重,未系统诊治,1年前夜尿量增多,外院超声示:左肾凹凸不平,静脉肾盂造影示:左侧肾盂肾盏牵拉变形,诊为"慢性肾盂肾炎"。10天前上述症状再发伴发热37.5~38.1℃,就诊本院。查体:体温38.8℃,脉搏90次/分,呼吸16次/分,血压130/85mmHg。心肺未见异常。腹软,肝脾未扪及,左输尿管走行及肋腰点有压痛,双下肢无浮肿。血常规:RBC 3.86×10^{12}/L,Hb 105g/L,WBC 12.5×10^{9}/L,中性80%。尿常规:蛋白(+);尿沉渣镜检:红细胞2~3个/HP,白细胞满视野/HP,脓细胞7~12个/HP。

初步诊断:慢性肾盂肾炎急性发作

方　明

血液系统示范病历

住院病历

姓名:王××	籍贯:辽宁省大连市
性别:女	入院日期:2011 年 5 月 11 日 10:45
年龄:17 岁	记录日期:2011 年 5 月 11 日 11:05
婚姻:未婚	病史申述人及可靠性:本人,可靠
民族:汉族	现住址:大连市甘井子区××街×号
职业:学生	工作单位:无

病　　史

主诉:发热 10 天,皮肤散在出血点 7 天,加重 2 天。

现病史:10 天前无明显诱因出现发热,体温最高为 38.3℃,伴周身不适,咳嗽,咳少许黄色黏痰,无寒战,无咽痛,自以为“感冒”,于当地诊所静点阿奇霉素 4 天后体温有所下降,上述症状减轻。7 天前于洗澡时发现颈部多个出血点,无鼻衄及牙龈渗血,无咯血,未在意。2 天前再次出现体温升高,最高达到 38.5℃,周身出血点增多,伴鼻腔少许渗血,月经量明显增多,于我院门诊查血常规示血小板减少,行骨髓象、外周血涂片、免疫分型和染色体等检查,诊断为“急性淋巴细胞白血病”,为进一步诊治收入院。病来无腹痛腹泻,无皮疹,无尿频尿痛,精神饮食尚可,睡眠欠佳,大小便正常。

既往史:否认肝炎、结核等传染病史,无外伤及手术史,无药物、食物过敏史,无特殊射线及皮革等化学物质接触史,儿时预防接种疫苗规律。

系统回顾

呼吸系统:无长期慢性咳嗽、咳痰、咯血史,无呼吸困难、发绀史,无肺结核接触史。

循环系统:无头晕、头痛,无心悸、胸闷、胸痛,无夜间阵发性呼吸困难史,无浮肿,晕厥史。

消化系统:无皮肤黏膜黄染,无反酸、恶心呕吐,无慢性腹痛腹泻,无呕血、黑便史。

泌尿生殖系统:无尿频、尿急、尿痛,无血尿,无腰痛及颜面浮肿史。

造血系统:除现病史外,无头晕、乏力,无肝、脾、淋巴结肿大史。

内分泌代谢系统:无烦渴、多饮、多食、多尿史,无怕热、多汗,无皮肤、毛发、第二性征改变,无食欲异常史,无智力障碍。

神经精神系统:无头晕、头痛,无痉挛、抽搐、瘫痪史,无幻觉、精神异常、性格改变,无定向力障碍、情绪异常,无记忆力、智力减退。

肌肉骨骼系统:无关节红、肿、热、痛,无肢体麻木、肌肉萎缩,无骨折、脱臼史。

个人史:生于本地,无长期外地居留史,学生,无烟酒嗜好,无性病及冶游史。

月经婚育史:12 岁$\frac{4\sim5}{28\sim30}$2011 年 5 月 9 日,本次月经量较多,有血块,无痛经史,阴道无异常分泌物。未婚未育。

家族史:父母健在,无高血压、糖尿病家族史,家族中无类似血液病及恶性肿瘤病史,无肝炎、结核等传染病史。

体格检查

体温 37.5℃　脉搏 96 次/分　呼吸 18 次/分　血压 100/70mmHg

一般状况

发育正常，营养中等，神志清楚，问答合理，步入病房，自主体位，查体合作。

皮肤黏膜

颈部、前胸、腹部及双下肢可见散在瘀点，未见融合及血肿，全身皮肤黏膜无黄染，无皮疹。无肝掌、蜘蛛痣。

淋巴结

颏下、颌下、颈部、双侧锁骨上、腋窝、腹股沟淋巴结未触及肿大。

头部及器官

头颅：无畸形，头发浓密，分布均匀。

眼：无倒睫、脱眉，双眼睑无水肿，睑结膜无苍白，巩膜无黄染，眼球无突出，运动自如，双侧瞳孔等大等圆，直径约 2mm，对光反射灵敏。

耳：听力正常，外耳道无分泌物，耳廓、乳突无压痛。

鼻：通畅，鼻中隔无偏曲，鼻窦区无压痛，无流涕及脓血性分泌物。

口腔：口唇无发绀，无龋齿、义齿、缺齿，牙龈无红肿，咽无充血，双侧扁桃体不大。

颈部

颈软，双侧对称，颈静脉无怒张，气管居中，甲状腺无肿大。

胸部

胸廓无畸形，乳房对称未及包块。胸式呼吸为主，呼吸节律规整。

肺：

视诊　肋间隙无增宽，呼吸运动双侧对等。

触诊　双侧呼吸动度均等，语颤对等，无胸膜摩擦感。

叩诊　呈清音，肺下缘位于右锁骨中线第六肋间，肩胛线第十肋间，左侧肩胛线第十肋间，移动度 6cm。

听诊　两肺呼吸音清晰，双肺底未闻及干湿啰音，未闻及胸膜摩擦音。

心：

视诊　心前区无隆起，心尖搏动位于第五肋间左锁骨中线内侧 0.5cm，搏动范围直径约 1.5cm。

触诊　心尖搏动位置同上。心尖部无震颤、摩擦感、抬举样搏动。

叩诊　心界不大。心脏相对浊音界如下：

右侧(cm)	肋间	左侧(cm)
2.5	Ⅱ	2.5
2.5	Ⅲ	4.0
3.0	Ⅳ	5.0
	Ⅴ	7.5

左锁骨中线距前正中线 8cm。

听诊　心率 96 次/分，心律齐，心音有力，第一心音无增强，各瓣膜区未闻及杂音，未闻及心包摩擦音。

桡动脉：搏动有力，节律整齐，无奇脉或脉搏短绌、水冲脉，血管弹性正常，脉率 90 次/分。

周围血管征：无枪击音，无毛细血管搏动征和水冲脉。

腹部

视诊　腹平坦，腹壁静脉无曲张，未见胃肠型及蠕动波。

触诊　腹软，无压痛反跳痛，无肌紧张，未触及包块，肝脾肋下未触及。无液波震颤。

叩诊　鼓音，肝肺相对浊音界位于右锁骨中线第 6 肋间，肝、脾、双肾区无叩痛。移动性浊音阴性。

听诊　肠鸣音 4 次/分，无血管杂音。

肛门、直肠及外生殖器

未查。

脊柱、四肢

无畸形，活动自如，关节无红肿，双下肢无凹陷性水肿。

神经反射

双侧膝腱反射对称存在，双侧 Babinski 征未引出。

实验室及器械检查

骨髓象检查（我院门诊）：骨髓增生明显活跃，原始及幼稚淋巴细胞占 91.5%，粒红巨三系明显受抑。

外周血涂片检查（我院门诊）：原幼淋巴细胞为 36%。

POX 染色（我院门诊）：阴性。

免疫分型（我院门诊）：R3 占有核细胞的 57.81%，似为幼稚淋巴细胞，表达 CD13、CD19、CD34、HLA-DR，不表达 CD14、CD33。

染色体检查（我院门诊）：46，XX，t(9;22)(q34;q11)[2]/46，XX[1]。

摘　要

王××，女，17 岁。发热 10 天，皮肤散在出血点 7 天，加重 2 天。10 天前无诱因出现发热，体温达 38.3℃，伴周身不适，咳嗽，咳少许黄色黏痰，于当地静点阿奇霉素 4 天后体温有所下降。2 天前体温再次上升，伴鼻衄，月经量明显增多。查体：体温 37.5℃，颈部、前胸、腹部及双下肢可见散在瘀点，浅表淋巴结不大，心肺腹查体无明显异常。骨髓象：骨髓增生明显活跃，原始及幼稚淋巴细胞占 91.5%，粒红巨三系明显受抑；外周血原幼淋巴细胞为 36%；POX 染色阴性；免疫分型：R3 占有核细胞的 57.81%，似为幼稚淋巴细胞；染色体有异常核型存在。

初步诊断：急性淋巴细胞白血病（B 细胞来源）

贾治林

附录二　部分阳性体征图片

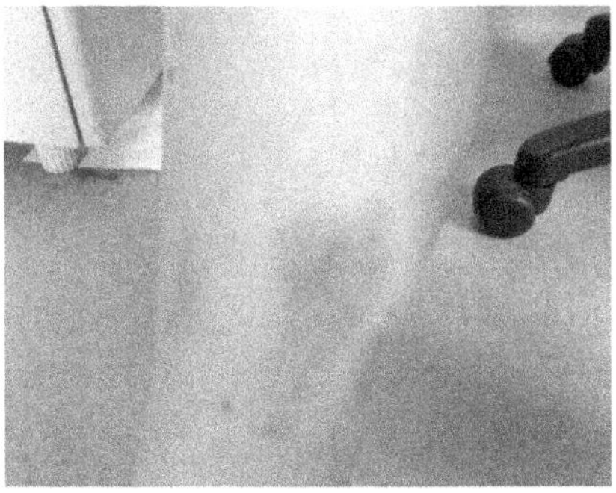

图 1　下肢皮肤瘀斑
(skin ecchymosis of lower extremity)

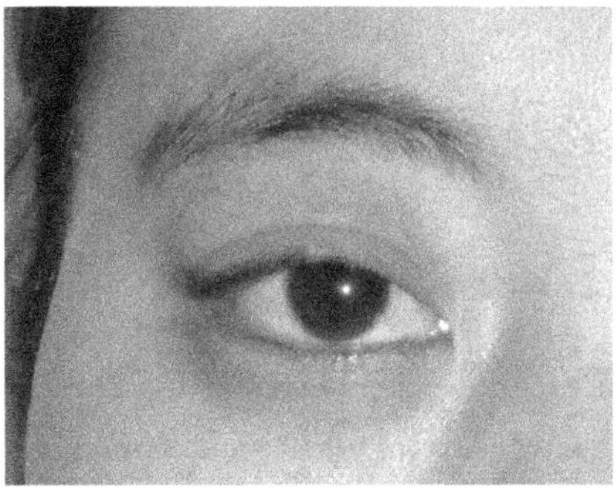

图 2　巩膜黄染(icteric sclera)

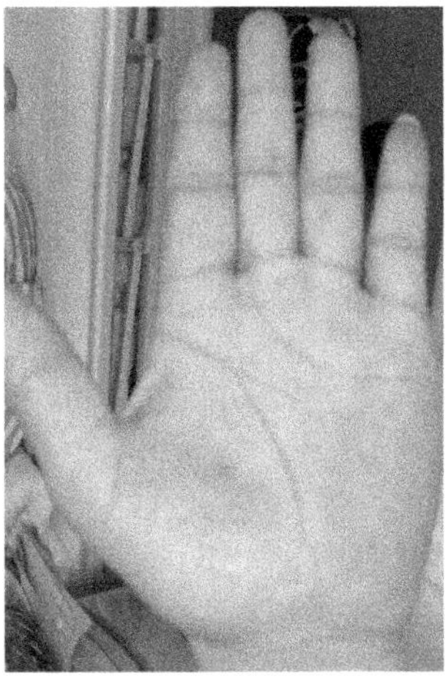

图 3　肝掌(liver palm)

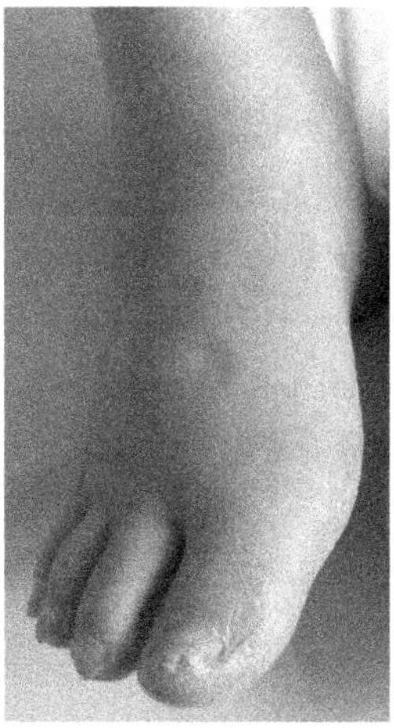

图 4　水肿(edema)

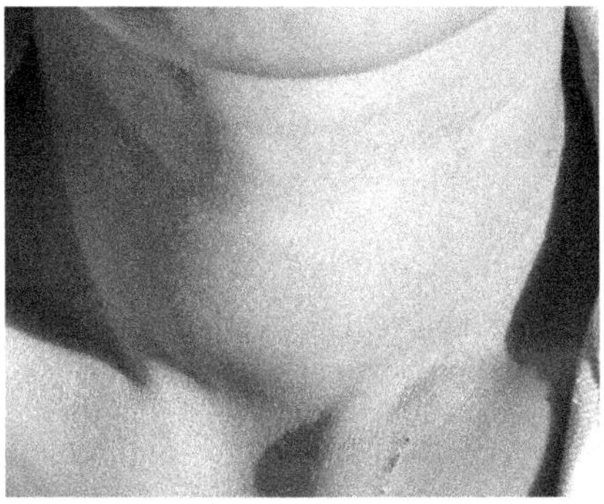

图 5　甲状腺肿大(thyroid enlarged)

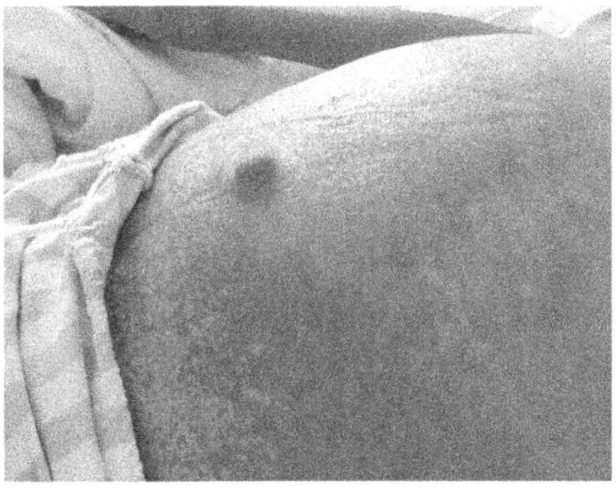

图 6　腹水并脐疝
(ascites and umbilical hernia)

Practice I Physical Examination of Normal Chest

• Contents

1. The superficial landmarks of the chest.

2. The pulmonary physical examination including inspection, palpation, percussion and auscultation.

• Objectives and requests

1. To identify the surface landmarks of the chest.

2. To recognize the normal morphology of the thorax and thoracic deformity.

3. To master the methods and orders of the pulmonary examination, understand the physiological condition and pathological changes of the lung and know the procedure of tracheal examination.

4. To master pulmonary percussion and distinguish resonance, dullness, flatness and tympany.

5. To master the characteristics and the normal distributions of vesicular breathing, bronchial breathing and bronchovesicular breathing.

• Preparations

1. Stethoscope, rulers.

2. Illustration pictures or PowerPoint slides.

(1) Superficial imaginary lines and regions of the chest.

(2) Map of breath sounds in the normal chest.

• Procedures

1. To introduce the contents and requests of the present experiment.

2. To introduce the surface landmarks, imaginary lines and regions of the chest and their significance.

3. To introduce the characteristics, mechanism and normal position of different percussion sounds.

4. To introduce the characteristics of the three normal breathing sounds.

5. To introduce the order and the points of attention for pulmonary physical examination.

6. To introduce the methods of marking midclavicular lines and examining the trachea.

7. Choosing a student as a supposed examinee then a teacher illustrates the physical examination and then the students practice physical examination in groups.

8. Main points: Two studencs practice physical examination on each other as a group. The teacher shows around and tests the student one by one to make sure everyone knows how to perform a proper physical examination.

9. Summary and report.

• Contents in detail

Superficial landmarks, imaginary lines and regions of the chest (Figure 1-1, Figure 1-2)

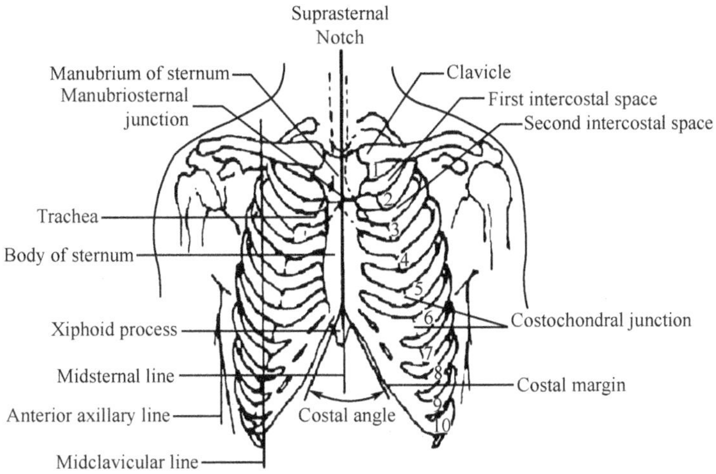

Figure 1-1 The bony thorax and imaginary lines of chest wall

1. The bony landmarks of the anterior thorax: The middle of the chest wall is the sternum anteriorly, the superior of which is the manubrium. The junction of the manubrium and gladiolus (body of sternum) produces a slight angle protruding anteriorly, the sternal angle (the angle of Louis). This is an important landmark for counting the ribs anteriorly because the costicartilage of the second rib abuts the junction that forms the angle. Also, the sternal angle marks the bronchial bifurcation, the superior edge of cardiac atrium, the junction of upper and lower mediastinum and is at the lower border of fourth thoracic vertebrae posteriorly. The inferior border of the gladiolus is the xiphoid process.

2. The bony landmarks of the posterior thorax: At the superior portion of the back are two symmetric scapulae, which contain the scapular spine and inferior scapular angle. With the arms at the sides, the inferior border of the scapula is usually at the seventh rib or seventh interspace or the level of eighth thoracic vertebra. The middle of the posterior thorax is the vertebral spine. The seventh cervical vertebral spine is prominently protruding, which is useful to count thoracic vertebra sequentially. Additionally, the eleventh and twelfth ribs are free.

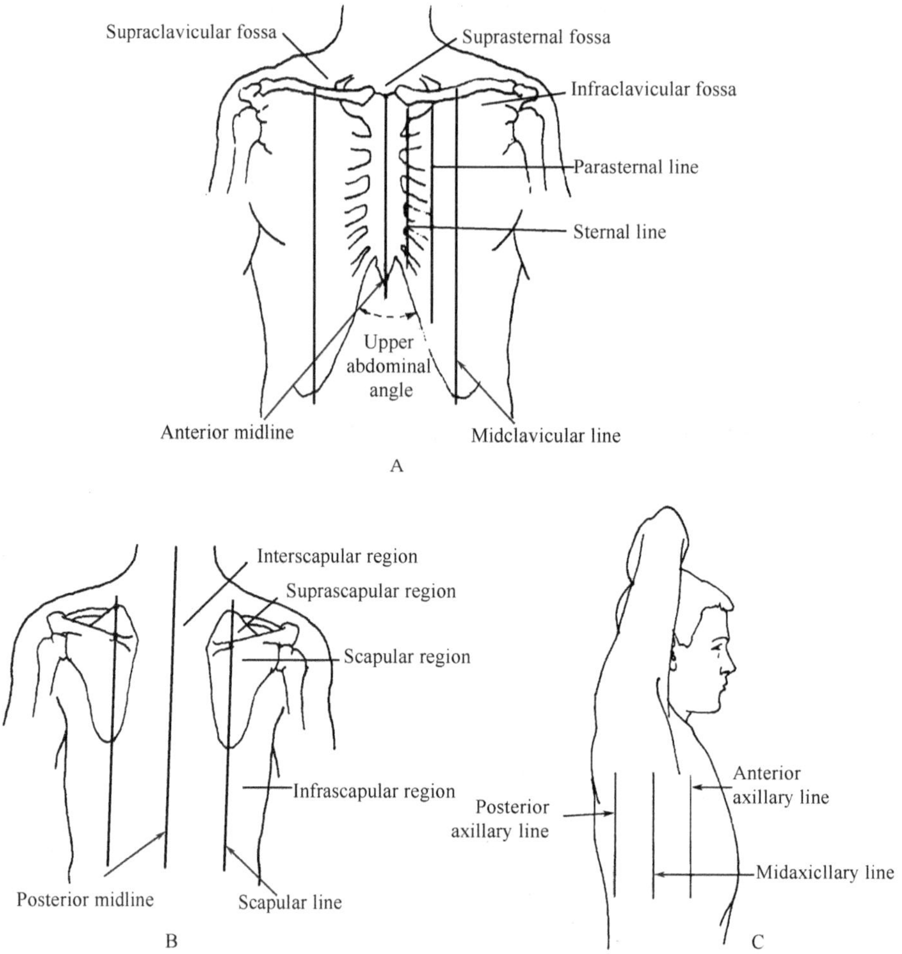

Figure 1-2 The anatomic regions and imaginary lines of the chest wall

A. Anterior chest wall; B. Posterior chest wall; C. Lateral chest Wall

3. Imaginary lines of the chest wall(Figure 1-2)

(1) Anterior midline (midstemal line): this vertical line is drawn through the middle of the sternum.

(2) Midclavicular line: this vertical line is drawn through the middle points between acromion and the sternal articular end of the clavicles. This line often passes through the nipple in normal mature male.

(3) Anterior axillary line: this vertical line is drawn along the anterior axillary folds.

(4) Posterior axillary line: this vertical line is drawn along the posterior axillary folds.

(5) Midaxillary line: this vertical line is drawn from the vertex of the axillae.

(6) Posterior midline (midspinal line): this line is drawn through the posterior spinous process of vertebrae.

(7) Scapular line: this vertical line passes through the inferior angle of the scapula when the arms are down.

4. Natural fossae and regions of the chest

(1) Axillary fossa: lies at the junction of the medial border of the arm and chest wall.

(2) Suprasternal fossa: lies just above the upper border of the sternum.

(3) Supraclavicular fossa: lies in the superior clavicle.

(4) Infraclavicular fossa: lies in the inferior clavicle.

(5) Suprascapular region: this region is above the scapular spine.

(6) Infrascapular region: this region lies between the two scapular lines and horizontal line passing through the twelfth thoracic vertebra.

(7) Interscapular region: this region lies between the two scapulae, which is above the level of the inferior scapular angle.

(8) Epigastric angle (infrasternal or intercostal angle): the inferior margins of the seventh, eighth and ninth costal cartilages on the two sides meet in the middle (the inferior end of the sternum) to form the epigastric angle, which may be a right angle in normal adults, an obtuse angle in obese persons or a sharp angle in tall and thin persons.

Several percussion sounds (Table 1-1)

Table 1-1 Several percussion sounds of the lung

percussion sounds	anatomic changes	corresponding normal positions
tympany	cavity, pneumothorax	Traube tympanic region
hyperresonance	increased air-filled lung, emphysema	
resonance	normal air-filled lung	normal lung area
dullness	lesser air-filled lung, consolidation of the lung, the lung area encroached upon by solid organs	liver and heart relative dullness region
flatness	solid organs, massive pleural effusion	liver and heart
(absolute dullness)		absolute dullness region

The characteristics of the three normal breath sounds (Table 1-2)

Table 1-2 The characteristics of the three normal breath sounds of the lung

breath sounds	pitch	phase	tone	graph	corresponding positions
vesicular breathing	inspiration> expiration	inspiration> expiration	inspiration> expiration	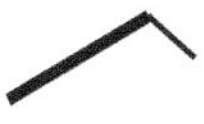	most part of the lungs
bronchovesicular breathing	inspiration≈ expiration	inspiration≈ expiration	inspiration≈ expiration		the first and second intercostal space in the parasternum, the third and fourth thoracic vertebral level in the interscapular region
bronchial breathing	inspiration< expiration	inspiration< expiration	inspiration< expiration	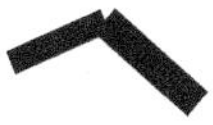	suprasternal fossa, larynx nearby the sixth and seventh cervical vertebrae or the first and second thoracic vertebrae

Points of attention for physical examination

1. Seek a warm and quiet room with enough light.

2. Have the examinee sit or lie comfortably and disclose the preferred examination areas completely, although the best position is sitting.

3. The examiner should stand on the examinee's right side with comfort and convenience and pay attention to warming his/her hands.

4. Perform a proper physical examination according to the routine sequence and do not miss vocal fremitus and position of trachea. Please pay attention to normal physical changes.

5. The emphasis for percussion is inferior border of lung and not the anterior border. Make the pleximeter parallel to the ribs.

The sequence of physical examination of the chest

Physical examination of the chest begins with inspection, followed by palpation, percussion and auscultation respectively, from superficial to deep, from up to down, from left to right, from anterior, lateral to posterior.

The contents in physical examination of the chest

1. Trachea: Trachea lies in the middle of the anterior neck. Have the examinee sit up or lie down and place the examinee's head erect and facing forward and make sure both shoulders are at the same horizontal level. As a result, the neck lies in the natural upright position. Then, place the index and ring fingers on the bilateral sternoclavicular joints respectively and palpate the trachea or the gaps between the trachea and the joints, with the middle finger determining the position of the trachea.

2. Thorax: The shape of normal thorax is symmetrical without deformity. The anteroposterior diameter of the thorax is shorter than the transverse diameter, the ratio of which is 1 to 1.5 in normal adults. In children and the elderly, the anteroposterior diameter is slightly shorter than the transverse diameter or may be equal. Flat chest indicates that the anteroposterior diameter is decreased and is usually less than half of transverse diameter. Barrel chest indicates that the anteroposterior diameter is enlarged and almost equal to the transverse diameter with a barrel profile.

Normal respiratory rhythm is regular and symmetric in adults.

In children and men, breathing depends predominantly on the diaphragm and is called abdominal respiration; in women it depends predominantly on the chest muscles and is called chest respiration.

There is no visible vein in the normal surface of thorax. Both nipples are symmetric and no lump, mass, invagination or ulceration are observed in the breast. No tenderness or subcutaneous crepitus is palpated in the chest wall.

3. The physical examination of the lung

Inspection

The normal respiratory movements are symmetric. The normal respiratory rate in adults is between 12 to 20 cycles per minute at rest and increases on exertion. The intercostal spaces do not become narrow or wide.

Palpation

(1) Testing thoracic expansion of the chest (Figure 1-3): Place your hands along each symmetric costal margins, with the palms applied firmly to the examinee's chest. Have the examinee inspire deeply and observe the motion and symmetry of the movement. Normally the bilateral range of chest excursion is equal and symmetric. Please pay attention to evaluating whether the unilateral or bilateral degree of chest excursion is increased or diminished.

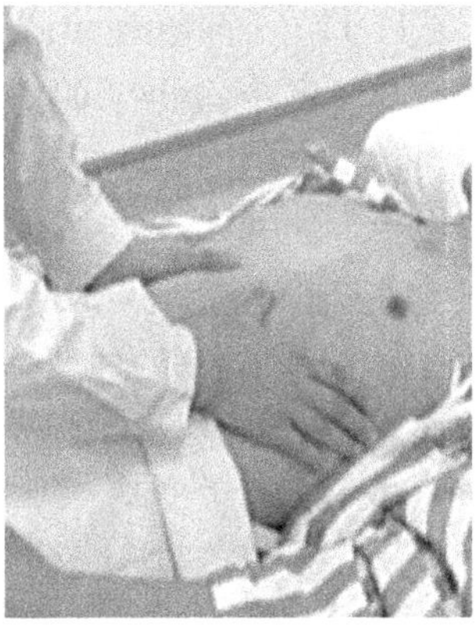
Figure 1-3 Testing thoracic expansion

(2) Vibratory palpation: Place both palms or the ulnar side of the hands on the symmetrical positions of chest wall with a light touch and ask the examinee to repeat the test words "one (yi)" or "one-two-three", using the same pitch and intensity of voice each time. During speech, the examinee's vocal cords set up vibration in the bronchial air column that are conducted to the chest wall through the lung septa, where they may be perceived by vibratory palpation, as vocal (or tactile) fremitus. Be careful not to palpate too firmly in order to make sure the acute sense of palms. Pay attention to observing whether vocal fremitus is equal on the bilateral symmetrical positions and whether tactile fremitus is increased or diminished on one or both sides. Normally vocal fremitus is equal on the symmetrical parts of the chest wall, but varies in some physical situations. For example, vocal fremitus is more intense in males than in females; in thinner than in fatter; in adults than in children. Additionally, vocal fremitus is normally more intense in the parasternal region of the right second interspace where it is closest to the bronchial bifurcation and the right bronchi is wider, shorter and straighter. The interscapular region is also near the bronchi and registers increased fremitus. Vocal fremitus is normally more intense in the upper anterior chest where it is near the vocal fold, but it is less intense on the upper back with thick muscles.

(3) Pleural friction rubs: Ask the examinee to breathe deeply and place both palms or the ulnar side of hands on the inferior anterior lateral portion of the chest. No friction fremitus is palpated during normal respiration because there is a little fluid between the two layers of pleura. The friction rubs may be felt in both phases of respiration in examinees with pleuritis. The tactile sensation is like two pieces of leather being rubbed together.

Percussion

(1) Position: Usually instruct the examinee to sit or lie with the balanced body, relax muscles and quiet and even breathing. Percuss the anterior chest with the examinee throwing out his chest anteriorly, and expose the lateral aspects of the thorax with the examinee's arms being slightly abducted beyond the head. Percuss the back with the examinee pulling his shoulders forward, necessarily, the examinee's arms are folded in front, with the spine slightly anteflexed and head lowered. If the examinee is ill in bed and unable to sit, the examinee must be examined in the right and left lateral decubitus positions. This position poses problems in the interpretation of percussion sounds, so it is essential to compare each side.

(2) Method: There are direct and indirect methods of percussion.

1) Direct percussion: When you elicit resonance and vibration by striking the body surface directly with the palmar tips of your right three middle fingers held firmly together, the procedure is called direct or immediate percussion. When massive lesions occur in the lung, such as massive pleural effusion, large pneumothorax and pleural thickening or adhesions, this direct percussion can be very rewarding to identify the abnormal position or range.

2) Indirect percussion: Indirect percussion is the form of percussion most commonly used. The palmar surface of the left long finger is firmly pressed onto the body surface, as a pleximeter, only the middle phalanx should touch the wall with the palm and other fingers held off the chest. Usually the pleximeter should be parallel to the ribs and placed firmly against the intercostale, except that in the interscapular region, where it is parallel to the vertebra (Figure 1-4).

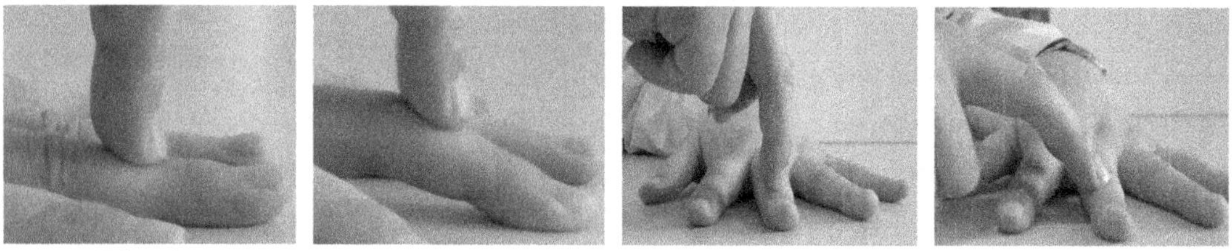

Right action　　Wrong action　　Right direction　　Wrong direction

Figure 1-4　Method of indirect percussion

As a plexor, maintain the natural curve in the right fingers and the tip of middle finger strikes a sharp blow on the distal interphalangeal joint or the second phalanx of the left middle finger vertically. The examiner holds the plexor finger partly flexed and rigid and delivers the blow by bending only the wrist, so the weight of the hand lends momentum ensuring repetitive blows of equal force. The wrist must be relaxed and neither the elbow nor the shoulder should be moved. After the stroke, the plexor should rebound quickly from the pleximeter to avoid damping the vibrations. Usually, two or three staccato blows are struck in one place, and then the pleximeter is moved elsewhere for a second series of blows to compare the sounds.

(3) Sequence: A routine sequence for thoracic percussion is from top to bottom and from anterior chest to the back and lateral thorax along each intercostals, sequentially comparing the opposite side.

(4) Points of attention for percussion

1) Seek a quiet room and have the examinee feel comfortable and disclose the clothes for adequate percussion positions.

2) The examiner should also stand comfortably and conveniently, otherwise the efficiency will be affected.

3) The degree of striking the percussion should change according to the thickness of chest wall, range and depth of lesions.

(5) Practice contents

1) Normal percussion sounds of the lung: Normal percussion sounds are resonant in the lung. The change of pitch and tone in sounds is determined by different air-filled lungs, thickness of chest wall and the density of adjacent organs. The general physical changes include: ①Due to the less air volume and thicker pectoral muscles, the sounds are more dull in the upper chest than in

the lower chest. ②Compared to the left upper lobe, the percussion sounds in the right upper lobe are more dull due to the lower position and developed pectoralis major. ③The region of left third and fourth intercostal spaces is nearer to the heart than the right and thus is more dull. ④The percussion sounds are more dull on the back with thicker muscles than on the anterior chest. ⑤The percussion sound in the right infra-axillary area is more dull from the liver. ⑥The percussion sound in the region below the left anterior axillary lines shows gastric tympany and it is variable in extent, depending on the amount of gas in the stomach. It is necessary to distinguish the above physical changes from abnormal percussion sounds representing diseases.

2) The inferior lung bases: Ask the examinee to breathe quietly. The examiner percusses from top to bottom along the vertical lines on the body surface. The transition between lung resonance and muscle dullness or flatness indicates the lung's lower margin being located on these vertical lines. To identify the inferior lung edges, the percussion is usually done in the midclavicular lines, midaxillary lines and scapular lines of both sides. Normally, in the midclavicular lines, midaxillary lines, and scapular lines, the lower margins are the 6th, the 8th and the 10th intercostal spaces respectively. The inferior lung bases may be elevated by one intercostal space in the short and fat examinee and descend by one intercostal space in the tall and thin examinee. The inferior lung bases can be elevated in pregnancy. The normal left or right lower margins of the lungs are almost equal relatively.

3) movements of the inferior lung bases: After the lung bases have been located during quiet respiration, have the examinee inspire deeply and hold the breath, percuss the lung bases in the midclavicular lines, midaxillary lines, and scapular lines respectively with the lowest area of resonance and mark this level, which moves downward. Then, ask the examinee to expire deeply and hold the breath, percuss again, and the bases move upward. The difference between the inspiration and expiration levels represents the movements of lung bases, which is normally 6-8cm (3-4cm with upward and downward movements respectively).

Auscultation

(1) Position: Preferably, the examinee is assumed to take a sitting position or a supine position.

(2) Method: Start listening at the apices and work downward, from top to bottom and from the anterior to lateral and posterior chest, comparing symmetrical points sequentially. Ask the patient to breathe quietly and evenly through the mouth. It is necessary to breathe slightly deeper than usual or listen to inspiration after the examinee coughs at the end of expiration in order to identify the changes of breath sounds and adventitious sounds early.

(3) Points of attention for the auscultation of the lung

1) Seek a quiet room, which should be warm to eliminate shivering as a cause of muscle sounds.

2) Pay attention to ensure the proper direction of the earpiece, the unblocked tubes and that the diaphragm of the stethoscope touches the chest wall skin firmly to avoid adventitious sounds.

(4) Practice contents: The contents of auscultation in the lung include breath sounds, adventitious sounds, vocal resonance and pleural friction rubs.

1) Breath sounds: Please pay attention to the pitch, tone, quality and duration of inspiration and expiration. Normal breath sounds include vesicular, bronchovesicular, and bronchial sounds. ①Bronchial breathing: bronchial sounds have a longer, louder and higher pitch expiratory phase and a shorter, quieter and lower pitch inspiratory phase. It sounds like "ha" expiratory phase with the elevated body of tongue. Normal locations of bronchial sounds are over the glottis, suprasternal fossae, the sixth and seventh cervical vertebrae, and the first and second thoracic vertebrae. ②Vesicular breathing: They are characterized by having a longer, louder and higher pitch inspiratory phase and a shorter, quieter and lower pitch expiratory phase. They are normally heard almost over the entire lung surface. Vesicular breathing is decreased and expiratory phase is longer in elders, but it is increased in children. The breath sounds are fainter over the thinner portions of the lungs of a fat person or thicker chest wall. ③Bronchovesicular breathing: As the name indicates, this is intermediate between vesicular and bronchial breathing. The quality of bronchovesicular breathing inspiratory phase sounds like vesicular breathing, however, with louder and higher pitch. The quality of bronchovesicular breathing expiratory phase sounds like bronchial breathing, however, with lower and deep pitch. The two respiratory phases are about equal in duration, although expiration is frequently a bit longer. Normally, it is heard beneath the manubrium, over the third and fourth thoracic vertebrae in the upper interscapular region, and the right apex of the right lung.

2) Adventitious sounds and friction rubs: The adventitious sounds and pleural friction rubs do not occur in the normal lung.

3) Vocal resonance: The method is similar to the method of vocal fremitus.

Questions

1. What does the sternal angle mark?
2. Where is the location of the inferior lung base?
3. What are the types of breath sounds and how to distinguish them from each other?

Practice Ⅱ Physical Examination of Normal Heart and Vessels

• Contents

1. The methods of heart inspection, palpation, percussion and auscultation.
2. Examination of vessels.
3. Measurement of the arterial blood pressure.

• Objectives and requests

1. To master the methods and orders of heart examination, and to understand the normal state and physiological variation of the heart.

2. To master the percussion of the borders of heart dullness, the characteristics of the first heart sound and the second heart sound, and the differentiation between the first heart sound and the second heart sound.

3. To master the measurement of arterial blood pressure, the normal value and clinical significance of abnormal blood pressure.

• Preparations

1. Stethoscope, rulers, sphygmomanometer.
2. Illustration pictures or PowerPoint slides.
(1) Absolute and relative borders of the heart dullness.
(2) Auscultatory areas of heart valves.

• Procedures

1. Brief introduction of the contents, objectives and requests of the present experiment.
2. Brief introduction of the order, posture and notes of heart examination.
3. Brief introduction of the mechanism and identification of apical beating.
4. Brief introduction of palpation, the significance and characteristics of the thrills.
5. Brief introduction of the method and order of the percussion of heart.
6. Brief introduction of the location and mechanism of auscultatory areas of heart.
7. Brief introduction of the orders, contents of the heart auscultation and the identification of S_1 and S_2, P_2 and A_2.

8. Brief introduction of the methods and significances of the water-hammer pulse, pulsus paradoxus and peripheral vessels signs.

9. To explain the measurement of blood pressure, the normal value and clinical significances.

10. Choosing a student as a supposed examinee, a teacher illustrates physical examination, then students practice physical examination in different groups (male and female).

11. Main points: Every two students practice physical examination on each other as a model. The teacher shows around.

12. To test the students one by one to make sure everyone knows how to distinguish S_1 and S_2 and measure blood pressure.

• Contents in detail

Heart examination

Inspection

1. Precordium bulging forward: Normally, there is no bulge or depression and it is symmetrical with the right corresponding chest.

2. Apical beat: During systolic phase, the pulse of the apex strikes the chest wall, which leads to apical beat. Pay attention to the location, amplitude, size, rhythm and frequency of the beating. Normally, the apical beat is located at 0.5-1.0 cm medial to the left midclavian line in the 4th or 5th intercostal space (ICS) and the diameter of apex beat is 2.0-2.5 cm. Apical beat may not be observed in some normal individuals. Physiologically, the location and scope of the apical beat are variable. For example, it may move upward in supine position due to diaphragmatic elevation. It may move forward 2.0-3.0 cm to left during left decubitus and 1.0-2.5 cm to the right in right decubitus position. It may move to lateral anterior wall in children or chunky persons. It may move downward to the 6th ICS for lanky person. The size may be small and amplitude may be low for thick chest wall or narrow intercostal space person. The scope of beat may be wide and strong in the thin chest walls or wide intercostal spaces. Apical beat may be accentuated during strenuous exercise or stress.

3. Pericardial impulse: There is no other impulse except apical beat in normal individuals. Systolic impulse may be observed at left sternal border of the 2nd ICS in few individuals.

Palpation

1. Position: The examinee should be in sitting position, semi-recumbent or supine. Keep the body straight to avoid changing the location of the heart.

2. Method: Palpate the pericardium with the palm of the hand, then palpate with the ulnar side of the palm or tips of the fingers.

Notes: The pressure of the palpation should be suitable. Excessive force may influence the conduction of vibration and sensitivity of the palm of hand.

3. Contents

(1) Apical beat and precordial pulsation: Palpation is a reliable way to detect apical beat, other impulses and even invisible impulses. Apical beat indicates the beginning of ventricular systo-

le. Therefore, apical beat is helpful to determine the period of heart sound, murmurs and thrills.

(2) Thrills: Turbulent blood flow through an abnormal heart or artery produces vibrations that are transmitted to peripheral structures, which are audible as murmur and palpable as thrills. The vibrations are felt over pericardium, similar to the sensation felt by holding a purring cat. Thrills cannot be felt in normal hearts. Thrills always indicate organic heart disease.

(3) Sense of pericardial friction: Normally, there is a little amount of fluid in the pericardium to lubricate the splanchnic and parietal walls. Therefore, sense of pericardial friction cannot be felt in the normal heart. When pericardium is infected, the cellulose exudates makes the pericardial surface become coarse, when the heart beats, the two layers of rough pericardium rub against each other to generate vibrations that spread to the chest wall and can be tactile in the pericardial area, which generates a sense of pericardial fiction. The optimal position of palpation is left sternal border of the 3rd or 4th ICS.

Percussion

The aim of precordial percussion is to determine the cardiac borders and to identify the size, shape and position of the heart.

1. Position: Keep the examinee in supine or sitting position, breathing smoothly.

2. Methods: Indirect method of percussion is recommended. If the examinee is in sitting position, left middle finger is placed vertical to the intercostal space. If the examinee is supine, left middle finger is placed parallel to the intercostal space. The order of percussion is as follows: from the left border to the right border, from the outer to inner and from the inferior to superior. The left middle finger should firmly press onto the chest wall with gentle pressure. As a plexor, the tip of right middle finger strikes lightly with homogenous strength. Adequate stress is performed if the chest is thick.

3. Contents: The relative cardiac dullness corresponds to the heart projecting to the anterior chest wall, which reveals the actual size and shape of the heart. To delineate the left border of cardiac dullness, percuss 2-3 cm outside of apical beat first, then percuss the upper ICS sequentially, from outer to the inner side, up to the left 2nd ICS. To delineate the right cardiac dullness, detect the upper border of the liver first, then delineate the right cardiac border from the upper interspaces over the hepatic dullness, from outer to the inner side up to the right 2nd ICS (Table 2-1). The relative cardiac dullness of normal heart is as follows:

Table 2-1 Normal cardiac dullness

Right border(cm)	ICS	Left border(cm)
2-3	Ⅱ	2-3
2-3	Ⅲ	3.5-4.5
3-4	Ⅳ	5-6
	Ⅴ	7-9

Notes: The distance from left midclavicular line to midsternal line is 8-10cm (Normally, the left border of heart is 1-2 cm inside of the left midclavicular line. To judge if the heart is dilated, measure and note the distance between the midsternal line and left midclavicular line)

Auscultation

Auscultation is the most important part of cardiac examination. Practise it again and again to grasp it accurately.

1. Position: The examinee should be in sitting or supine position. To clarify heart sounds, ask the examinee to change position if necessary. For example, left lateral decubitus makes the murmur originating from the apex clearer. Sometimes, exercise or breathholding after deep inspiration is helpful to make the murmur clearer.

2. Auscultatory valve areas: Auscultatory valve areas are the areas where the sounds originating from each valve is best heard along the direction of blood flow (Figure 2-1).

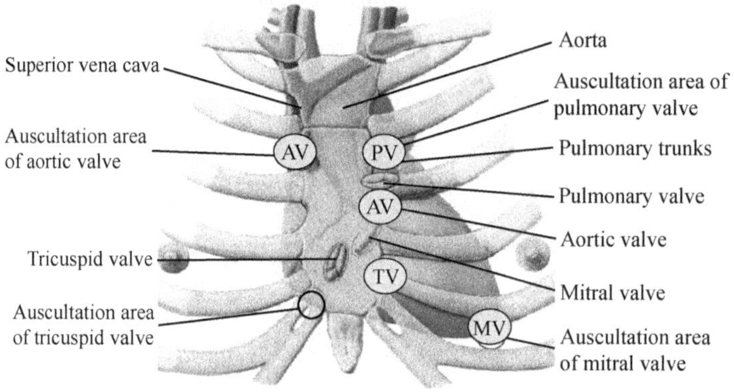

Figure 2-1 Anatomic heart valve and auscultatory valve areas

(1) Auscultatory area of mitral valve (MV): The apex is the auscultatory area of mitral valve at the 5th ICS just medial to the left midclavicular line. If the heart is enlarged, the strongest beating site is regarded as the auscultatory location.

(2) Auscultatory area of pulmonary valve (PV): 2nd ICS at the border of left sternum.

(3) Auscultatory area of aortic valve (AV): The first auscultatory area: 2nd ICS at the right sternal border. The second auscultatory area: 3rd ICS at the left sternal border.

(4) Auscultatory area of tricuspid valve (TV): 4th or 5th ICS at the left sternal border.

3. Auscultatory orders: There is no strict regulations about order. Usually, begin from the apex, then perform in counterclockwise direction as follows: auscultatory area of MV, PV, 1st AV, 2nd AV and then TV.

4. Auscultatory contents: Auscultation includes heart rate, heart rhythm, heart sound, heart sound, extra heart sound, murmurs and pericardial friction rub.

(1) Heart rate: Heart rate is the rate of heart beat. While measuring heart rate, usually count the heartbeat for one minute. For an irregular heartbeat, count heart beat for 2-3 minutes, and then average the beats per minute as heart rate. Adult heart rate is 60-100 bpm, but most people have rates of 60-80bpm. Female heart rate is slightly faster. Heart rate of children less than 3 years old is more than 100bpm. Infant heart rate is faster than 140bpm. Elderly heart rate is slower. After exercise, heart rate is accelerated for a short period, faster than 100bpm. Athletes' heart rate can be as low as 45-50bpm.

(2) Heart rhythm: Heart rhythm is the rhythm of the heart beat. Normal heart rhythm is very regular. In healthy children, young people, and some adults, the heart rhythm can change periodically with breathing exercise. It accelerates during inspiration, while, during expiration, it decelerates. This is called sinus arrhythmia, but there is no clinical significance.

(3) Heart sound: According to the timing sequence, heart sounds can be divided into 4 components: the first heart sound (S_1), the second heart sound (S_2), the third heart sound (S_3) and the fourth heart sound (S_4). The S_1 and S_2 is usually heard, and S_3 may be heard in children and adolescents. S_4 cannot be heard usually.

The first heart sound (S_1): S_1 is mainly generated by the valve vibration following closure of MV and TV. It also includes the sounds caused by blood flow hitting big vessels due to atrial and ventricular systole, and semilunar valve opening. It indicates apical beat and the onset of ventricular systole. It is dull in pitch with strong intensity. The duration of S_1 is longer (about 0.1 second) than the others. The best auscultatory position is the apex.

The Second heart sound (S_2): S_2 is mainly caused by the closure of PV and AV during ventricular diastole. It also includes the sounds caused by myocardial relaxation and vibration of blood in large vessels, MV and TV. S_2 indicates the onset of ventricle dilatation. The characteristics of S_2 are high in pitch and crisp. The duration of S_2 is shorter (about 0.8 second) than S_1, and the intensity of S_2 is weaker. The best auscultatory position is the base of the heart. The S_2 at pulmonary valve area (P_2) is louder than the one at aortic valve area (A_2) in the young. A_2 in elderly persons is louder than P_2. For middle age people, A_2 is equal to P_2.

Identification of S_1 and S_2 is very important in auscultation. Differentiating S_1 and S_2 helps identify the onset of heart systole and diastole accurately, which is helpful to identify the timing of abnormal heart sounds and murmurs, and detect the relationship with S_1 and S_2. If heart sound is altered, you should judge the alternation from S_1 or S_2. The differentiations of S_1 and S_2 are as follows: ①the pitch of S_1 is lower than that of S_2. The duration of S_1 is longer than S_2. ②The best auscultatory position of S_1 is at the apex, while the best auscultatory position of S_2 is at the base of the heart. ③The interval from S_1 to S_2 is shorter than that of S_2 to the next S_1. ④S_1 is synchronous with apical beat and carotid impulse. ⑤If it is difficult to distinguish S_1 from S_2 at the apex so auscultate at the base of the heart because it is easy to distinguish S_2 from S_1 at the base. Then move the stethoscope to the apex and assess the rhythm of S_1 and S_2 silently to detect S_1 and S_2 at the apex.

The third heart sound (S_3): In some healthy adults, S_3 can be audible. It occurs after S_2 with short duration and weak pitch, which is like the resonance of S_2. It occurs at the early stage of diastole and blood flows rapidly from the atrium to the ventricle, which results in vibration of the ventricular wall, chordae tendineae and papillary muscles. S_3 usually occurs in some healthy children and youth. It is audible at the apex or the top. S_3 is best heard at the apex while the examinee is in left lateral decubitus position and is expirating the air at the end of expiration.

The fourth heart sound (S_4): S_4 occurs at the end stage of diastole, about 0.1 second preceding S_1. It is caused by sudden tension and vibration of atrioventricular valve and related constriction (valve, valve ring, chordae tendineae and papillary muscles). Usually, it is weak and inaudible.

(4) Extra heart sounds: Extraheart sounds are inaudible under normal circumstances. Extraheart sounds indicate the pathologic disease of the heart.

(5) Heart Murmurs: Heart murmurs are abnormal sounds except the heart sounds and extraheart sounds during systolic or diastolic phase. Careful observation of these murmurs can lead to remarkably accurate diagnosis. A gentle blowing murmur during systole may be auscultated at the apex or pulmonary valve auscultation area in healthy individuals.

(6) Pericardial friction sound: A pericardial rub is generated by the friction of fibrin deposited due to biologic or physico-chemical factors in the layers of the pericardium and occurs during heart beats. Under normal circumstances, the surfaces of the two layers are smooth without friction rub during heart beat.

Vessel examination

1. Pulse: Radial, brachial, femoral and dorsalis pedis pulse could be chosen for examination. Bilateral pulse should be compared routinely to ascertain any differences in pulse amplitude. There are little differences between bilateral artery pulses under normal circumstances. Obvious differences in the amplitude of peripheral pulses indicate some diseases, such as constrictive aorto-arteritis, pulseless disease. During vessel examination, it is necessary to focus on the pulse rate, rhythm, tensity, pulse contour, flexibility and intensity of artery wall.

(1) Elasticity of artery wall: Palpate the walls of accessible arteries with the tips of two fingers. To evaluate the tensity of artery through the press of proximal finger. The proximal fingers press against the artery, blocking blood flow and the distal finger cannot palpate the pulse. Under normal circumstances, the wall of radial artery is smooth, tender with elasticity. If the distal arterial pulse could still be palpated when the proximal blood flow is blocked, it indicates arteriosclerosis. Due to arteriosclerosis, artery walls become stiff, tortuous and beaded without elasticity.

(2) Water-Hammer pulse: This is caused by a vigorous upstroke and decent of the pulse wave like ebb and flow. It is common in aortic insufficiency, patent ductus arteriosus, hyperthyroidism and other diseases of high pulse pressure. When the examiner holds the palmar side of the examinee's wrist and raises the former limb over the head, water hammer pulses may be felt like the tide of sea.

(3) Pulsus Paradoxus: Pulsus paradoxus describes a pulse that increases in volume on expiration and decreases in volume in inspiration. . It is common in pericardial tamponade, large pericardial effusion and pericardial constriction. Pulsus paradoxus is most accurately assessed using a blood pressure cuff to measure the difference in systolic pressure between inspiration and expiration. A difference of > 10 mmHg is pathological.

(4) Pulsus Alternans: Pulsus alternans mean alternating strong and weak impulse with regular rhythm. It indicates alternating strong and weak left ventricular contractility, which is an important physical sign of left heart failure. It is common in hypertension heart disease, acute myocardial infarction and aortic incompetence.

2. Measurement of blood pressure: Before examination, the examinee should have a rest in a quiet environment for at least 5 minutes. The examniee is either in a sitting or supine position.

The upper limb is exposed and stretched toward lateral position with elbow and heart at the same level. The cuff of sphygmomanometer is applied adequately to the upper arm with the lower edge of cuff 2-3cm above the antecubital space, and the center of cuff should be applied on the arterial pulse. Palpate the impulse of the brachial artery first, then place the stethoscope on the impulse of the brachial artery. Auscultate the arterial impulse during inflation of the cuff. The cuff is inflated to 20-30 mmHg above the level required to obliterate the artery impulse. When the cuff is deflated slowly, observe the mercury column and auscultate the sounds of impulse at the same time. Obtain the value of blood pressure through procedures above. A clear tapping sound first appearing represents systolic pressure. Then, the discrete sounds are replaced by soft murmurs. Soft murmurs become louder, then sounds of murmurs become muffled, and the sounds disappear finally. The value of blood pressure just before the sounds disappear represents diastolic pressure. The difference of systolic and diastolic value is pulse pressure. Usually, measure the blood pressure of right upper limb. Blood pressure should be recorded in both arms at least twice. The lower one is defined as blood pressure. Measure the blood pressure wait for 2 minutes then measure it again after 2 minutes, measuring two times is sufficient if the measured blood pressure value doesn't exceed 5mmHg. If the difference between the two measured blood pressure values exceeds 5 mmHg, measure the blood pressure for the third time and take the average of three measurements as the measurement result. Measuring two times and taking the average is sufficient if the measured blood pressure value doesn't exceed 5mmHg.

The systolic pressure is 90-139 mmHg and diastolic pressure is 60-89 mmHg in healthy individuals. Normally, the difference of pressure between the two arms is usually 5-10 mmHg; the pressure of the lower extremities is 20-40 mmHg higher than upper extremities.

In the absence of antihypertensire drugs if systolic pressure reaches or exceeds 140 mmHg and /or diastolic pressure reaches or exceeds 90 mmHg measured at least 3 times in different days, hypertension could be diagnosed. The guideline of prevention and treatment of hypertension in china is as follows (Table 2-2).

Table 2-2 Classification and significance of adult blood pressure

Types	Systolic pressure(mmHg)		Diastolic pressure(mmHg)
Normal	<120	and	<80
Prehypertension	120-139	and(or)	80-89
Hypertension	≥140	and(or)	≥90
stage 1(mild)	140-159	and(or)	90-99
stage 2(moderate)	160-179	and(or)	100-109
stage 3(severe)	≥180	and(or)	≥110
Isolated Systolic hypertension	≥140	and	<90

3. Peripheral blood vessel signs: Increased pulse pressure has the following signs in addition to water hammer pulse.

(1) Pistol-shot sound: The membrane of a stethoscope is placed lightly over a femoral artery.

A sharp sound like a gunshot could be heard coincident with heartbeat.

(2) Duroziez sign: When the femoral artery is compressed by pressure on the overlying stethoscope, murmurs auscultated in systolic and diastolic stage are Duroziez sign.

(3) Capillary pulsation: Press down slightly on the tip of the fingernail until the distal end of the pink nail bed turns pale; or put the slide of glass on the lip mucosa slightly until the lip muscosa turns pale. With each heart beat, the border of pink alternate with red and pale regularly. It is capillary pulsation.

4. Hepato-jugular reflux Pressing against the liver leads to jugular venous distension. This indicates positive Hepato-jugular reflux. It is positive in examinees with right heart failure or restrictive pericarditis.

Questions

1. Describe the location of apical beat in healthy individuals.
2. Distinguish S_1 from S_2 and describe the relationship of P_2 and A_2.
3. What do heart valve auscultation areas include? What is the order of auscultation?
4. What does cardiac auscultation include?
5. Describe the normal value of blood pressure and classification of high blood pressure.
6. What are peripheral blood vessel signs and their significances?

Practice Ⅲ Physical Examination of Abdomen

• Contents

1. Superficial anatomy and subregions of abdomen.
2. The methods of abdominal inspection, palpation, percussion and auscultation.

• Objectives and request

1. To remember the superficial anatomy and subregions of abdomen.
2. To grasp the inspection, percussion, palpation and auscultation of abdomen.

• Equipment and supplies

Stethoscope, percussion hammer, cotton bud, map, etc.

• Procedures

1. To recommend the objective and request of this practice.
2. To explain the superficial anatomy and subregions of abdomen.
3. Brief introduction of the contents of abdominal inspection.
4. To explain the technique and methods of palpation.
5. Palpation contents: general contents and organ palpation.
6. Percussion contents: liver percussion, spleen percussion, shifting dullness.
7. Auscultation contents: peristaltic sound, vascular sound.
8. Chosing a student as a supposed examinee, a teacher illustrates physical examination, and then students practise physical examination in groups. Male and female students are separated into two groups.
9. Test the students one by one, and put emphasis on liver palpation, spleen palpation and shifting dullness.

• Contents in detail

Abdomen examination

Superficial anatomy and sub regions of abdomen

1. Superficial anatomy: It is necessary to know the superficial anatomy during the physical examination: the spine, ribs and costal margins, umbilicus, rectus abdominis muscle, inguinal lig-

ament and costospinal angle.

2. Sub regions of the abdomen(Figure 3-1) :Physicians locate findings in the abdomen in one of four quadrants or one of nine regions (Figure 3-2). The four quadrants are: right upper quadrant (RUQ) , right lower quadrant (RLQ) , left upper quadrant (LUQ) and left lower quadrant (LLQ). The nine abdominal regions are: epigastric, umbilical, hypogastric/suprapubic, right hypochondriac, left hypochondriac, right lumbar, left lumbar, right inguinal and left inguinal.

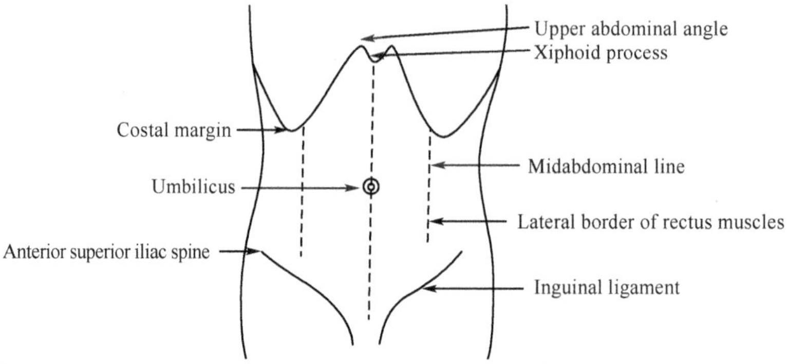

Figure 3-1 Abdominal landmarks

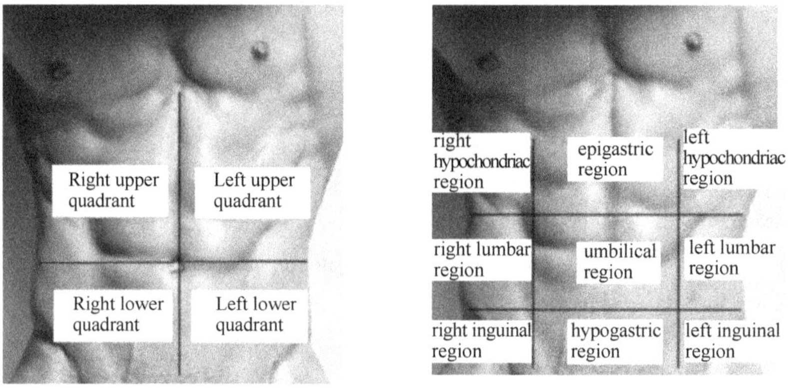

Plan with four regions of abdomen

Plan with nine regions of abdomen

Figure 3-2 The abdominal area

Inspection

The examinee is supine with a single source of light shining across from feet to head, or across the abdomen towards the examiner. The examiner should stand on the right of the examinee with the examinee's head slightly higher than the abdomen.

1. Contour of abdomen: Notice the abdominal contour. Is it symmetric, distended or depressed?

2. Respiratory movement: Abdominal respiration is mostly seen in male adults and children, and thoracic respiration is seen in female adults.

3. Superficial veins in abdominal wall: The veins in abdominal wall are scarcely seen unless the subcutaneous fat is thin. Prominent veins may be due to portal vein obstruction or inferior vena cava obstruction.

Testing direction of blood flow in superficial veins (Figure 3-3): The examiner presses the blood from the veins with his index finger and middle finger in apposition.

The index fingers are slid apart, milking the blood from the intervening segment of vein. The pressure upon one end of the segment is then released to observe the time of refilling from that direction. The procedure is repeated and the other end released first. The flow of blood is in the direction of the faster flow.

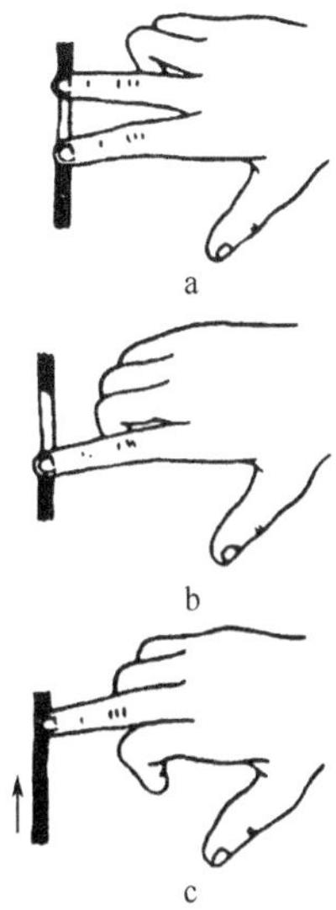

Figure 3-3 Testing direction of blood flow in superficial veins

4. Gastric and intestinal peristalsis: They are not observed in normal persons and can be observed in the elderly, in pregnant women, and in very thin persons.

5. Other findings in abdominal wall: Notice any scars, striae, color or hernias.

Palpation

1. Palpation technique: Warm hands; and then bend your examinee's knees to relax abdominal muscles. Sometimes, the anterior abdominal wall muscles resist palpation proportionally to their strength and tone. Try to have conversation with the examinee in-order to make him/her relaxed.

2. Palpation methods

(1) Light palpation: This method will reveal regions of tenderness and increased resistance to be examined later in detail, and sometimes discloses masses that cannot be felt when pushing harder. To palpate lightly, place the entire palm with fingers extended and approximated on the surface of the abdomen. Press the fingertips gently into the abdomen to a depth of about 1 cm.

(2) Single-handed palpation: Single-handed palpation is employed with the approximated fingers pressed more deeply than for light palpation. The hand should be placed so most tactile sensations are received on the pads of the fingers. In addition to downward pressure, the fingers should move slowly, laterally, and longitudinally, 4 or 5 cm, causing the abdominal wall to glide over the underlying structures.

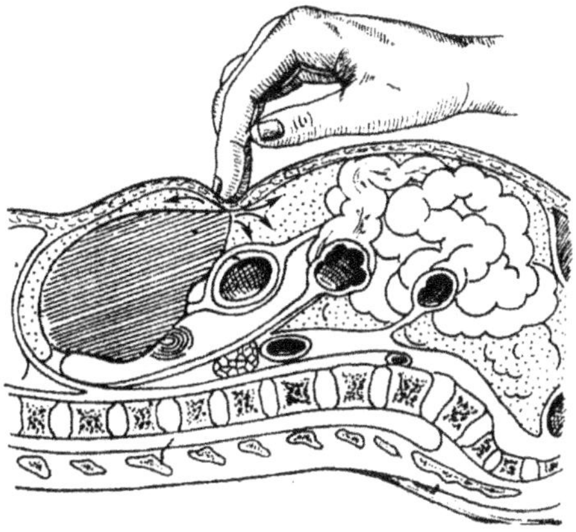

Figure 3-4 Ballottement

(3) Reinforced palpation: The fingers of the left hand press on the distal phalangeal joints of the right. The left hand produces the pressure while the right hand receives the tactile sensations with its muscles and tendons relatively passive.

(4) Ballottement: The fingers are thrust rapidly and sequentially more deeply into the abdomen in the region of the suspected mass. The mass may tap the tips of the examining fingers (Figure 3-4).

3. Palpation contents

(1) Tension of abdominal wall: Use light palpation. The abdominal wall of normal person is soft.

When the tension is suspected, compare right to left in upper and lower quadrants by placing your hands symmetrically on the examinee's abdomen and evaluating muscle tension on each side.

(2) Direct tenderness and rebound tenderness: Direct tenderness may be caused by inflammation of the abdominal wall, the peritoneum, or a viscus. The inflamed peritoneum is painful when disturbed by direct pressure or movement. Press the approximated finger tips gently into the abdomen, and then suddenly withdraw them. Pain worsened after withdrawal is rebound tenderness. The pain may occur at the site of pressure or remote from it.

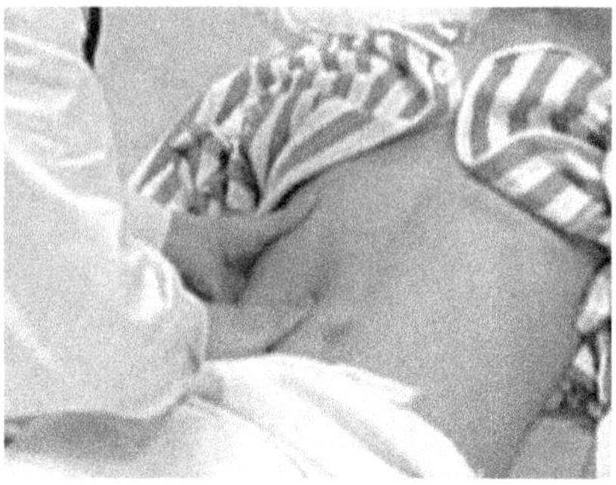

Figure 3-5 Palpation of the Liver

(3) Palpation of viscera

1) Palpation of liver: In the normal position , the liver is not palpable. Bimanual palpation is used to detect a normal or mildly enlarged liver. The right hand with fingers adducted is inserted under the right rib margin with the volar surface of the hand touching the abdominal surface. The tactile sensations are received with the fingertips of this hand. The left hand is placed under the right lower thorax. When the examinee inspires deeply, the right hand is moved further upward and inward as the height of inspiration is approached. Simultaneously the right thorax is lifted upward by the left hand (Figure 3-5). To avoid missing edge of an enlarged liver , start palpation in the right lower quadrant and move cephalad. The liver usually cannot be palpated below the right costal margin of normal person. However, in thin examinee with lax abdominal wall on deep inspiration, the liver can be touched within 1~3cm below the xiphoid process.

2) Palpation of spleen: The spleen is not palpable in the normal position. To feel for a moderately enlarged spleen or left kidney, stand at the right side of the supine examinee and use bimanual palpation, with the right hand palpating under the costal margin while the left hand lifts gently from the back and the examinee inspires deeply (Figure 3-6). During inspiration, bring the two hands closer together by lifting the posterior wall with the left hand while gently pushing the approximated fingers of the right hand posteriorly and upward behind the costal margin. The descending margin of an enlarged spleen will touch the palpating fingertips.

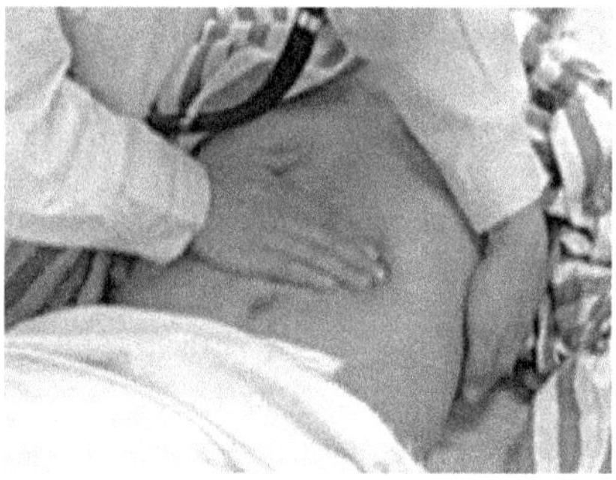

Figure 3-6 Palpation of the spleen

Splenomegaly can be classified into 3 degrees: mild enlargement with the splenic edge less than 2 cm below the left costal margin; moderate enlargement with the splenic edge more than 2cm off the left costal margin and above the umbilical level; severe enlargement (huge spleen) with the splenic edge crossing the umbilical level or even exceeding the anterior midline. The measurement method (Figure3-7):

Line Ⅰ: the distance along the midclavicular line, between the left costal margin and the lower splenic edge.

Line Ⅱ: the distance between the furthest point of the enlarged spleen and point of intersection of the midclavicular line with the left costal margin.

Line Ⅲ: in the huge spleen, the horizontal distance between the midline and right border of the spleen. (+) mark is for the spleen which crosses the midline; while (−) mark is used for the spleen enlargement just short of the midline.

When the spleen is palpable, its size, texture, surface, edge, any tenderness or sensation of friction should be paid attention to.

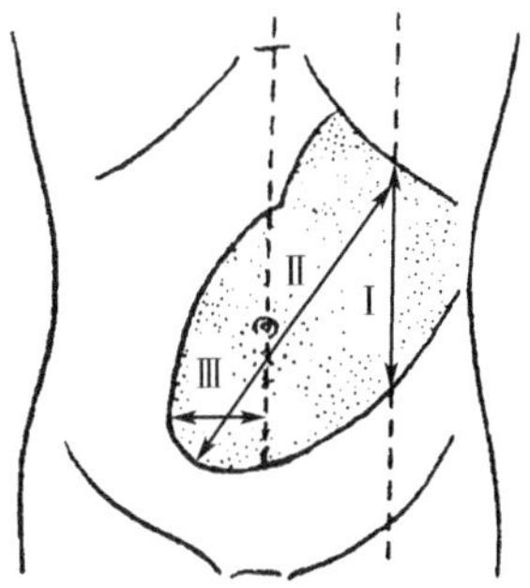

Figure 3-7 Measurement method of an enlarged spleen

3) Palpation of gallbladder: Tenderness over the gallbladder at the inferior margin of the liver is constant. When the tips of the fingers are held under the right costal margin and the examinee is asked to inspire, there is inspiratory arrest (**Murphy sign**) (Figure 3-8).

4) Palpation of the kidneys: Kidneys are usually not palpable in adults unless quite enlarged. The right is palpable more often than the left. Kidneys are deep in the flank and move down with inspiration. Reach the left hand round to the right loin and push forward using the right hand to try to touch the kidney. Reach for the left loin with the right hand, pushing forward to the left hand to try to feel the left kidney. In a very thin person who relaxes well it may be just possible to feel a kidney especially on the left but usually it is abnormal (Figure 3-9). If the kidney is affected it may be tender as in pyelonephritis.

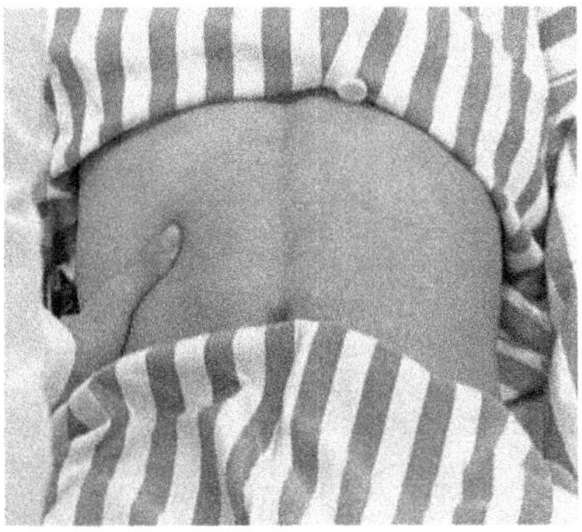
Figure 3-8 Palpation of gallbladder

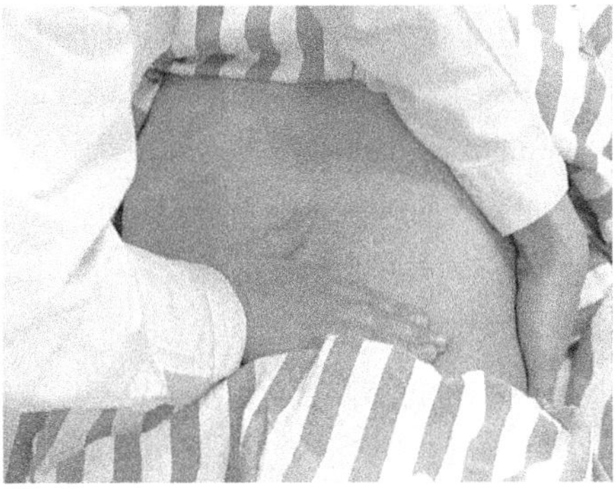
Figure 3-9 Palpation of the kidneys

Normally the kidney is not palpable. Sometimes the lower pole of the right kidney may be felt in a normal person. When the kidney is palpated, the examinee may have some discomfort. In inflammation or other diseases of the kidney or urinary tract, tenderness points can be detected at related sites (Figure 3-10):

Quarter rib point (pre-renal point): anteriorily, at the top of the 10th rib, the point of the tenderness of the renal pelvis is lower on the right side.

Upper ureter point: at the lateral border of the rectus abdominis along umbilical horizontal line.

Middle ureter point: at the lateral border of rectus abdominis of level of anterior superior iliac

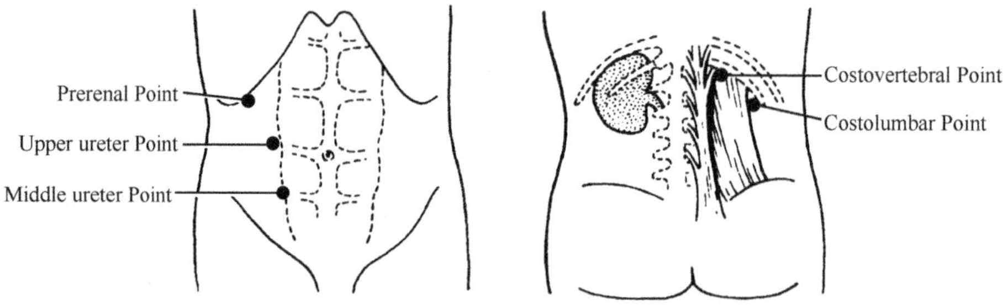

Figure 3-10 Tenderness points of kidney and urinary tract diseases

spine, equivalent to the 2nd anatomic stricture of ureter.

Costospinal point: the top point of angle formed by the 12th rib and spine.

Costolumbar point: the junction of the 12th rib and laternal border of psoas major muscle.

5) Palpation of urinary bladder: Often use one-hand sliding method. Empty urinary bladder is not palpable. The distended urinary bladder can be felt in the mid- or low-abdomen. The patient lies down with the knees flexed, and the examiner palpates from umbilicus to the pubis with the right hand. When a mass is felt, carefully check the character.

(4) Mass in the abdomen: Bimanual palpation is often used. There is no pathologic mass in the abdomen of normal people but the following organs can be palpated.

1) The muscle belly and tendinous intersections of the rectus abdominis can be palpated in persons with strong rectus abdominis muscles. They can be mistaken for abdominal mass or liver border.

2) The 3rd to 5th lumbar vertebral bodies can be deeply touched in those whose abdominal wall is thin and lax in the periumbilical region. The abdominal aorta can be felt throbbing along the left paramidline with mild tenderness.

3) The sigmoid colon can be palpated at the left hypogastrium, it is smooth and non-tender. When there is stool in it, an oval mass or thick strip with tenderness can be detected, which is easy to be thought as a tumor.

4) A transverse strip with its middle part hanging and thickness like a sausage, which is smooth and soft, can be touched at the epigastrium of thin person. It is the transverse colon.

5) In a normal person, the cecum sometimes can be touched at the right hypogastrium which is smooth and non-tender.

a. Location: in the wall of abdomen or inside the abdominal cavity; its position is according to the quadrants or regions of the abdomen and its relation to other organs.

b. Size: in terms of diameters in at least 2 of the 3 dimensions.

c. Shape: round, oval, irregular, etc.

d. Consistency: hard, firm, rubbery, soft, fluctuant, pulsating.

e. Surface texture: smooth, nodular, irregular, etc.

f. Tenderness: tender or non-tender.

g. Mobility: free or fixed to adjacent tissue, movement in relation to respiration.

h. Pulsation: When pulsation is felt it is important to determine whether it is expansile or not expansile. In expansile pulsation, the outward-inward pulsatile movement occurs in all directions. In non-expansile pulsation, the pulsatile movement occurs only in one direction. If it is expansile, the palpated mass is most likely an aortic aneurysm. If it is not expansile, the palpated mass is on top of the aorta. However, a fluid filled cyst on top of the aorta may feel expansile.

(5) Fluid wave: A fluid wave can be demonstrated by tapping a flank sharply with the right hand while the left hand receives an impulse when placed against the opposite flank. There is a perceptible time lag between the tap and reception of the impulse (Figure 3-11). To prevent transmission of the wave through the fat of abdominal wall, an assistant places one hand along the midline on the central of abdomen to dampen the wave.

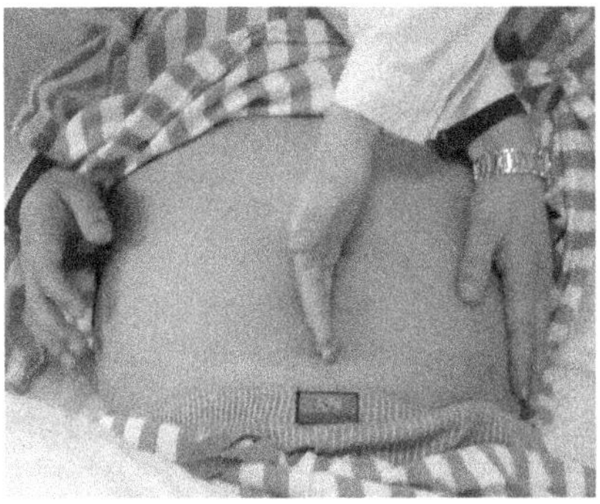

Figure 3-11 Fluid wave

(6) Succussion splash: The combination of air and fluid in the normal stomach produces audible splashes with movement or palpation. A very loud splash and distention suggests obstruction in the stomach with gastric dilatation. Normally, after a meal or drinking a lot of water, succusion splash can be heard in epigastrium. If it can still be heard in early morning or 6-8 hours after meal, it indicates pyloric obstruction or dilatation of the stomach.

Percussion

1. Percussion of abdomen: Tympany is found in most of the abdomen, caused by air in the gut. It has a higher pitch than the lung. Percussion is used to delineate the borders of the liver, the enlarged spleen, or other masses. It is also used to determine if abdominal distention is due to gas-filled bowels or accumulation of fluid (a condition called ascites).

2. Percussion of liver and gallbladder: The palm of the left hand is applied anteriorly to the lower ribs of the right hemithorax. The back of the applied hand is struck lightly with the fist of the right hand. To delineate the liver borders, you should start percussing along the right midclavicular line at the 4th intercostal space. The percussion note will change from resonant to dull at the 5th intercostal space where the upper border of the liver normally lies. This dullness will continue down to or to just below the costal margin in a normal subject. The distance between the two borders, about 9~11cm long, is called the liver span. Along the right mid axillary line, the upper border is at 7th intercostal space and the lower border at the 10th costal level; At the right scapular line, its upper border is at 10th intercostal space. In a short and fat person, his upper and lower borders of liver may be one intercostal space higher while in a tall and thin one, these may be one intercostal space lower. The gallbladder is located in the deep of abdominal cavity and is covered by liver. The size of gallbladder cannot be examined clinically by percussion. Normally people have no pain in the liver and gallbladder on percussion.

3. Tympanitic area over gastric bubble: Tympanitic area over gastric bubble is resulting from gas in fundus of stomach. It is above the lower margin of left anterior thorax.

4. Percussion of spleen: Percuss in the left anterior axillary line, just above the lowest rib. Ask the examinee to take a deep breath and percuss again. Dullness with full inspiration may be a

sign of enlarged spleen.

5. Shifting dullness: With the examinee in supine positon, percuss the level of dullness in the flanks. When the sound becomes dull keep your fingers there to mark the spot and then turn the examinee on one side for a minute and percuss again. If it is now tympanitic that is a positive sign. Percuss down until dullness is reached again. Repeat on the other side. Shifting dullness is used to detect ascites. When the amount of ascites is more than 1000 ml, shifting dullness can be detected (Figure 3-12).

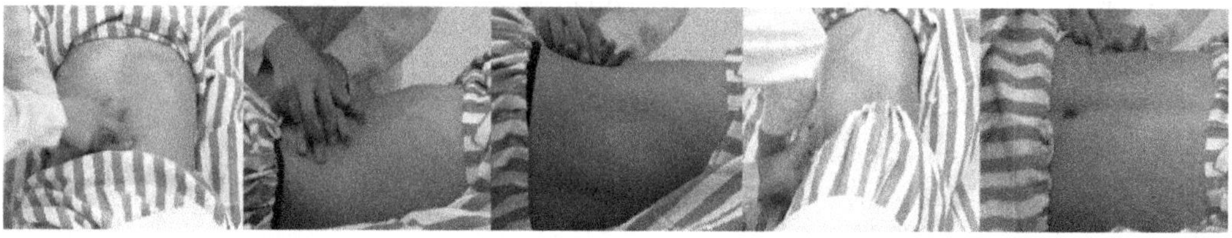

Figure 3-12 Testing for shifting dullness

6. Percussion for costovertebral angle tenderness: The heel of the palm may be used to strike the soft tissues enclosed by the costovertebral angle between the spine and the twelfth rib to cause jarring of the surrounding tissues in the area of the kidney. Tenderness in this region indicates inflammation of the kidney.

7. Percussion of bladder: Determine the extent of bladder distention by percussion above pubic symphysis. The outline of bladder can't be determined when bladder is empty. There is round dullness area when bladder is distended with urine.

Auscultation

1. Peristaltic sounds: Normal bowel sounds are intermittent and heard as bursts of continuous sound every 5 to 10 seconds. They have a medium pitch and a gurgling quality, representing the movement of air and fluid through the gastrointestinal tract. In acute bowel obstruction, bowel sounds are exaggerated in intensity due to increase in peristaltic activity. The quality of the sound ranges from low pitch gurgles to high pitch tinkles. Bouts of intense activity are interrupted by periods when the abdomen is silent. In later stages, bowel sounds are less frequent and may stop altogether. In peritonitis bowel peristalsis stops (paralytic ileus) and the abdomen is silent.

2. Vascular sounds: No arterial bruit or venous hum is heard in the normal abdomen. Systolic bruit heard over an artery indicates stenosis of the underlying artery. Systolic bruit may be heard also over very vascular intra-abdominal tumors Table 3-1.

Table 3-1 Common pathological murmurs

Murmur	Auscultation site	Vessels	Clinical significance
Arterial murmur	Middle of Abdomen	Abdominal Aorta	Abdominal aortic aneurysm
	Both sides of the upper abdomen	Bilateral renal artery	Renal artery stenosis
	Both sides of the lower abdomen	Bilateral iliac artery	Iliac artery stenosis
Venous murmur	Umbilical or Upper abdomen	Abdominal wall vein	Abdominal wall varicosis

3. Peritoneal friction rub: Its presence indicates peritoneal inflammation. This sound resembles that of two pieces of leather rubbing together.

Questions

1. What are the main contents of abdomen palpation?
2. What is included in palpation of liver?
3. What is the significance of the positive Murphy sign?
4. What is the significance of the positive succussion splash?
5. What should we pay attention to if an abdominal mass is palpated?
6. What are the signs of massive ascites?

Practice Ⅳ Physical Examination of Spine, Extremities and Neurological System

• Contents

1. The examination of spine and extremities.
2. Neurological examination.

• Objectives and requests

1. To know the examination of the Spine and Extremities.
2. To grasp the method and significance of capital nerve reflexes.

• Preparations

3. Percussion hammer, cotton swab, standard medical records, etc.
4. Wallcharts/Illustration pictures or PowerPoint slides.

• Procedures

1. Brief introduction of the method of spine and extremities examination.

2. Brief introduction of the method of capital nerve reflexes (superficial reflexes, deep reflexes, pathologic reflexes and signs of meningeal irritation).

3. Choosing a student as a supposed examinee, a teacher illustrates physical examination, and then students practice physical examination in groups.

4. Main points: Two students practice physical examination on each other as a model. The teacher shows around.

5. Test the students one by one.

• Contents in detail

Spine and Extremities examination

1. Spine

(1) Degree of spine curvature: The vertebral column is composed of 4 curves - the concave cervical and lumbar curves, and the convex thoracic and sacral curves. Observe the spinal shape and disorders (Kyphosis, Lordosis, Scoliosis). The examination method is to press the skin along the tip of the spinous processes with the thumb using adequate pressure, from above downward. A

hyperemic track appears, and any lateral bend of the spine can be observed.

(2) Motility of spine: Ask examinee to take action of anteflexion, posterior extension, lateral flexion and rotation, and observe whether there is any restriction.

(3) Tenderness and sensitivity to percussion of spine: With the examinee in sitting position and bending forward, the examiner compresses the tip of each spinous process and paraspinal muscles, from the occipital pole downward with adequate pressure. In normal persons, no tenderness is elicited.

There are two methods to examine the spinal cord sensitivity to percussion. First is by direct percussion of the spinous processes with the finger or a percussion hammer. This method is mostly used for examination of the thoracic or lumbar vertebrae. In indirect percussion, the examinee is in the sitting position. The examiner places the palm of the left hand firmly on the examinee's head, and uses the right hand as a fist to strike the back of the left hand to examine whether there is a percussion pain. No pain is felt in normal people.

2. Extremities and joints

(1) Appearance: The joints and overlying structures (skin, muscle and tendon) of each limb are examined by simultaneous inspection and palpation. Observe the joints for symmetry, deformity, discolouration, swelling, tenderness and fluctuation if present. The joints are examined in the order of elbow, wrist, fingers, knee, ankle and toes and compared with controlateral sides. The examination method of floating patella test is as follows: With knee extended, apply downward pressure on the suprapatellar pouch with one hand, and with the other hand push the patella firmly down against the femur. A tapping or clicking will be felt if an effusion is present and as the pressure is slowly released, the patella will be felt "floating upwards" It's the sign of presence of excess fluid in the knee joint. At the same time, we should also notice for acral deformity, muscular atrophy, or hypertrophy, varicose vein and edema of lower limbs.

(2) Range of motion: Compare the symmetry of range of motion between joints - they should be approximately equal. Observe the examinee for pain, smoothness of motion, and any unusual movements. If there is injury or pain, begin with the normal side first.

Neurological examination

1. Motor function examination

(1) Muscle Strength: Test strength by having the examinee move against your resistance and compare one side to the other. Use the following taxonomy when recording and reporting strength (Grade strength on a scale from 0 to 5):

Grade 0 No muscle movement.

Grade Ⅰ A trace of muscle movement without joint motion.

Grade Ⅱ Body part moves with gravity eliminated.

Grade Ⅲ Body part moves against gravity but not resistance.

Grade Ⅳ Body part moves against gravity and some resistance.

Grade Ⅴ Normal.

(2) Muscle tone: Ask the examinee to relax. Flex and extend the examinee's fingers, wrist, elbow, ankle and knee. The examiner must learn the feel of normal resistance with

which to compare the examinee's findings. An increase in tone is called hypertonia and a reduction hypotonia.

1) Hypotonia: Decreased resting muscle tone occurs with lower motor neuron injury, such as poliomyelitis, a root syndrome and peripheral neuropathy.

2) Hypertonia: Extrapyramidal lesions such as parkinsonism produce increased resting muscle tone. ①Spasticity: Tone increases mostly in the beginning of the joint movement or the examiner moves the joint more quickly. This is also named as clasp-like increased muscle tone (feeling of sudden giving-way) and the typical finding of an UMN lesion. ②Rigidity: Tone remains increased to the same degree during the entire joint movement or regardless of how quickly the joint is moved. This is also named as pipe-like increased muscle tone and the typical finding of basal ganglion lesion (e. g. Parkinson's disease). When a tremor coexists with rigidity, it can produce cogwheel rigidity as the examiner may feel a ratchet-like resistance similar to cogwheeling during the joint movement.

(3) Involuntary movement

1) Tremor is due to contraction of opposing muscle groups. As a result, stable posture is not maintained and produces oscillating movements at one or more joints.

2) Resting tremor is obvious on resting, but alleviated on movement, and disappears when sleeping, which is often accompanied by hypertonia. This resting tremor usually occurs in Parkinson's disease.

3) Intentional tremor occurs on moving, and disappears on resting. It is often observed in cerebellar disease.

(4) Ataxia: Finger nose test

With the examinee's eyes open, have the examinee fully extend his elbow and, in a wide arc, rapidly bring the tip of the index finger to the tip of his nose. Then the maneuver is performed with the eyes closed and test repeated. In cerebellar disease, this action is attended by an action tremor.

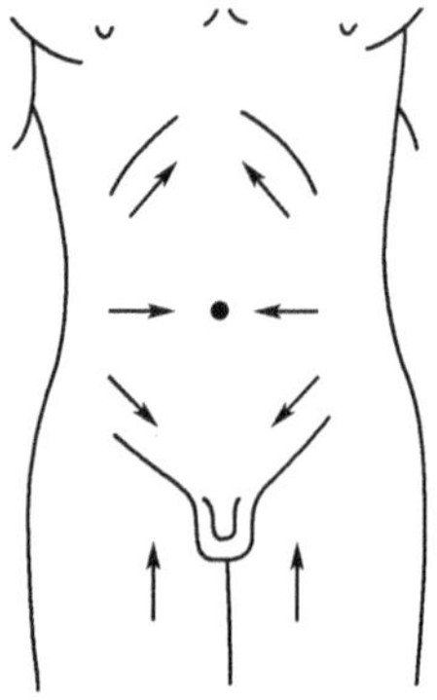

Figure 4-1 Abdominal reflex and cremasteric reflex

2. Nerve reflexes

(1) Superficial reflexes

1) Corneal reflex: Examinee with open eyes, and looking in the opposite direction, tested by lightly touching the external cornea with a wisp of cotton; normal response is winking of eyes quickly.

2) Abdominal reflex: Have the examinee lie down comfortably in the supine position, with the knees slightly flexed. A light stimulus, such as a fresh pin, is passed across the costal margins and xiphoid process, the umbilical level and the iliac crests from the outer aspect towards the midline. A contraction of the underlying abdominal musculature will follow the stimulus (Figure 4-1).

3) Cremasteric reflex: In males, stroke the inner aspect of the thigh from the inguinal crease down. Normally, this causes contraction of the cremaster with prompt elevation of the testis on the testing side (Figure 4-1).

4) Plantar reflex: Grasp the examinee's ankle with your left hand. With a blunt point and moderate pressure, stroke the sole near its lateral border, from the heel toward the ball, where the course should curve medially to follow the bases of the toes. Normally, this produces plantar flexion of the toes and, often, the entire foot responds with plantar flexion (Negative Babinski sign).

5) Anal reflex: Stroke the skin or mucosa of the perianal region. Normally, the anal sphincters contract.

(2) Deep reflexes

1) Biceps reflex: The examinee's arm should be partially flexed at the elbow with the palm up. Place your thumb or finger firmly on the biceps tendon. Strike your finger with the reflex hammer. The normal reflex is quick elbow flexion (Figure 4-2).

2) Triceps reflex: Support the upper arm and let the examinee's forearm hang free. Strike the triceps brachii tendon above the olecranon with the hammer. The normal response is quick extension of the elbow (Figure 4-3).

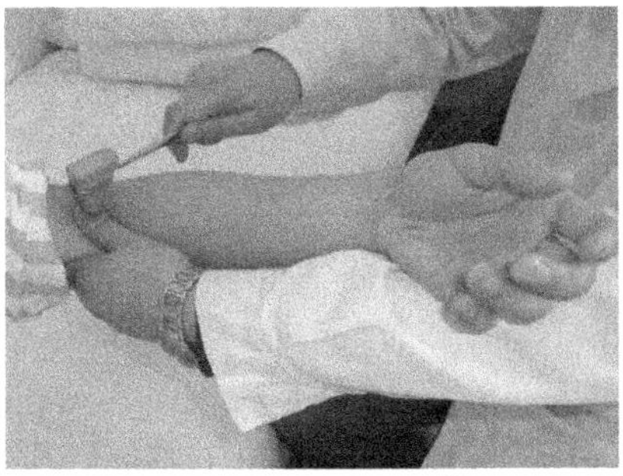

Figure 4-2 Biceps reflex

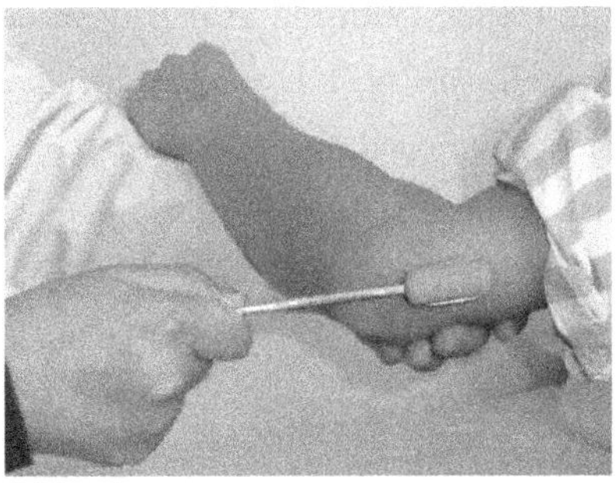

Figure 4-3 Triceps reflex

3) Brachioradialis reflex: Hold the examinee's wrist with your left hand with the forearm relaxed in pronation. With a vertical stroke, tap the forearm directly, just above the radial styloid process. The normal response is elbow flexion and supination of the forearm.

4) Knee reflex: Have the examinee sit or lie down with the knee flexed. Strike the patellar tendon just below the patella. Normally the muscle contraction pulls the leg into extension (Figure 4-4).

5) Ankle reflex: With the examinee supine, partially flex the examinee's hip and knee while rotating the knee outward as far as comfort permits. With your left hand, grasp the foot and pull it into dorsiflexion, then tap the Achilles tendon directly. The normal response is contraction of the gastrocnemius muscle and plantar flexion of the foot (Figure 4-5).

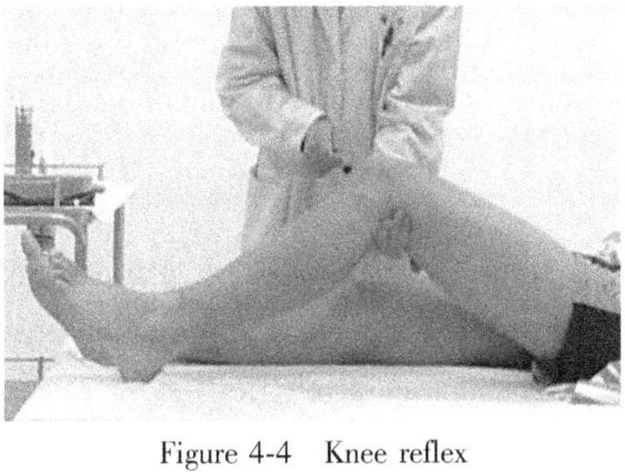

Figure 4-4 Knee reflex

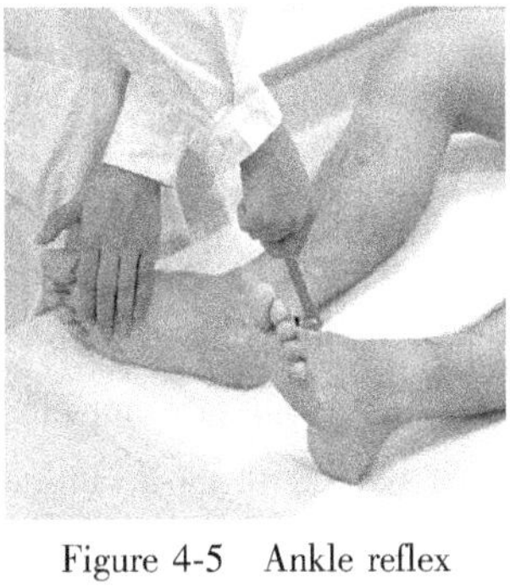

Figure 4-5 Ankle reflex

6) Clonus: A hyperactive reflex may produce clonus.

Ankle clonus: With the examinee's knee flexed, grasp the foot and briskly dorsiflex it. Rhythmic contractions of the gastrocnemius and soleus muscle cause the foot to alternate between dorsiflexion and plantar flexion(Figure 4-6).

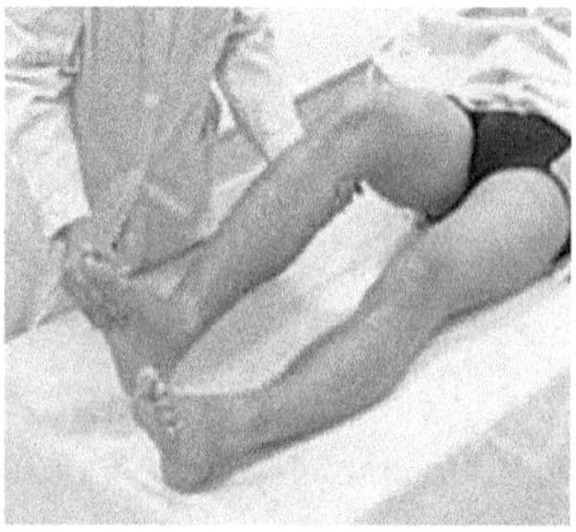

Figure 4-6 Ankle clonus

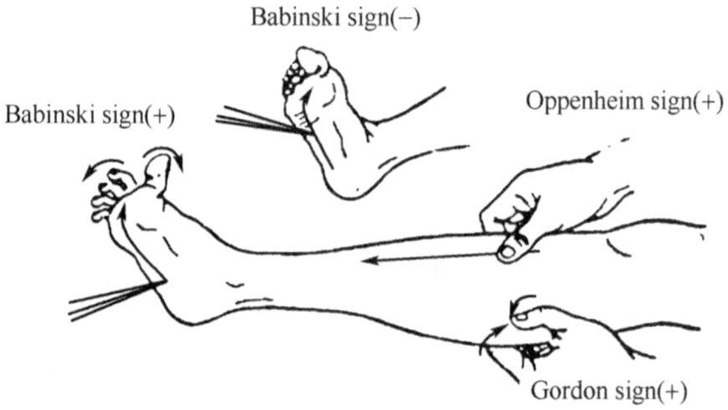

Figure 4-7 Pathologic reflexes

Patella clonus: With the examinee in supine position and the relaxed lower limb extended, grasp the patella and push it quickly distally. The patella will jerk up and down from the rhythmic contractions of the quadriceps femoris.

(3) Pathologic reflexes (Figure 4-7)

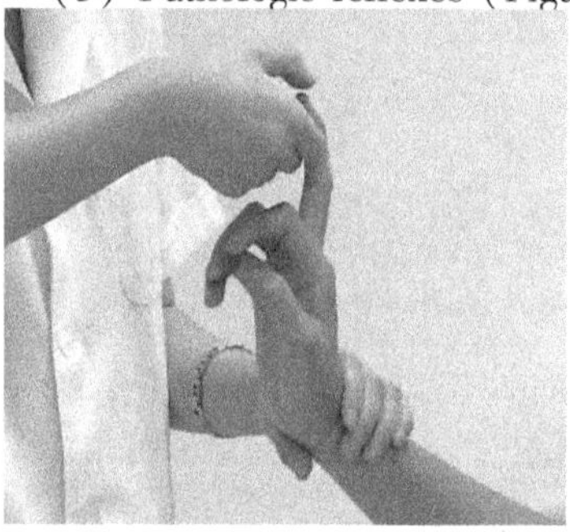

Figure 4-8 Hoffmann sign

1) Babinski sign: Grasp the examinee's ankle with your left hand. With a blunt point and moderate pressure, stroke the sole near its lateral border, from the heel toward the ball, where the course should curve medially to follow the bases of the toes. Extension of the big toe with fanning of the other toes is abnormal. This is referred to as a positive Babinski.

2) Oppenheim sign: In oppenheim sign, great toe dorsiflexion is elicited with pressure applied by the thumb and index finger or knuckles to the anterior tibia. The pressure stroke should begin at the upper two-thirds of the bone and be continued to the ankle.

3) Gordon sign: By squeezing the calf muscle posterior to the tibia. Positive appearance as babinski sign.

4) Hoffmann sign: Hold the examinee's pronated hand in your hand, with fingers extended and relaxed. Support the examinee's extended middle finger by your right index finger held transversely under the distal interphalangeal joint crease. With your thumb, press the examinee's fingernail to flex the terminal digit. The abnormal reflex is flexion and adduction of the thumb. The other fingers may also flex(Figure 4-8).

(4) Signs of meningeal irritation

1) Nuchal rigidity: The examinee cannot place the chin on the chest. Passive flexion of the neck is limited by involuntary muscle spasm, while passive extension and rotation are normal.

2) Kernig sign: With the examinee in supine position, passively flex the hip to 90° while the knee is flexed at about 90 degrees. With the hip kept in flexion, attempts to extend the knee pro-

duce pain in the hamstrings and resistance to further extension (Figure 4-9). This is a reliable sign of meningeal irritation.

3) Brudzinski sign: With the examinee in supine position and the limbs extended, passively flex the neck. Flexion of the hips, is a positive Brudzinski sign (Figure 4-10).

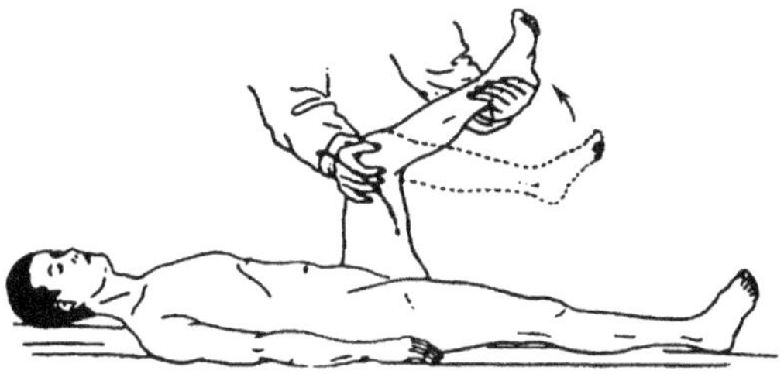

Figure 4-9 Kernig sign

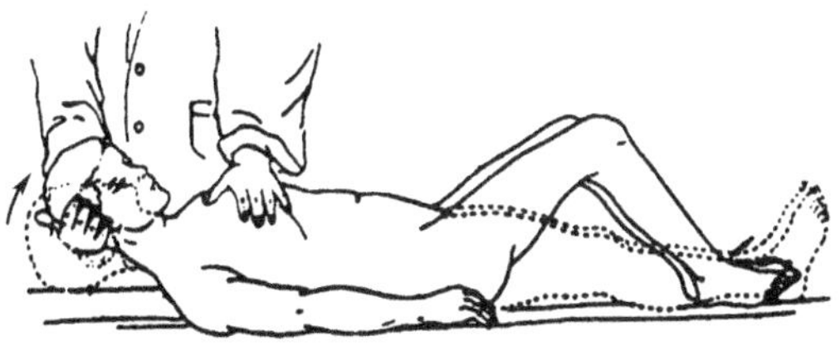

Figure 4-10 Brudzinski sign

Questions

What is the significance of meningeal irritation signs?

Practice V Physical Examination of Head, Neck and Anthropomorphic Data

• Contents

1. Watch video of "General Physical Examination".
2. Anthropomorphic data, examination of head and neck.
3. Examination in order.

• Objectives and requests

1. To master the examination method and order of anthropomorphic data, skin and mucosa, distribution of lymph nodes, head and neck.
2. To identify the clinical significance of normal and abnormal signs.
3. To acquaint the item, content, and order of systemic examination.

• Preparations

Spatula, electric torch, plexor, sterile gauze, ruler, etc.

• Procedures

1. Watch video of "General Physical Examination".
2. Generally introduce the contents, purpose and requests of the experiment.
3. Generally introduce the order and contents of systemic examination, you will take such orders, general inspection, vital signs, skin and mucosa, lymph nodes, head (eyes, ears, nose and mouth), neck, thorax, lungs, heart, vessels, abdomen, anus, pudendum, spine, extremities and nervous system.
4. Choosing a student as a supposed examinee, a teacher illustrates physical examination, then students practise physical examination in groups with male and female students grouped separately.
5. Main points: Two students practise physical examination on each other as a group, examine throughout in the above standardized order, and the teacher shows around.
6. Main points: spot-check 1-2 students to practise, and the teacher gives remarks.

7. Make a summary and arrange of a report for this practice contents (To place emphasis on: general inspection, skin and mucosa, lymph nodes, head, and neck).

• Contents in detail

General inspection (vital signs should be emphasized)

1. Method: the main focus is on inspection with palpation, auscultation and olfactory examination.

2. Contents: sex, age, vital signs (temperature, pulse, respiration and blood pressure) development and habits, state of nutrition, consciousness mental state, tone and voice, facial feature and expression, position, posture, gait, skin and distribution of lymph nodes.

Vital signs

(1) Temperature (T): Customarily, the body temperature can be measured in the rectum, the mouth, the ear, the axilla, or the groin. Among these sites, the axillary temperature is often used. Before we record the temperature, we should ensure the mercury in the thermometer is below 35℃ (grade celcius). And wipe the armpit with a dry towel, and then place the bulb in the armpit firmly for about 10 minutes till the temperature is stable. Normal temperature is 36-37℃ (96.5-99.5℉).

(2) Pulse (P): Palpation of the Arterial Pulse: The pulse may be palpated in any of the accessible arteries, such as Carotid a., Brachial a., Radial a., Femoral a. and Dorsalis Pedis a.. We usually palpate the Radial artery for counting the pulse. When palpating, put the three fingers (index, middle, and ring) together on the Radial artery near the wrist. Press the artery with a morderate pressure, neither too tight nor too slight. Count the pulse for 30 seconds, then double the number, this gives the pulse rate.

(3) Respiration (R): How to record the rate of respiration? This can be done by observing the undulation of the thoracic wall. At the same time, notice the rhythm and depth of breathing. The respiratory rate should be counted unobtrusively, such as pretending to count the pulse, because many persons tend to breathe faster when their attention is directed to their breathing.

(4) Blood pressure (BP): Please refer to practice Ⅱ.

(5) The examination of skin and lymph nodes should be done separately and totally recorded to reduce unnecessary change of posture.

1) Skin: The examination of skin: To observe the skin colour, moisture, elasticity, skin eruptions, desquamation, subcutaneous bleeding, spider angioma, liver palms, edema, subcutaneous nodules, scar and hair.

2) Lymph nodes: The normal lymph node is 0.2-0.5cm in diameter, soft, smooth, no adherence to neighboring tissues, not easily touched and painless (Figure 5-1).

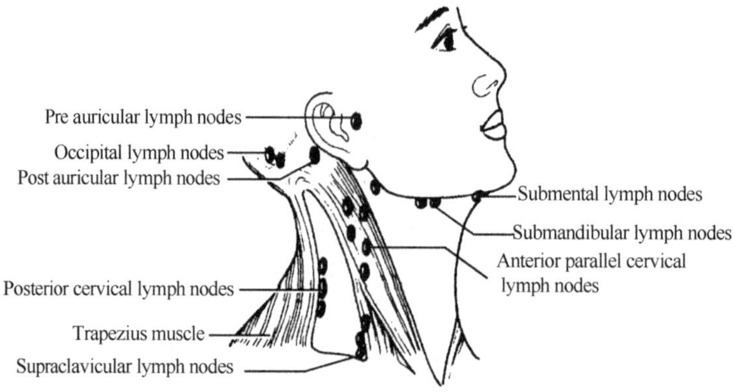

Figure 5-1 Head and neck lymph nodes distribution

Inspection

Enlarged nodes might be seen or swelling, change in skin colour, skin eruption, scar and fistula.

Palpation

Examination of lymph nodes is done primarily by palpation. The following characteristics of palpating lymph nodes should be noted: location, number, size, consistency, mobility, tenderness, warmth, and whether they are discrete or matted together.

Head and neck

1. Head: Note the size, shape, hair density, color, shine and distribution, scalp, palpation pain, and the distribution of eyebrow with or without shedding.

2. Eye

(1) Eye function Visual acuity, visual field, color sensation and stereoscopic vision.

(2) External eye

1) Eyelids: Lid inversion, lid closure, lid swelling and lid ptosis.

2) Lacrimal sac: Request the examinee to look upwards, and press the inner bottom portion of the eyeball with the thumb, gently. Inspect carefully for secretion or tear overflow from upper lacrimal punctum. Avoid it in acute inflammation .

3) Conjunctiva: To evert the upper lid, pull the lower 1/3 portion of upper eyelid between your thumb and forefinger, pull the lid gently downward and away from the globe. With the tip of an applicator on the edge of the tarsal plate, pull the eyelid quickly upward and ask the examinee to look down. Its lower edge becomes uppermost, so the lid is everted. After checking it, the examiner holds the lid with the fingers, ask the examinee to look upward. The conjunctiva position is regained. Pay attention to congestion, hemorrhage, pallor and jaundice.

4) Eyeball: Inspect protrusion or recession, inspect the movement. Move one finger away from the examinee at a 30-40cm distance, with the head fixed . Both of the eyeballs concentrate on the finger and move with it so we can examine its movement function in six directions , to the left, up to the left, down to the left, directly to the right, up to the right, and down to the right, respectively.

(3) Anterior eye checking: Take notice of any yellowness of the sclera. The diameter of pupils is nearly 3-4mm, round and symmetrical. Direct your light quickly into one eye and observe the response of both eyes. The illuminated eye shows constriction of the pupil (direct light reaction), and the pupil of the other eye also constricts an equal amount (consensual light reaction). Then direct the light into the other eye and observe the same reaction. Accommodation and convergence reflexes: ask the examinee to look at a distant target (one finger or an object) 100cm away from the eyeball. Both pupils will constrict gradually in normal (accommodation reflexes), momentarily, and turn inward simultaneously (convergence reflexes).

3. Ear: Inspect external and back of ear, note trauma, tubercle, malformation and ache, assess for pain with movement of the auricle. Examine the ear canal and tympanic membrane with a head mirror and ear speculum, then check hearing. Use one or two fingertips to press both sides of the front tragus at the same time, palpate the temporomandibular joint, ask the examinee to open and close the mouth, and feel the motion of the joint.

Hearing loss is a frightening symptom, you can examine hearing, in a quiet room, request examinee to cover one ear and close eyes, then rub your fingers from 1 m to nearby, judge his hearing. Compare it with the other ear.

4. Nose: Physical examination includes inspection of the external nose, intranasal examination with a nasal speculum and palpation for sinus tenderness. Note the shape, presence of nasal ale flap and any epistaxis . Inspection and palpation of the paranasal sinuses is also important.

(1) Maxillary sinuses: The examinee's head is held by the hands of the examiner. The examiner places the thumbs upward just below the cheekbone. Percuss the cheekbone with the examiner's right hand middle finger tip. Note any tenderness and compare on both sides.

(2) Frontal sinuses: The examiner uses thumbs to press up on the frontal sinuses from under the bony brows, avoiding pressure on the eyes. Alternatively, the examiner can percuss the frontal sinuses by tapping with the middle finger on this area. Patients are asked whether they feel pain during this examination.

(3) Ethmoidal sinuses: The patients head is held by the hands of the examiner. The examiner places the thumbs in the medial angle of the eye against the roof of the eye socket, and applies pressure. Note any tenderness and make a comparison on both sides.

5. Mouth: Take notice of the lip for any pallor or cyanosis. Inspecting oral mucous membrane needs enough light or a electric torch, note buccal mucosa, teeth, gum, tongue. The tongue is examined by both inspection and palpation. Note the symmetry and muscle coordination of midline protrusion as well as the dorsal surface characteristics of the tongue.

6. Pharynx: The examinee sits in front of the examiner. Ask the examinee to sit straight and well back in the chair with his head projected slightly forward. Depress the tongue into the floor of the mouth with the tongue blade, making sure not to extend the tip of the tongue blade posterior to the middle third of the tongue. First ask the examinee to breathe quietly and not to hold his breath. Then ask him to say "a-a-a-a". Observation should be focused on the tonsils. Simultaneously you can see the uvula, note its position.

When the tonsils become enlarged, they might extend considerably beyond the anterior tonsillar pillars (I°), but many times even to the midline (II°), rarely beyond the midline (III°) (Figure 5-2).

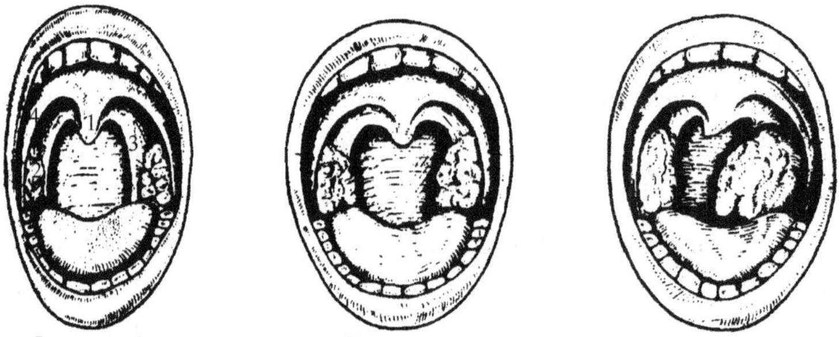

Grade Ⅰ tonsil enlargement Grade Ⅱ tonsil enlargement Grade Ⅲ tonsil enlargement

Figure 5-2 The position of tonsil and enlarged tonsil grading

7. Neck: Have the examinee's neck and shoulders uncovered. Face the examinee looking for any swellings. Note any asymmetry of shoulder height and clavicles or fixed posture of the neck. Know the borders of anterior and posterior triangle. Note the extent of movement and the pain elicited by cervical flexion, extension, lateral bending, and rotation of the head. Palpate the cervical vertebrae and the muscles for local tenderness, muscular tightness, and masses.

(1) The skin of the neck: Note spider angioma, infection and abnormal masses.

(2) Cervical vessels: Request the examinee to lie on a bed or examining table which can be tilted upward, and observe the jugular veins carefully. The external jugular vein cannot be seen in upright position, but fills slightly in supine position which must be under the 2/3 of the level from the supraclavicular edge to the mandibular angle. If the examinee is in upright position and you can see the external jugular vein or it is beyond the above mentioned with the examinee at 30°-45°, it is called distended jugular vein. The carotid pulsation is palpated along the sternocleidomastoid muscle at the level of the mandibular angle using the pulp of the index finger. Do not press both carotids simultaneously.

(3) Thyroid gland: The thyroid gland is examined by inspection, palpation and auscultation.

1) Inspection: See the size and symmetry of the thyroid.

2) Palpation

A. *Palpate the isthmus of thyroid* (Figure 5-3A): Stand in front of the examinee, palpate upward from the surprasternal notch. You may feel soft tissue before the tracheal rings, and judge if it is enlarged or there is any mass while the examinee swallows.

B. *Palpate the lateral lobe from behind*: Have the examinee seated in a chair and stand behind him Instruct the examinee to lower his chin and relax his neck muscles. Place your thumbs in the back of the examinee's neck, curling your fingers anteriorly so that the tips just touch while resting over the upper tracheal rings.

C. *Frontal palpation of the lateral lobe* (Figure 5-3B): Face your examinee placing the thumbs forwards at the base of the thyroid cartilage. With the pulp of this thumb, push the trachea gently away from the midline while the fingers of your other hand are inserted behind the sternocleidomastoid of the opposite side, where they can feel the posterior aspect of the displaced lateral lobe. If the thyroid is enlarged, it will be palpable during swallowing. The normal thyroid cannot be easily felt. A hyper functioning thyroid gland is also hyper vascular.

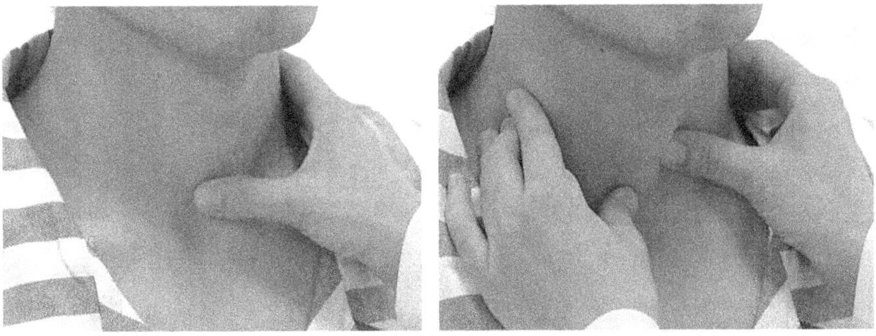

Palpation of the isthmus　　Palpation of the lateral lobe

Figure 5-3 Palpation

Enlarged thyroid is divided into three types of degrees.

Ⅰ°: The enlargement of the thyroid which can not be seen but be palpated is I°.

Ⅱ°: The enlarged thyroid within the sternocleidomastoid muscles, both seen and palpated, is II°.

Ⅲ°: The enlarged thyroid is beyond the sternocleidomastoid muscles.

3) Auscultation: The enlarged vessels may impart a thrill to the hand and a bruit to the auscultating ear.

Trachea examination: refer to practice I.

Items and order of complete general physical examination

1. General examination and vital sign

(1) Preparation of instruments

(2) Self-introduction (including brief conversation to harmony relationship between examiner and examinee)

(3) To observe general status like development, nutrition, consciousness and etc.

(4) Wash hands in front of examinee

(5) Test temperature (axillary for 10 minutes)

(6) Palpate radial artery for at least 30s

(7) Palpate bilateral radial artery simultaneously to check symmetry

(8) Count respiratory frequency for at least 30s

(9) Measure blood pressure of right upper extremity twice.

2. Head and neck

(10) Observe head

(11) Palpate skull

(12) Inspect double eyes and brow

(13) Examine vision of both eyes respectively

(14) Examine inferior palpebral conjunctiva, bulbar conjunctiva and sclerae

(15) Examine lacrimal sac

(16) Examine superior palpebral conjunctiva, bulbar conjunctiva and sclerae (turn over upper eyelid when necessary)

(17) Examine motor function of facial nerve (frown, close eyes)

(18) Examine motor function of eyeball (left, left superior, left inferior, right, right superior, right inferior)

(19) Examine direct light reflex of pupil

(20) Examine indirect light reflex of pupil

(21) Examine convergence reflex

(22) Observe bilateral external ears and postauricular region

(23) Palpate bilateral external ears and postauricular region

(24) Palpate temporomandibular joint and its movement (insert index finger into external acoustic meatus, and ask examinee to chew)

(25) Examine biaural listening (rub fingers or use sound of watch)

(26) Inspect external nose

(27) Palpate external nose

(28) Observe nasal vestibule and nasal septum

(29) Examine ventilation of bilateral nasal meatus respectively

(30) Examine maxillary sinus (swelling, tenderness, percussion tenderness, etc)

(31) Examine frontal sinus

(32) Examine ethmoid sinus

(33) Examine oral lip, buccal mucosa, teeth, gum, texture of tongue and coated tongue (by spatule)

(34) Examine mouth floor

(35) Examine pharynx oralis and tonsil

(36) Examine hypoglossal nerve (stretch tongue)

(37) Examine motor function of facial nerve (show teeth, puff out both checks or whistle)

(38) Examine motor branch of trigeminal nerve (palpate bilateral jugomaxillary muscle, or open mouth)

(39) Examine sensory branch of trigeminal nerve (upper, middle, lower)

(40) Expose neck

(41) Observe neck configuration, skin and engorgement of jugular vern

(42) Take away pillow, examine movement of cervical vertebra (flexion and rotation)

(43) Exam accessory nerve (shrug shoulder and against rotation of head)

(44) Palpate preauricular lymph node

(45) Palpate retroauricular lymph node

(46) Palpate posterior occipital lymph node

(47) Palpate submaxillary lymph node

(48) Palpate submental lymph node

(49) Palpate anterior cervical lymph node of superficial group

(50) Palpate posterior cervical lymph node

(51) Palpate supraclavicular lymph node

(52) Palpate thyroid cartilage

(53) Palpate isthmus of thyroid (with swallow)

(54) Palpate lateral lobe of thyroid (with swallow)

(55) Palpate carotid respectively

(56) Palpate location of trachea

(57) Neck auscultation (thyroid, vascular murmur)

3. Thorax

(58) Expose thorax

(59) Observe configuration, symmetry, skin and respiratory movement of thorax

(60) Palpate left breast

(61) Palpate right breast

(62) Palpate left axillary lymph node with right hand

(63) Palpate right axillary lymph node with left hand

(64) Palpate elasticity of thoracic wall, tenderness and hair twist sense

(65) Examine bilateral range of respiration

(66) Examine bilateral tactile fremitus

(67) Examine sense of pleural friction

(68) Percuss bilateral apex of lung

(69) Percuss bilateral anterior and lateral thorax, notice the order

(70) Auscultate bilateral lung apex

(71) Auscultate bilateral anterior and lateral thorax, notice the order

(72) Examine bilateral vocal resonance

(73) Observe precardium, apex beat

(74) Palpate apex beat (two steps)

(75) Palpate precardium

(76) Percuss left relative dullness boundary of heart

(77) Percuss right relative dullness boundary of heart

(78) Auscultate mitral area

(79) Auscultate pulmonary valve area

(80) Auscultate aortic area

(81) Auscultate second aortic area

(82) Auscultate tricuspid area. Auscultate by membrane piece of stethoscope firstly, then by bell chestpiece.

4. Back

(83) Examinee takes sitting position

(84) Expose back thoroughly

(85) Observe spine, thoracic configuration and respiration movement

(86) Examine activity and symmetry of chest wall

(87) Examine bilateral tactile fremitus

(88) Examine sense of pleural friction

(89) Ask examinee to cross upper extremities

(90) Percuss bilateral posterior thorax

(91) Percuss bilateral lower boundary of lung

(92) Percuss shift range of bilateral lower boundary of lung

(93) Auscultate bilateral posterior thorax

(94) Auscultate pleural friction

(95) Examine bilateral vocal resonance

(96) Palpate spine to find tenderness and deformation

(97) Examine percussion tenderness of spine by direct percussion

(98) Examine tenderness of bilateral costovertebral angle and point of costolumbar

(99) Examine percussion tenderness of bilateral costovertebral angle

5. Abdomen

(100) Expose abdomen correctly

(101) Examinee flex knee joint, relax abdominal muscle, put upper extremities on lateral, breathe quietly, put a pillow under head

(102) Observe configuration of abdomen, symmetry, skin, thoracic or abdominal respiration

(103) Auscultate bowel sound near umbilicus at least 1 min

(104) Auscultate vascular murmur near umbilicus and superior of it

(105) Palpate whole abdomen superficially

(106) Palpate whole abdomen deeply

(107) Train examinee to take deep abdominal breath for 2-3 times

(108) Palpate liver on right midclavicular line by single hand

(109) Palpate liver on right midclavicular line by two hands

(110) Palpate liver on anterior middle line by two hands

(111) Examine hepatojugular reflux sign

(112) Examine Murphy sign of gallbladder

(113) Palpate spleen by two hands

(114) Ask examinee to take right-lateral position to palpate spleen again when can't touch spleen

(115) Palpate kidney by two hands

(116) Examine fluctuation (examiner put ulnar margin of one hand on middle line of abdomen)

(117) Examine splashing sound (fingers impact epigastrium continuously, or shake epigastrium left and right)

(118) Percuss the whole abdomen

(119) Percuss upper boundary of liver

(120) Percuss lower boundary of liver

(121) Examine tenderness of liver

(122) Examine shifting dullness (first left and the right on umbilicus level)

(123) Examine tactile sense of abdomen (or algesia)

(124) Examine reflex of abdominal wall

6. Upper extremities

(125) Expose upper extremities correctly

(126) Observe skin, joint of upper extremities

(127) Observe hand and nail

(128) Palpate interphalangeal joint and metacarpophalangeal joint

(129) Examine movement of articulations interphalangeae

(130) Examine muscle force of distal end of upper extremities

(131) Palpate wrist joint

(132) Examine movement of wrist joint

(133) Palpate bilateral olecranon of elbow and condyle of humerus

(134) Palpate supratrochlear lymph node

(135) Examine movement of elbow joint

(136) Examine muscle force during flexion and extention of elbow

(137) Expose shoulder

(138) Inspect configuration of shoulder

(139) Palpate shoulder joint and its surrounding

(140) Examine movement of shoulder joint

(141) Examine tactile sense of upper extremities (or algesia)

(142) Examine biceps reflex

(143) Examine triceps reflex

(144) Examine radioperiosteal reflex

(145) Examine Hoffman sign

7. Lower extremities

(146) Expose lower extremities rightly

(147) Observe configuration and skin of lower extremities

(148) Palpate clump, hernia in inguinal area

(149) Palpate transverse group of superficial inguinal lymph node

(150) Palpate longitudinal group of superficial inguinal lymph node

(151) Palpate femoral pulse

(152) Examine flexion, medial rotation (rotate foot medially), lateral rotation (rotate foot laterally) of hip joint

(153) Examine muscle force of proximal end of both lower extremities (flex hip)

(154) Palpate knee joint

(155) Examine floating patella text

(156) Examine flexion of knee joint

(157) Examine patellar clonus

(158) Palpate ankle joint and tendo calcaneus

(159) Examine pitting edema

(160) Palpate bilateral dorsal artery of foot

(161) Examine dorsiflexion and plantar flexion of ankle joint

(162) Examine muscle force during dorsiflexion and plantar flexion of ankle joint

(163) Examine introversion and extroversion of ankle joint

(164) Examine flexion and extension of toe

(165) Examine tactile sense of lower extremities (or algesia)

(166) Examine patellar tendon reflex

(167) Examine Achilles reflex and ankle clonus

(168) Examine plantar reflex

(169) Examine Babinski's sign

(170) Examine Oppenheim's sign

(171) Examine Gordon's sign

(172) Examine Kerning's sign

(173) Examine Brudzinski's sign

(174) Examine straight-leg raising test

(175) Ask examinee to stand

(176) Examine finger-to-nose test (open eyes)

(177) Examine finger-to-nose test (close eyes)

(178) Examine quick alternate motion of both hands

(179) Examine Romberg's sign (protect examinee during test)

(180) Observe walking

(181) Examine movement of lumbar flexion

(182) Examine movement of lumbar extension

(183) Examine movement of lateral bending of lumbar vertebra

(184) Examine movement of rotation of lumbar vertebra

(185) Examine anus and rectum (If necessary)

Questions

Please fulfill the system examination by yourself and finish the case report.

Practice Ⅵ Pathologic Signs of the Chest

• Contents

Pathologic signs of the chest.

• Objectives and requests

1. To master the examination methods and clinical significance of the thorax and lung.

2. To master the mechanism and significance of various pathologic signs of the thorax and lung.

• Preparations

1. Stethoscope, working clothes, notebook, etc.

2. The teacher should investigate examinees before class, arrange orders and offer equal chances for every students.

• Education and cautions

1. Obey the rules of hospital and respect the examinees.

2. Appropriate appearance, civilized talk and behavior.

3. Respect doctors and nurses, and don't disturb routine work of the hospital.

4. Protect privacy of examinees.

5. Be confident when contact examinees.

6. Cherish chances, try to find more typical signs.

• Procedures

1. Take examinees with lobular pneumonia, chronic bronchitis, asthma, emphysema, pulmonary heart disease, pneumothorax, pleural effusion and bronchial carcinoids as models.

2. Give an education of working at the ward.

3. 8-10 persons as a group. A teacher illustrates inspection, palpation, percussion and auscultation of pathologic signs.

4. Based on clinical materials, discusses the mechanism, characteristics and clinical signifi-

cances of the pathologic signs.

5. Review learned knowledge. The main points are the signs of common pulmonary diseases.

6. Teach students how to write down notes.

7. Dismiss students.

● Main symptoms and signs of common pulmonary diseases

Lobular pneumonia

1. Symptoms: The mode of onset is acute. An initial shiver or chills may later induce high-grade fever, accompanied by cough and rust-colored sputum, with or without chest pain on the affected side. The body temperature may have a sudden drop with large amount of perspiration and the disease may improve after several days.

2. Signs

(1) Inspection: acute feverish face, flushing of face, flapped alae nasi, respiratory distress, occasional cyanosis, the decreased respiratory excursions of the affected side.

(2) Palpation: vocal fremitus is pronounced in the region of consolidation, but it is decreased with concomitant purulent and simple pleural effusion.

(3) Percussion: the dense lung yields dullness or flatness to percussion.

(4) Auscultation: different degree of crackles, occasional rhonchi, bronchial breathing, broncho -phony, and whispered pectoriloquy or egophony.

Chronic bronchitis with a concomitant emphysema

1. Symptoms: It usually has chronic onset and perennial duration. The main symptom is chronic cough with exacerbation in the winter months, which usually is worse in the morning and produces white mucoid or serous foam sputum, with a large amount of purulent sputum production during acute infection exacerbations. The examinee often complains of exertional dyspnea, which develops more prominent with disease progression.

2. Signs

(1) Inspection: breathlessness, respiration with retracted-lip, occasional shallow and rapid respiration, barrel chest.

(2) Palpation: vocal fremitus is impaired. It is difficult to identify apical impulse and the upper border of liver will be shifted downwards.

(3) Percussion: hyperresonance to percussion, shrinked cardiac dullness, descended hepatic inferior border and dullness.

(4) Auscultation: diffusely decreased breath sounds, prolonged expiratory phase, crackles and rhonchi.

Asthma

1. Symptoms: The initial onset often occurs at infancy or adolescence, which is usually seasonal and related to exposure to allergens, cold air, physical or chemical stimuli, upper respiratory viral infections and exercise. The main manifestations include recurrent episodes of wheezing,

shortness of breath or cough, which may be relieved spontaneously or by medication.

2. Signs

(1) Inspection: episodic breathlessness, occasional orthopnea, perspiration and cyanosis with disease progression, turgor/fullness of thorax, decreased respiratory excursions.

(2) Palpation: diminished vocal fremitus during the episodes.

(3) Percussion: hyperresonance during the episodes.

(4) Auscultation: diffuse wheezes, prolonged expiratory phase and decreased voice resonance during the episodes. The wheeze may not be present during severe asthma, which is called as silent-chest.

Pleural effusion

1. Symptoms: There are no prominent symptoms when the volume of pleural fluid is less than 300ml, but the examinee with a small amount of inflammatory pleural effusion usually complains of dry cough, fever and pleuritic chest pain, which become more prominent during inhalation. With the increase of pleural fluid, the pleuritic chest pain may diminish or disappear, but shortness of breath and respiratory distress often occurs. Large amount of pleural effusion can produce palpitation, dyspnea, orthopnea and cyanosis.

2. Signs: Physical examination findings vary depending on amount of fluid. With a small amount of fluid, physical signs may not be observed, occasionally include pleural friction fremitus and pleural friction rubs. With a moderate or large amount of fluid, the signs include the following:

(1) Inspection: hyperinflation of thorax of affected side.

(2) Palpation: decreased respiratory excursions of the affected side. The trachea may be pushed to the unaffected side and vocal fremitus of the affected side may be impaired or absent.

(3) Percussion: vocal dullness or flatness to percussion.

(4) Auscultation: The breath sounds are decreased or absent on the affected side. Overlying the pleural effusion, bronchial breathing, bronchophony, whispering pectoriloquy or egophony can be present.

Pneumothorax

1. Symptoms: The predisposing causes include the following: carrying heavy materials, breath holding, strenuous exercise, or cough. An initially pleuritic chest pain of one side may later develop chest distress and breathlessness, with stimulated cough. During massive tension pneumothorax, the common manifestations include tonic expression, restlessness, perspiration, rapid pulse, cyanosis, respiratory failure besides dyspnea.

2. Signs: The physical signs depend on amount of pneumothorax. A examinee with a simple pneumothorax may be asymptomatic. The physical examination findings of massive pneumothorax include the following.

(1) Inspection: tachypnea, respiratory distress or cyanosis, hyperinflation of thorax of the affected side.

(2) Palpation: decreased respiratory excursions of the affected side. The trachea may be

pushed toward the unaffected side. Vocal fremitus is inaudible or impaired.

(3) Percussion: hyperresonance or tympany to percussion.

(4) Auscultation: breath sounds are decreased or absent.

Bronchiectasis

1. Symptoms: Prominent symptoms include the following:

Chronic cough with a large amount of purulent sputum and /or recurrent hemoptysis. Most examinees relate a history of childhood measles, pertussis or bronchial pneumonia.

2. Signs

(1) Inspection: increased respiratory rate.

(2) Palpation: less positive signs may be present.

(3) Percussion: No prominent physical sign may be found without other concomitant pulmonary diseases.

(4) Auscultation: different degrees of fixed or persistent local coarse rales.

Questions

Please make a form which includes the physical examination results of consolidation of the lung, pleural effusion, pneumothorax, emphysema, atelectasis of the lung, pleural thickening and adhesion.

Practice Ⅶ Pathologic Signs of Cardiac System

• Contents

Pathologic signs of cardiovascular system.

• Objectives and requests

1. To master the mechanisms and clinical significances of various pathologic signs of cardiac diseases.

2. To master the highlights of heart murmurs auscultation and identify the systolic and diastolic murmurs.

3. To understand the clinical significances of common heart murmurs.

4. To be familiar with the examination methods and clinical significances of vascular pathologic signs.

5. To master the symptoms, signs and examinations of heart failure.

• Preparations

Preparations are same as the practice of lung pathologic signs. Other equipments such as Multichannel stethoscopes, recorder, cardiac auscultation tape, blackboard could be prepared if necessary.

• Procedures

1. Choose examinees with valvular diseases, congenital heart disease, cardiomyopathy, arrhythmias, pericardial diseases and heart failure with pathologic signs as models in advance. Pick up classic angina and acute myocardial infarction examinees as live demonstrations for collection of case history and examination.

2. 8-10 persons as a group should be guided into the ward of hospital. A teacher should illustrate inspection, palpation, percussion and auscultation of pathologic signs.

3. Based on the clinical features of examinees, discuss the mechanisms, characteristics and clinical significances of the pathologic signs.

4. Review learned knowledge in the courses. The highlights are the signs of common valve diseases and congenital diseases.

5. Broadcast the record of heart auscultation if necessary. Explain the auscultation combining with schematic diagram of heart sound and check the listening comprehension of students.

6. Require students to write down the characteristics and pathologic signs of the examinees. Require students to make tables which differentiate common heart valve diseases and congenital heart disease according to the pathologic signs for enhancing memory.

7. Dismiss students.

• Main Symptoms and Signs of Common Cardiac Diseases

Mitral valve stenosis

1. Symptoms: The earliest symptom is exertional dyspnea. As the disease advances, orthopnea and paroxysmal nocturnal dyspnea, and even pulmonary edema occur. Severe pulmonary congestion could cause hemoptysis.

2. Signs

(1) Inspection: Mitral valve face. Dark cheeks. Apical beat shifting to the left due to right ventricle enlargement.

(2) Palpation: Thrills during diastolic phase may be palpated at the apex.

(3) Percussion: Cardiac borders enlarge due to the dilation of left atrium, pulmonary artery and right ventricle. Cardiac dullness is pear shape with apical beat shifting slightly to the left, disappearance of cardiac waist and widening of the dullness in the 3rd ICS of left sternal border.

(4) Auscultation: S_1 at the apex is accentuated. A localized low pitched, rumbling, crescendo murmur may be heard at the apex during mid or late diastolic phase, which is clearer in left lying position. Opening snap could be heard just medial to the apex, which indicates pure mitral stenosis or primary mitral stenosis with good flexibility of valve and movement. S_2 at pulmonary valve auscultation area (P_2) is accentuated and closely split, which results in relative blowing murmurs of systole. In severe pulmonary hypertension, murmurs of diastole at the pulmonary auscultation area occurs. It is the so-called Graham Steel murmurs. At the advanced stage of the disease, atrial fibrillation occurs with disparate heart sounds, absolutely irregular rhythm and pulse deficit.

Mitral valve incompetence

1. Symptoms: The examinees with chronic mitral valve incompetence may be asymptomatic for several years. As left heart volume is overloaded, palpitation and exertional dyspnea develop.

2. Signs

(1) Inspection: Apex moves downward to the left inferior area due to left ventricle enlargement.

(2) Palpation: Apical beat is strengthened with elevation. Systolic thrill may be palpated caused by severe mitral valve regurgitation.

(3) Percussion: Cardiac dullness is enlarged toward the left inferior area.

(4) Auscultation: S_1 at the apex is attenuated. Intensity of blowing holosystolic murmurs may

be greater then grade 3/6 and can be heard at the apex with harsh, high pitch. It can conduct extensively to the left axilla and left subscapular area.

Aortic valve stenosis

1. Symptoms: Due to ischemia of heart and brain, faint, recurrent syncope, palpitation, angina pectoris and arrhythmias may occur. Exertional dyspnea and paroxysmal nocturnal dyspnea could even occur due to left heart failure.

2. Signs

(1) Inspection: Apical beat is strengthened. It may shift downward and laterally.

(2) Palpation: Apical beat is strengthened with elevation. Systolic thrill may be palpated at the 2nd ICS of right sternal border.

(3) Percussion: Cardiac border is normal or enlarged to the left inferior area.

(4) Auscultation: Decrescendo-crescendo and spurting murmurs more than 3/6 grade during systole may be heard at the second ICS of right sternal border and transmit to the neck. S_2 at the aortic auscultation area (A_2) is attenuated with S_2 reverse splitting. Sometimes, S_4 could be heard at the apex.

Aortic valve incompetence

1. Symptoms: Palpitation, fainting, angina pectoris could occur. At the advanced stage of the disease, the symptoms of left heart failure could also occur.

2. Signs

(1) Inspection: Apical beat shifts to the left inferior area. For some examinees with severe aortic valve incompetence, carotid artery impulse could occur with nodding accompanied with heart beat.

(2) Palpation: Apical beat shifts to the left inferior area with elevation.

(3) Percussion: Cardiac dullness is enlarged to the left inferior area presenting boot shape without enlargement of cardiac wrist.

(4) Auscultation: Sighing and decrescendo murmurs may be heard during diastolic phase at the aortic auscultation areas, particularly at the 2nd aortic auscultation area. It is obvious when a person is sitting in a forward bending position. Rumbling murmurs at the mid-diastole could be heard, the so-called Austin-Flint murmurs, with the presence of relative mitral stenosis. Pistol-shot sound and Duroziez sign may be heard at peripheral vessels.

Pericardial effusion

1. Symptoms: Precordium pain, dyspnea and abdominal distension may occur. The other symptoms caused by primary disease, such as mild fever, night sweat due to tuberculosis, shivering and hyperpyrexia due to purulent infection may also occur. Shock may develop due to cardiac tamponade.

2. Signs

(1) Inspection: Apical beat may attenuate obviously or disappear.

(2) Palpation: Apical beat may be too weak to be felt. If it is felt, it is located within the cardiac dullness.

(3) Percussion: Cardiac border enlarge to both sides and changes with the position. The bottom of the cardiac dullness widens at decubitus position, while the apex widens at sitting position.

(4) Auscultation: In the early phase, there is a little bit of pericardial effusion due to infection and pericardial friction sound may be heard. As the effusion increases, pericardial friction sound disappears. Heart sounds appear from far away with fast heart rate. Pericardial knock sound could be heard by chance.

Large pericardial effusion may cause jugular vein distension, hepatomegaly due to block of venous return. Ewart sign occurs due to crushed left lung, which leads to left subscapular vocal fremitus intensification, dullness during percussion, bronchovesicular breathing sounds during auscultation. Narrow pulse pressure and paradoxical pulse may develop.

Heart failure

1. Symptoms

(1) Left heart failure (pulmonary venous congestion): lethargy, exertional dyspnea or paroxysmal nocturnal dyspnea, even orthopnea, cough and expectoration of foam sputum.

(2) Right heart failure (congestion of systemic circulation): Abdominal distension, oliguria, anepithymia, even nausea and vomiting.

2. Signs

(1) Left heart failure: signs of pulmonary venous congestion.

1) Inspection: Tachypnea, minor cyanosis, sitting or high pillow position, Hyperventilation with pink and white foam from mouth and noses, respiratory embarrassment and diaphoretic when acute pulmonary edema.

2) Palpation: Pluses alternans in severe condition.

3) Percussion: No special sign except for complications.

4) Auscultation: Diastolic gallop rhythm occurs with P_2 accentuated. There are symmetrical fine rales in the bilateral lungs from the bottom to the upper area with a little bit of wheezing sound. In acute pulmonary edema, bubble occurs extensively in the bilateral extensive lung field.

(2) Right heart failure

1) Inspection: Jugular venous distention, peripheral cyanosis, pitting edema.

2) Palpation: Hepatomegaly, hepatic tenderness and positive hepato-jugular reflex. Pitting edema in lower limbs and lumbosacral region, even general edema in severe right heart failure.

3) Percussion: The signs of pleural effusion (common in the right thoracic cavity) and ascites.

4) Auscultation: Right ventricular diastolic gallop rhythm and systolic blowing murmurs due to relative incompetence of tricuspid valve could be heard in the 3rd-5th ICS of left sternal border or under the xiphoid bone, Except for the above signs, symptoms and signs of primary heart diseases and triggering diseases are also observed.

Questions

Please make a table including the physical examination of valvular diseases, congenital diseases and heart failure.

Practice Ⅷ Pathologic signs of abdomen

• Contents

Pathologic signs of the abdomen.

• Objectives and requests

1. Grasp the physical examination and clinical application of common abdominal sign.
2. Grasp the method of palpation of abdomen and the clinical significance of pathologic sign.

• Preparations

Stethoscope, percussion hammer, cotton bud, map, etc.

• Procedures

1. Before this practice, the teacher prepares the cases of peptic ulcer, ascites, peritonitis, splenomegaly and icterus.

2. 8-10 students as a group, examine the examinee with inspection, palpation, percussion and auscultation.

3. Based on clinical materials, discuses the mechanism, characteristics and clinical significances of the pathologic signs.

4. Review learned knowledge. The main point is the identification of jaundice.

5. Teach students to write down the characteristics of different cases, and make the identified table about three types of jaundice.

6. Dismiss students.

• Main symptoms and signs of common abdominal diseases

Peptic ulcer

1. Symptoms: Abdominal pain is the main symptom.

(1) Location: The pain located in the upper abdomen.

(2) Character: dull pain, burning pain or hunger pain.

(3) Rhythm: Have meal-Pain-Remission(GU); Pain-Have meal-Remission (DU).

(4) Periodicity: Often happen in the winter or spring, clear relationship with the cold.

(5) Chronicity: Relapse repeatedly, lasting many years.

(6) Aggravating factors: Overstress, exhaustion, anxiety, depression, climate change and the impact of alcohol and drug can aggravate symptoms.

(7) Other symptoms: Such as abdominal distention, pantothenic acid, eructation, nausea, vomiting and anorexia.

2. Signs

(1) Inspection: Most examinees are thin. The skin and mucosae are pale if ulcer is bleeding.

(2) Palpation: In the active phase, there will be local tenderness in the upper abdomen, and the tenderness point always accords with the ulcer location.

(3) Percussion and ausculation: Have no special physical signs.

Hepatic cirrhosis

1. Symptoms

(1) Compensatory hepatic cirrhosis: The symptom is mild, such as inappetence, indigestion, abdominal distention, nausea, debilitation, dizziness and other symptoms.

(2) Decompensatory hepatic cirrhosis: The symptoms worsen. The person may experience edema, ascites, jaundice, haematemesis/hematochezia, hepatic coma and anuresis.

2. Signs

(1) Inspection: complexion is gloomy. Icteric sclera. You can find spider telangiectasia on the face, neck or upper breast. Liver palm may be positive. Males may have gynaecomastia. Leg edema is often seen.

(2) Palpation: The liver may shrink, harden. The surface is not smooth, with or without tenderness. Spleen moderately enlarged.

(3) Percussion: Shifting dullness may be positive.

(4) Ausculation: Have no special physical signs.

Manifestations of portal hypertension

(1) Ascites: It is the most common clinical manifestation of cirrhosis. When massive ascites occurs, umbilical hernia appears because of high pressure in the abdomen. At the time of percussion, fluid thrills and shifting dullness may be positive.

(2) Establishment of compensatory circulation: Esophageal and gastric fundus varices; Subcutaneous varicose vein of abdominal wall; Hemorrhoidal varices.

(3) Enlarged spleen: moderately or heavily enlarged, with hypersplenism.

Acute peritonitis

1. Symptoms

(1) Acute diffuse peritonitis: Sudden onset of severe epigastric pain, diffuses to the whole abdomen rapidly. Reflex vomiting occurs because of provoked peritoneum by inflammation at first, and then followed by paralytic ileus. General features include fever and septicemia. Hypotension and even shock can appear in serious examinee.

(2) Acute localized peritonitis: Abdominal pain localizes only in certain diseased region, presents mostly as continuously dull pain.

2. Signs

(1) Inspection: The examinee often appears acutely sick looking, with supine position, knee bended, superficial and fast breath. Low pulse and decreasing BP can be seen in some examinees.

(2) Palpation: Peritoneal irritation sign (tenderness, rebound tenderness and muscle tonus) can be palpated. If abscess develops in localized peritonitis, a mass with tenderness may be palpated in the local position.

(3) Percussion: The liver dullness borders will contract or disappear when stomach or bowels perforates. Shifting dullness may be positive when large amount of effusion appears in abdominal cavity.

(4) Auscultation: Weakened or disappearing bowel sound.

Acute appendicitis

1. Symptoms: Abdominal pain is the main symptom. Initially, the pain is located in the upper abdomen, and then the pain changes and can be localized clearly to one small area. Generally, this area is situated between the right anterior superior iliac spine and the umbilicus. The exact point is named McBurney's point. Nausea, vomiting and diarrhea also occur in appendicitis and may be due to intestinal obstruction.

2. Signs

(1) Inspection: Face of acutely ill with pain.

(2) Palpation: There usually will be moderate to severe tenderness in the right lower abdomen when the examiner palpates. If inflammation has spread to the peritoneum, there is frequently rebound tenderness.

(3) Percussion and ausculation: Have no special physical signs.

(4) Other signs: Move the examinee's legs to test for pain on flexion of the hip (psoas sign), pain on internal rotation of the hip (obturator sign), or pain on the right side when pressing on the left (Rovsing's sign). These are valuable indicators of inflammation but not present in all examinees.

Abdominal mass

1. Symptoms

(1) Inflammatory mass can cause low-grade fever and pain.

(2) Malignant tumor can cause loss of appetite, emaciation, hemophthisis.

(3) Benign tumor grows slowly, often without constitutional symptom.

2. Signs

(1) General physical checkup: Should notice the general state of health, nourishment, superficial lymph node and the signs of malignant tumor metastasis.

(2) Position of the mass: Should distinguish the mass coming from the abdominal wall or abdominal cavity.

(3) Should describe the features of the mass (Size, Shape, Consistency, Surface texture,

Tenderness, Mobility, Pulsation and number).

Questions

Please describe the characteristics of peptic ulcer pain.

Practice Ⅸ History Taking and Case Writing

• Contents

1. History taking.

2. Perform an inpatient case according to standard form.

• Objectives and requests

1. To learn history taking, master basic knowledge and enquiry skill.

2. To perform a complete proper clinical inpatient case, combined with all kinds of clinical data, and then draw a primary diagnosis.

• Preparations

1. Select a proper patient in the affiliated hospital.

2. Offer appropriate paper to complete the case.

• Procedures

1. One group of 3-6 students will be arranged for history taking, the teacher shows around.

2. Every student is required to perform an inpatient case according to standard form.

3. The teacher illustrates the shortcomings and tell how to correct them, then requires students to fulfill a detailed case.

• Contents in detail

Contents of the inquiry

History taking, usually called inquiry for short is the process of obtaining a history about the patient's disease. Much more than the beginning of finding out disease, it is an important process for diagnoses and writing medical records. It is not only the clinician's responsibility to make sure that the medical record is complete and accurate but also that of the interns, who should be able to master basic medical skills. The inquiry contents about comprehensive history are as follows:

1. General data: General date including: patient's name, sex, age (date of birth), nationality (address of birth), race, marital status, residence (work unit), occupation, the date of admission,

the time at which the history is taken, the source of history and an estimate of its reliability should be mentioned.

2. Chief complaint The chief complaint consists of the main symptom(s), signs and their duration. It should constitute in a few simple words about the main reasons why the patient consulted the doctor and should be stated as nearly as possible in the patient's own words. It should not include diagnostic terms or disease entities. The complaints are usually listed in chronological order if the chief complaint consists of more than one symptom, for example: "Fever, running nose, angina for two days"; "polydipsia, polyphagia, polyuria and weight loss for five months".

3. History of present illness (HPI)

(1) Date of onset, mode of onset.

(2) Character of complaint, course and duration, including location, quality, severity, duration, exacerbation and remission factors.

(3) Pathogenesis and precipitating factor.

(4) Sequentially develop the chief complaint(s) upon its various characteristics.

(5) Characters of concomitant symptoms and their development.

(6) Pertinent negative symptoms relevant to differential diagnosis.

(7) What effects, if any, the illness has had on the patient's quality of life after treatment.

(8) Bodily function and activities since onset of illness, including: changes of mental staus, appetite, body weight, sleeping pattern, defecation and urination.

4. Past history (PH)

(1) The patient's lifetime health.

(2) All past illnesses(including infectious disease).

(3) Operations, injuries and blood transfusion history.

(4) Allergy history (medicine, food and others).

(5) Previous hospitalizations.

5. Review of system (ROS)

(1) Respiratory system: cough, sputum, hemoptysis, chest pain, dyspnea.

(2) Cardiovascular system: palpitation, shortness of breath, chest pain, edema, cyanosis, orthopnea, hypertension and syncope.

(3) Gastrointestinal system: nausea, vomiting, abdominal pain, diarrhea, haematemesis, hematochezia, astriction, jaundice, flatulence, acid reflux, eructation and dysphagia.

(4) Genitourinary system: frequent micturition, urgent micturition, odynuria, hematuria, dysuria, lumbago, facial edema, nocturia and abnormal secretion from urethra or vagina.

(5) Hemopoietic system: pallor, dizziness, fatigue, petechia, lymphadenopathy and osteodynia.

(6) Endocrine system: polydipsia, polyphagia, polyuria, intolerance to heat or cold, sweating, weakness, obvious maransis or obesity, skin pigmentation, hair distribution and amenorrhea.

(7) Nervous system: conscious disturbance, language barrier, sensory disturbance, paralysis, headache, insomnia, somnolence, convulsion, failure of memory, mental symptoms (hallucination, delusion, abnormal feeling, character change, disorientation).

(8) Bones, joints, and muscles: muscular numbness, ache, atrophy, swelling of joints, dyskinesia, trauma, fractures and congenital malformation.

6. Personal history (social and occupational history)

(1) Homeplace and any stay in endemic regions.

(2) Occupation (exposure to certain irritating agents), condition of work.

(3) Personal habits (smoking, alcohol intake).

(4) Sexual life.

7. Marital history It includes data concerning the health of mate and marriageable age.

8. Menstrual history (for female patients) and Childbearing (reproductive) history.

$$\text{Age of onset}\ \frac{\text{Menstrual duration}}{\text{Interval between periods}}\ \text{date of last menstruation or age of menopause.}$$

Age of onset, interval between periods, duration, amount and character of flow, concomitant symptoms, date of last menstruation and age of menopause.

Age and date of pregnancy (ies) and childbirth(s). Date of artificial or natural abortions, stillbirths and operative delivery.

9. Family history (FH)

(1) The health status of the patient's family (mother, father, siblings and children) and if passed away, the age and cause of death should be recorded.

(2) Other similar patients in the patient's family.

(3) Hereditary or familial disease.

General knowledge and skill of inquiry

This situation often can be met in clinical practice, where the students ask many questions to the patients, but still cannot obtain results according to the need of the clinical scenario. Yet, the teachers, in a few words, can obtain enough material related to the disease, thus to emphasize that good history taking requires certain skills. The following must be talked about regarding the techniques and methods of inquiry.

1. Embody differential diagnosis as the key link: In clinical practice, there is no fixed model to ask questions to different kinds of patients or for different diseases, which leads to such a problem that the students do not know what to ask during the inquiry process and therefore are unable to get to the point. To solve this problem, many physicians develop an orderly method. During the inquiry process, we should embody "Differential Diagnosis" as the key link all the way. That is to say, the inquiry questions shouldn't be stated casually and we should define every feature of the symptoms clearly and find out the relationship between every symptom. In other words, when the patient mentions a kind of symptom, the examiner must think of several possibilities which may cause the symptoms and, through further questions, he should be able to get the basis as to whether the symtoms support the disease occurrence or not, and have something in mind: "what disease may the patient be suffering from, what disease doesn't he or she looks like and why"?

2. Time sequence as the main line: Inquiry should have a main line. Along this main line, questions should be asked around "differential diagnosis". The main line of clinical inquiry is time sequence. The reason why we choose time sequence as the main line is that it contributes to

realize and understand the occurrence and development of the disease, helps in systematic inquiry so as not to omit important clinical symptoms and disease processes, and also, patients can ensure the continuity of thinking; and this pattern may help develop the patients' narration.

3. Appropriate use of different types of questions: Clinical inquiry questions can usually be divided into two categories, namely general questions and specific questions, the latter also known as the particular questions. The general questions allow the patient to tell his illness as a story. These general questions are often used at the beginning of the inquiry or when we hope to obtain a large quantity of information. however, information from general questions is extensive and shallow, such as "Is there something wrong with you today?". The specific questions are targeted questions based on the answers of patients from the general questions, aimed at getting further information. Specific questions are often used to further understand the symptoms and to confirm some details; thus information from specific questions is concrete and detailed. Specific questions are asked in a direct way to obtain a detailed reply such as "When did you begin to have abdominal pain?" and "how many times do you have diarrhea each day? How much quantity? Is there any amount of purulent blood or mucus?" etc. Generally, an inquiry starts with a general question in clinic, and lets the patients tell their feelings. When we meet a question needed to further understand or the complaint of patients deviates from the inquiry theme, specific questions should be interposed. Let the patient go on narrating by appropriate transition or general question after getting the specific information and ask some specific questions if it is necessary until the clinical data is enough.

4. Avoid medical terms: In inquiry, it is necessary to avoid using medical terms, which defeats the purpose and object of inquiry. The purpose of inquiry is to understand the process of occurrence and development of diseases, thereby getting the correct clinical data, making clinical diagnosis and treatment easier. Extensive use of medical terms will cause the patients to misunderstand the question, which of course, affects the acquisition of clinical information.

5. Note etiquette: Appearance, etiquette and friendly manners are helpful in the development of the harmonious relationship with patients and build trust, thereby obtaining patients' cooperation, and provide a good foundation of collecting disease history. This point is particularly important for probation students and interns.

• Inquiry key points of common symptoms

1. Fever

(1) Time, season, situation of the disease onset, stages, degree, frequency and precipitating factors.

(2) Whether fear of cold, chill, sweating, night sweating or not.

(3) Interrogation of other systems, such as cough, expectoration, hemoptysis, chest pain; abdominal pain, nausea, vomiting, diarrhea; frequent micturition, urgent micturition, odynuria; rash, hemorrhage, courbature and arthralgia and so on.

(4) General situation since the illness, such as mental status, appetite, change of body

weight, sleeping pattern, defecation and urination.

(5) History of diagnosis and treatment: drug name, dosage, effectiveness.

(6) History of communicable diseases, contact with contaminated water or food, surgical operation, abortion or delivery, and occupation.

2. Mucocutaneous hemorrhage

(1) Time, velocity, position, range, character (spontaneous or traumatic) and precipitating factors of bleeding.

(2) Accompanied by rhinorrhagia, bleeding gums, hemoptysis, hematochezia, hematuria or not.

(3) Symptoms of anemia and related diseases such as pallor, fatigue, dizziness, giddiness, tinnitus, hypomnesia, fever, jaundice, abdominal pain, osteodynia and arthralgia or not.

(4) History of allergic disorders, trauma, infection, liver and kidney disease suffered in the past.

(5) Easy bleeding in the past or family history of hemorrhagic disease.

(6) Occupational characteristic, chemicals and radioactive substance contact history, past medication history.

3. Edema

(1) Time, velocity, position, systemic or localized, symmetrical or not, pitting edema or not, relationship with posture change and exercise.

(2) Past heart, liver, kidney, endocrine, allergic disorders and correlated symptom or not, such as palpitation, shortness of breath, cough, expectoration, hemoptysis, dizziness, headache, insomnia, abdominal distension, abdominal pain, changes in appetite, weight, and urine volume.

(3) The relationship with drug, diet, menstruation and pregnancy.

4. Cough and expectoration

(1) Velocity of the onset and duration of cough; acute cough usually reveals acute respiratory infection, while persistent cough reveals chronic diseases.

(2) Characteristics of cough: short and irritable cough caused by Postnasal Drip Syndrome (PNDS) or deeply non-irritable cough caused by small airway and pulmonary disease.

(3) Dry cough or wet cough, the nature of sputum: the common causes of dry cough are pharyngitis, cough variant asthma (CVA), bronchial tumor, pulmonary venous congestion, and other causes include Postnasal Drip Syndrome, ACEI drugs and gastroesophageal reflux disease (GERD). The nature of sputum may be helpful for diagnosis, for example, rusty sputum can be seen in pneumococcus pneumonia, bloody gelatinous sputum is usually caused by klebsiella pneumonia, fetid sputum suggests anaerobic infection such as lung abscess.

(4) Time of cough: cough and expectoration occuring when the patients get up in the morning suffer from chronic bronchitis, chronic pulmonary abscess, cavitary pulmonary tuberculosis and bronchiectasis. But pulmonary venous congestion and cough variant asthma often cause evening cough when the patients fall asleep and in a state of prostration, which makes the patients wake up. In addition, the cough caused by Postnasal Drip Syndrome and GERD also happen at night. The cough caused by pulmonary venous congestion and GERD usually remits when the pa-

tients sit up.

(5) Precipitating factors and accompanied symptoms of cough onset: cough when contact with cold air or during execises suggests asthma; cough accompanying fever reveals acute bronchitis or pulmonary infection; wheezing rale in both lungs can be heard from patients with asthma or chronic asthmatic bronchitis; some local and persistent wheezing rale can be heard with airway constriction or bronchial tumor.

(6) Smoking history: a long history of smoking can contribute to the diagnosis of not only chronic bronchitis but also lung cancer. We must be fully alert to the possibility of lung cancer when the nature of cough changes, especially smoking patients.

5. Hemoptysis

(1) Hemoptysis or not: To differentiate hemoptysis from hematemesis is very important. Hemoptysis means coughing up blood from mouth, where the bleeding lesions are throat and lower respiratory tract or lung tissue. Epistaxis, oral hemorrhage, pharyngeal hemorrhage and gastrointestinal bleeding (hematemesis) may be diagnosed as hemoptysis by mistake. Pay attention to enquire whether there is obvious pathogeny and precursory symptom, blood color and mixture in the blood.

(2) Age of onset and nature of blood: To make sure the onset age and blood nature is useful for analysing the cause of hemoptysis. Serious hemoptysis in young adults usually means pulmonary tuberculosis, bronchiectasis and so on; discontinuous or persistent blood-stained sputum in middle-aged people highly suggests the possibility of bronchiogenic carcinoma; bloody gelatinous sputum in old people with chronic disease usually means klebsiella pneumonia.

(3) Accompanying symptoms: interrogation of accompanying symptoms is an important step in differential diagnosis. Pneumonia, pulmonary tuberculosis and pulmonary abscess will be firstly considered when there are accompanied fever, chest pain, cough and expectoration; bronchiogenic carcinoma should be considered when there are bucking and clubbed fingers; hematopathy, rheumatism, leptospirosis and epidemic hemorrhagic fever should be considered when accompanied with skin and mucosal hemorrhage.

(4) Personal history: pay attention to history of contact with tuberculosis patients, smoking history, occupational dust exposure, omophagia history of seafood, menstrual history and so on, which are significant for the diagnosis of hemoptysis caused by parasitic lung diseases and endometriosis.

6. Chest pain

(1) General data: age, velocity, precipitating factors, way of exacerbation and remission.

(2) Clinical manifestation of chest pain: position, nature, degree, duration, radiating pain or not.

(3) Accompanied symptoms: including symptoms and phases of respiratory function, cardiovascular system, gastrointestinal system and other systems.

7. Cyanosis

(1) Age of onset and sex: cyanosis since birth or young age is usually caused by congenital heart disease or congenital methemoglobinemia. Idiopathic paroxysmal methemoglobinemia usually occurs in child-bearing women, and cyanosis is related with their menstrual cycle.

(2) Position and clinical features: to differentiate the type of cyanosis. If the patient has central cyanosis, we need further interrogation about cardiac and pulmonary disease, for example, palpitation, syncope, chest pain, shortness of breath, cough, and so on.

(3) Precipitating factors and course: If the patient has acute cyanosis without heart or pulmonary symptoms, we need further interrogation about drugs, chemicals and metamorphic vegetables ingestion history, including intake of sulfur-compound drugs for constipation.

8. Dyspnea

(1) Precipitating factors of dyspnea: including whether there are basal factors and direct precipitating factors that causes dyspnea, such as heart disease, pulmonary disease, nephropathy, metabolic disease history or drug, poison ingestion history, as well as headache, disturbance of consciousness and history of head injury.

(2) The speed with which dyspnea developed: whether the onset is sudden or slow, progressive or intermittent with time.

(3) Relationship of dyspnea with body position and exercise: dyspnea caused by left heart failure for example.

(4) Accompanied symptoms: fever, cough, sputum, hemoptysis, chest pain and so on.

9. Palpitation

(1) Precipitating factors, time, frequency and duration.

(2) Whether there is precordial pain, fever, dizziness, headache, syncope, tic, shortness of breath, weight loss and sweating, insomnia, anxiety and other related symptoms.

(3) Whether there is heart disease, endocrine disease and anaemia or neurosis history.

(4) Whether there is habit of strong tea, coffee, alcohol and tobacco cases, with or without mental history.

10. Nausea and vomiting

(1) Onset of vomiting: whether there are precipitating factors or pathogeny, whether it is acute or chronic, the time of vomiting, the relationship with diet and exercise, characteristics of vomit.

(2) Incentive of vomiting, such as posture, eating, pharyngeal stimulating and so on.

(3) Characteristics and changes of symptoms: frequency of symptom onset, duration, severity and so on.

(4) Accompanied symptoms: abdominal pain, diarrhea, fever, headache, dizziness.

(5) Aggravating and relieving factors.

(6) Diagnostic and treatment processes.

11. Hematemesis

(1) To determine whether it is vomiting of blood: differentiate hematemesis from hemoptysis, epistaxis, oral hemorrhage, pharyngeal hemorrhage.

(2) Incentive of hematemesis: whether there is contaminated food or heavy drinking history.

(3) The color and the volume of the vomited blood.

(4) Accompanied symptoms: whether there are shivers, fever, abdominal pain, jaundice, skin and mucosal hemorrhage, oliguria and so on.

(5) General condition of patients.

(6) Past history, such as abdominal pain, acid reflux, hepatic disease and medication history.

12. Hematochezia

(1) The incentive and the cause of hematochezia, whether diet, eating cold, or spicy foods history, medication history or any mass poisoning.

(2) The amount of blood in the stool.

(3) Accompanied symptoms: such as abdominal pain, tenesmus, abdominal mass or obstruction and systemic bleeding.

(4) General condition of patients.

(5) Whether there is past history of diarrhea, abdominal pain, borborygmus, hemorrhoids, anal fissure, or whether used any anticoagulant, or with previous gastrointestinal surgery.

13. Abdominal pain

(1) Relationship with age, gender, occupation.

(2) Onset condition of abdominal pain, whether there are precipitating factors such as diet and surgery.

(3) The location, property and severity of the abdominal pain; the relationship between the time of abdominal pain onset and diet, exercise and posture.

(4) Accompanied symptoms such as fever, shivers, jaundice, shock, diarrhea, hematuria.

(5) Past medical history, such as peptic ulcer history, drinking history, cardiovascular accident history and menstrual history of child-bearing age women.

14. Diarrhea

(1) Onset of diarrhea: whether there are unclean food, travel, meals and other medical history, and whether stress or anxiety are related.

(2) Stool consistency and odor.

(3) Accompanied symptoms: such as fever, abdominal pain, tenesmus, anemia, edema, and malnutrition.

(4) History of mass poisoning.

(5) Exacerbation and remission factors of diarrhea, such as the relationship with diet and fatty food, effect of fasting and antibiotics.

(6) General condition after illness.

15. Constipation

(1) Stool frequency, feces volume, and whether it take efforts to defecate; onset and duration of the constipation.

(2) Whether long-term use of laxatives, drug type and course of treatment, whether have abdominal or pelvic surgeries.

(3) Whether have the history of taking drugs that can cause constipation.

(4) Accompanied symptoms: nausea, vomiting, abdominal distension, spastic abdominal pain and the feeling of tenesmus.

(5) With or without other diseases, such as metabolic and/or, endocrine disease or chronic

lead poisoning and so on.

16. Jaundice

(1) Determine whether it is jaundice, with or without urine color change.

(2) Jaundice onset, sudden or slow, with or without clustered onset, traveling history, history of drug use, prolonged history of alcoholism or liver disease.

(3) Accompanied symptoms: with or without gastrointestinal symptoms, abdominal pain, fever and so on.

(4) Jaundice time and fluctuations.

(5) The influence of jaundice on general condition.

17. Arthralgia

(1) Time of the onset of arthralgia: chronic arthralgia that recurrently attacks, shows symptoms mainly in organs involved, other diseases such as systemic lupus erythematosus often difficult to state the exact onset time. Traumatic and septic arthritis can often have a specific time of onset.

(2) The incentive for joint pain: rheumatoid arthritis attacks in cold and wet climate; gout is often induced by drinking or high purine diet; proliferative arthritis often due to excessive weight-bearing and excessive joint activity.

(3) Location of pain: septic arthritis is mostly seen in large and single joints; tuberculous arthritis is more common in the hip joint and spine; digital pain is commonly seen in rheumatoid arthritis; proliferative arthritis often occurs in knee joint; hallux and first metatarsophalangeal red, swelling, warm and pain are common in gout.

(4) The urgency and characteristics of pain onset: acute trauma, septic and gouty arthritis cause rapid and severe pain, with a kind of burning or throbbing cutting pain or jumping pain; fracture and ligament contusion produce sharp pain; pain of bone and joint tumors is dull; pain of systemic lupus erythematosus, rheumatoid arthritis, proliferative bone and joint diseases has a slow onset with less severe and aching pain .

(5) Exacerbation and remission factors: septic arthritis can be relieved by local cold compress; gout can be aggravated by drinking, antipyretic analgesic has little effect while colchicine has significant effect; joint pain and muscle strain can be relieved with rest, and it gets worse with exercise; in proliferative arthritis lying down in bed at night causes poor venous return which increases the intraosseous pressure, thus increasing the pain; when the patient gets up or does exercise, the venous return improves, and the pain gets relieved. However, excess activity also increases the pain.

(6) Accompanied symptoms: including local symptoms such as redness, swelling, burning, dysfunction and muscle atrophy, with or without general symptom.

(7) Occupational and living conditions: people with long-term weight-bearing occupations and living in the cold and wet environment are more susceptible to joint diseases.

(8) Chronic medical and drug history: pay attention to ask whether the patient has chronic diseases, espeially those that can lead to joint disease; and to ask about long-term analgesic and glucocorticoid use, and the dosage and frequency of the drugs.

18. Hematuria

(1) The color of urine; whether this is caused by food or drug that can cause red urine, or whether it is menstrual period, to exclude pseudo hematuria.

(2) Hematuria appeared in which phase of micturition, whether it is full hematuria, with or without blood clots.

(3) Whether it is associated with systemic or urinary tract symptoms.

(4) Whether there is fresh trauma at the waist and abdomen or due to urinary tract instrumentation.

(5) Whether have history of hypertension and nephritis.

(6) With or without family history of deafness and nephritis.

19. Oliguria, anuria and polyuria

(1) For oliguria we need to ask the patient: a. The time that oliguria began; b. The severity of oliguria, using amount of urine in 24 hours as standard; c. With or without the etiology that cause oliguria such as shock, massive hemorrhage, dehydration or cardiac insufficiency; d. Whether there is urinary tract diseases such as chronic nephritis, urinary stones, prostatic hypertrophy in the past and present; e. What symptoms are associated with oliguria.

(2) For polyuria, patients should be asked about the details: a. The time that polyuria began; b. The total output of urine in 24 hours; c. With or without increased thirst and/or daily intake; d. Whether taking diuretics; e. Associated with what kind of symptoms; f. With or without chronic disease history, medication history and efficacy and so on.

20. Headache

(1) Onset time, urgency duration, location and extent, severity, frequency (intermittent or persistent) and stimulation or mitigating factor.

(2) Whether have insomnia, anxiety, severe vomiting (whether projectile), dizziness, vertigo, syncope, sweating, seizures, visual impairment, sensory or motor abnormalities, mental disorders, disturbance of consciousness and other related symptoms.

(3) Whether have infection, hypertension, atherosclerosis, brain trauma, cancer, mental disorders, epilepsy, nerve disorders and history of eye, ear, nose, or teeth disease etc.

(4) Occupation characteristics, history of exposure to toxic substances.

(5) Course of the treatment and its effects.

21. Disturbance of consciousness

(1) Onset time, condition before and after onset, precipitating factors, duration and severity.

(2) With or without fever, headache, vomiting, diarrhea, skin and mucous membrane bleeding, symptoms related to sensory and motor disorders, etc.

(3) With or without acute infective shock, hypertension, atherosclerosis, diabetes, kidney disease, pulmonary heart disease, epilepsy, brain trauma, cancer and other medical history.

(4) With or without poisons and toxic exposure history.

Practice X Electrocardiogram

• Contents

1. The structure of an electrocardiograph and the recording method (demonstration).
2. Reviewing method of an electrocardiogram and the statement of the report.
3. Read normal electrocardiograms and several common abnormal electrocardiograms.

• Objectives and requests

1. Understand main parts of electrocardiograph and recording method, and the principle of an electrocardiogram generation. Grasp the connection procedure of the frequently used leads.

2. Understand the denomination, measurement and calculation methods of the waves of an electrocardiogram, and determination of electrical axis by naked eyes.

3. Grasp the charactetics of normal electrocardiogram and the normal value of waves.

4. Grasp reviewing methods of a normal electrocardiogram and descriptions of an electrocardiogram report.

5. Master or grasp the main characters of common electrocardiograms.

6. Understand other common examinations of electrocardiology.

• Preparations

1. An electrocardiograph recording machine, small compasses, big compasses、teaching atlas of electrocardiograms, report paper of electrocardiograms, and so on.

2. Electrocardiogram Map or PowerPoint files.

(1) the denomination of the waves of normal electrocardiograms.

(2) measurements of the waves of a group of typical common electrocardiograms.

• Procedures

1. Brief introduction of the experiment aims, contents and requests.

2. Brief introduction of the recording of an electrocardiogram, and notes to manipulate an electrocardiograph.

3. Brief introduction of measurements of electrocardiogram waves, heart rate, and the determination of electrical axis by naked eyes.

4. Brief introduction of methods of reviewing, analyzing and decrypting electrocardiograms.

5. Key points: Guided by a teacher, students review a normal electrocardiogram and describe it.

6. Key points: Review and analyze several typical abnormal electrocardiograms together with students.

7. Summarize the practice and recycle compasses. Request every student to finish a report of a normal electrocardiogram after class.

• Regulations

Manipulate an electrocardiograph and connection of routine12 leads

1. Place an electrocardiograph on a steady platform gently. Prevent any vibrating or corrosive contacts.

2. Before using alternating current to record an electrocardiogram, you need a manostat to transfer electric current. Before recording the electrocardiogram, make sure to earth the electrocardiograph. When the electrocardiograph is working, stop using any interferential instruments.

3. Usually, subjects are requested to rest for 5 minutes before examination and asked to lie on the back, relax their limbs, and to breathe quietly, without moving during the recording of the electrocardiogram. Others may not touch the subject. In emergency, subjects may be examined immediately without rest.

4. Check the connection between leads and the electrocardiograph. Smear brine or clear water (usually clear water) where electrodes are to be placed.

5. Connect lead electrodes to the subject(Figure 10-1).

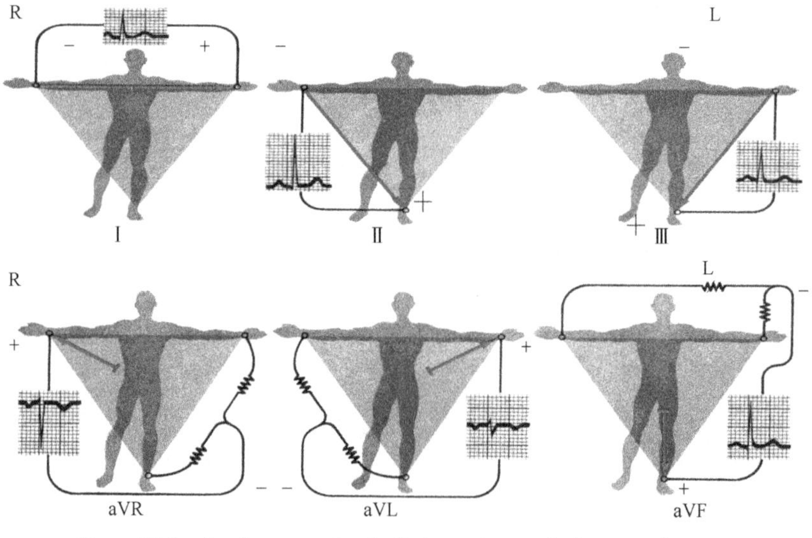

Figure 10-1 Leads connection in limbs and normal electrocardiogram

(1) Limb lead electrodes: Upper limb electrodes are placed on the area 3cm above the wrist joint. Lower limb electrodes are placed at the area 7cm above medial malleolus. The ends of the

leads are all marked with different colors to be identified. ①the red tip of lead is connected with right upper limb; ②the black tip of lead is connected with right lower limb; ③the yellow tip of lead is connected with left upper limb; ④the green tip of lead is connected with left lower limb.

Comment: the two electrodes of lower limbs can be placed on the same limb. Electrode plates should be kept separate to prevent mutual contact.

The electrocardiogram on the leads of Ⅰ, Ⅱ, Ⅲ, aVR, aVL and aVF may be recorded with above methods.

(2) Unipolar chest leads (Figure 10-2-Figure 10-3): The ends of the leads are marked with letters and different colors. The leads are colored red, yellow, green, brown, black, violet in turns, representing C_1, C_2, C_3, C_4, C_5, C_6. (C_1-C_6 are points on the chest where the electrodes for leads V_1-V_6 are placed). C_1-C_6 can record every chest lead electrocardiogram arbitrarily.

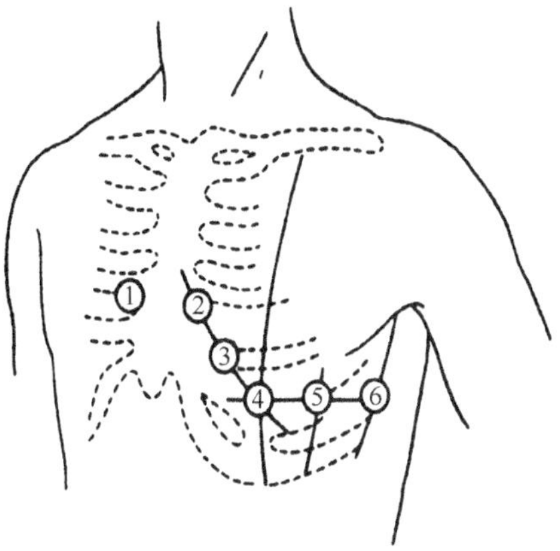

Figure 10-2 The position of chest lead electrodes

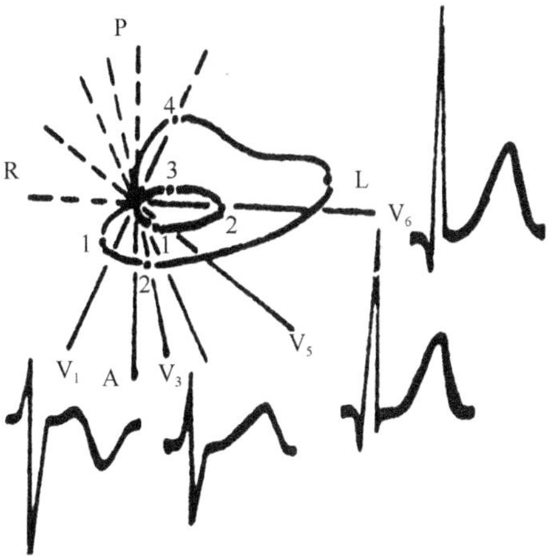

Figure 10-3 Vector loop in transverse plane and relation with precordial lead electrocardiogram

The position of lead V_1: right sternal border, 4th ICS.

The position of lead V_2: left sternal border, 4th ICS.

The position of lead V_3: midpoint between V_2 and V_4.

The position of lead V_4: left mid-clavicular line, 5th and 6th ICS.

The position of lead V_5: left anterior axillary line, horizontal to V_4.

The position of lead V_6: left mid-axillary line, horizontal to V_4.

These are common 12 leads as listed above. V_7, V_8, V_9, and V_{3R}, V_{4R}, V_{5R} (because these 6 leads are seldom used, we don't describe them here) are needed in special situation.

Note: bowl electrodes are used in chest leads.

6. Monitoring the screen, we can record the electrocardiogram when the waves are stable. Life saving is the first step for a severely ill patient. When the patient's condition is stable, record electrocardiograms. Rescue of the patient and the recording of the electrocardiograms may be done simultaneously.

7. After recording, remove and put back all the electrodes. Write down the patient's name,

sex, and age on the electrocardiogram. If there is no time marker on the electrocardiogram, note recording time, including year, month, day, hour and minute in emergency situations.

8. Review complex electrocardiograms and check lead connections before removing leads. Avoid misdiagnosis from faulty lead connections.

Measurement and analysis of ECG

1. Time and amplitudes(Figure 10-4)

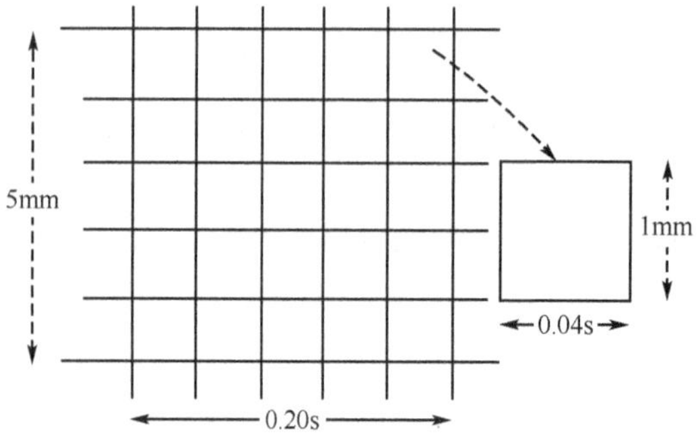

Figure 10-4 The electrocardiogram paper denotation methods

(1) Time: The electrocardiogram paper is composed of 1 mm^2 small blocks fractionated by ordinate and striping. When chart speed is 25mm/s, the width of every small block is 0.04s. A mid-block is composed of five small blocks, and its width is 0.20s. The width of five mid-block is 1.00s.

(2) Amplitudes: Using standard voltage, altitude of ten small blocks is 1.0mV, and altitude of every small block is 0.1mV. While using 1/2 standard voltage, altitude of every small block is 0.2mV, and altitude of five small blocks is 1.0mV.

2. Measure content

(1) Time: Duration from the inner margin of the wave onset to the inner margin of the wave end-point(Figure 10-5).

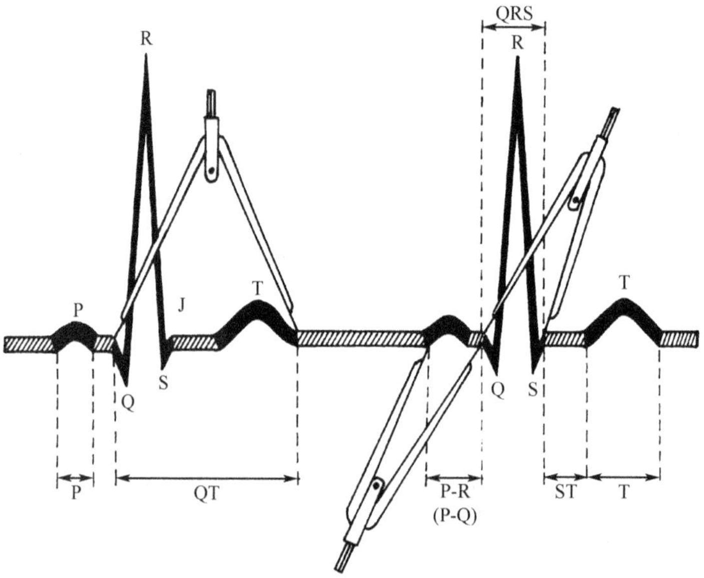

Figure 10-5 Measurement of duration of every wave of an electrocardiogram

(2) Amplitude: Upward wave is measured from the superior margin of baseline to the peak of the topmost wave. Downward wave is measured from the inferior margin of baseline to the lowest

margin of the wave(Figure 10-6).

3. Measure content

(1) P-P interval: The interval from the onset of a P wave to the onset of the next P wave. Measure 10 P-P intervals, and then calculate the average value.

(2) R-R interval: The interval from the onset of a QRS wave to the onset of the next QRS wave. Measure 10 R-R intervals, and then calculate the average value. In normal sinus rhythm, P-P interval is equal to R-R interval.

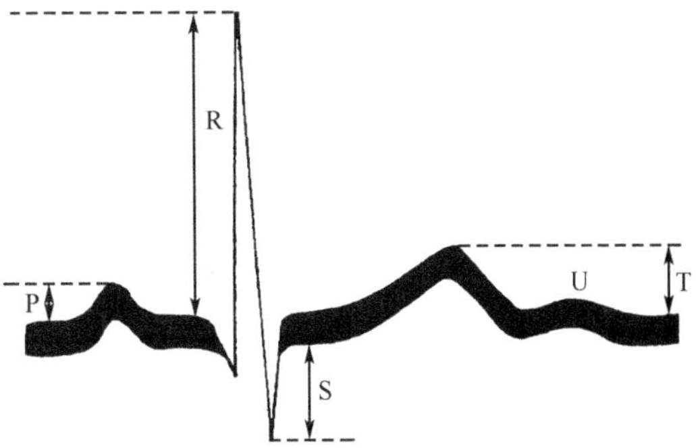

Figure 10-6 Measurement method of the wave am-pli tude of an electrocardiogram

Calculate heart rate: R rate (ventricular rate): 60 second/mean R-R interval

P rate(atrial rate): 60 second/mean P-Pinterval

In normal sinus rhythm, P rate = R rate

(3) P-R interval: Pick up the suitable lead where P wave is distinct, and QRS complex includes Q wave, measure electrocardiogram parameters. Usually, choose lead Ⅱ to measure P-R interval.

(4) P wave: Note the direction of P wave in every lead. Upright P is expressed by(+). Downward P wave is expressed by (−). Biphasic wave, if first upright then negative, is expressed by(+ −); if first negative then upright, it is expressed by (− +). At the same time, the duration, amplitude, shape of P wave should be observed. (Figure 10-7).

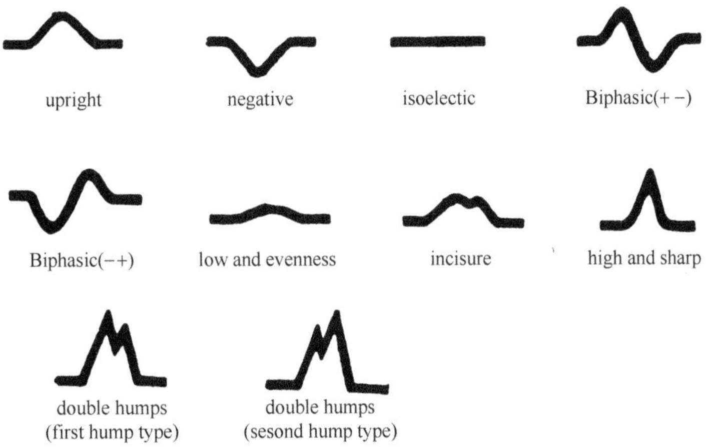

Figure 10-7 Different shapes of P wave

(5) QRS complex: Choose suitable lead where baseline, the onset and endpoint of QRS complex are clear, and measure the width (duration) of QRS complex. Denominate concrete name of QRS complex in every lead. If the incipient part of QRS complex is negative, it is called Q. The upward part of QRS complex is called R wave, and the negative part following R wave is called S. The name of QRS complex is expressed by capitalization or lowercase letter in English in

according to the amplitude(Figure 10-8). If the amplitude of wave is less than 0. 5mV, or less than half of the amplitude of dominant wave, the wave is expressed by lowercase letter. On the contrary, the wave is expressed by capitalization. With these methods, different shapes of QRS complex may be demonstrated.

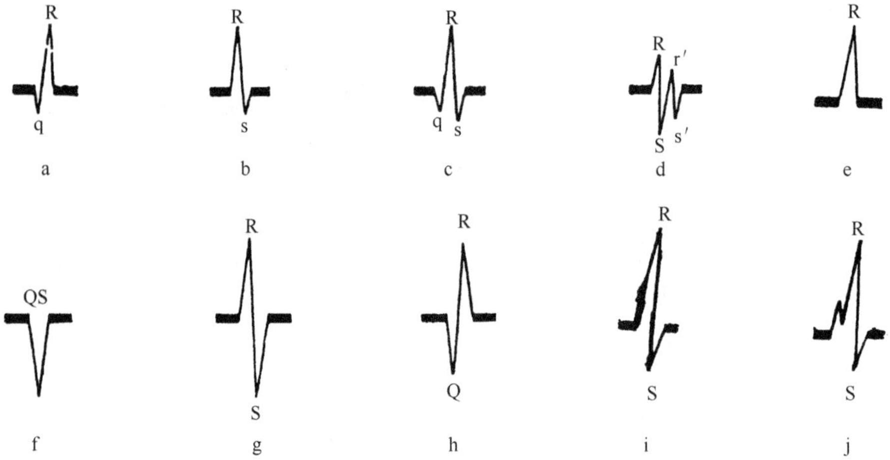

Figure 10-8 Different shapes and designation of QRS complex

a. qR type; b. Rs type; c. qRs type; d. RSr's' type; e. R type; f. QS type; g. RS type; h. QR type; i. Rs type (starting part thickness); j. Rs type(starting part abortion)

(6) ST segment: Observe if ST segment is deviated from baseline. If it offsets upward, it is called elevation; if it offsets downward, it is called depression. The latter includes horizontal depression, downsloping depression and upward depression, and so on. Usually, T-P horizon is regarded as baseline. At the point 0. 04s after J (Figure 10-5), measure the ST depression. If there is no J, measure the ST depression at the point 0. 08s after the peak of R wave(Figure 10-9).

(7) T wave(Figure 10-10): upright(+), inversion(−) or biphasic(+ − or − +), flat or evenness (T<R/10).

(8) QT interval: The interval from the onset of QRS complex to the termination of T wave. Choose the leads in which the QT interval is longest.

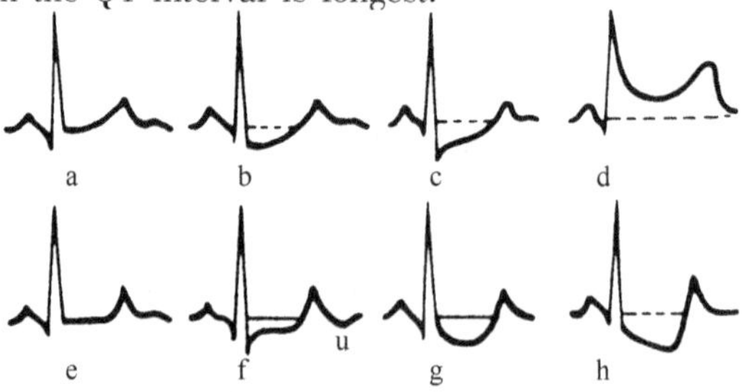

Figure 10-9 Different changes of ST segment

a. normal ST segment; b and c. ST segment depression with J point downward; d. ST segment elevation and T wave elevation (usually occurred in Prinzmetal's variant angina pectoris and hyperacute phase of myocardial infarction); e. ST segment horizontal prolongation with ST-T included angle sharp; f. ST segment horizontal depression; g. ST segment downward depression; h. ST segment downsloping depression(the later three are the changes of ischemia).

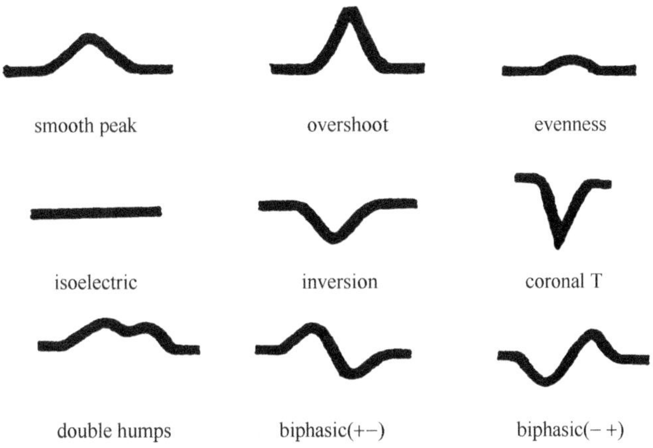

Figure 10-10 Different shapes of T wave

Estimation and principle of electrical axis of heart (frontal plane of QRS electrical axis)

1. Visualization(Figure 10-11)

When dominant waves are both upright in lead Ⅰ and Ⅲ, the axis is normal;

When dominant wave is downward in lead Ⅰ, upright in lead Ⅲ, the axis is right deviated;

When dominant wave is upright in lead Ⅰ, downward in lead Ⅲ, the axis is left deviated;

When dominant waves are both downward in lead Ⅰ and Ⅲ, the axis is exceedingly right or left deviated.

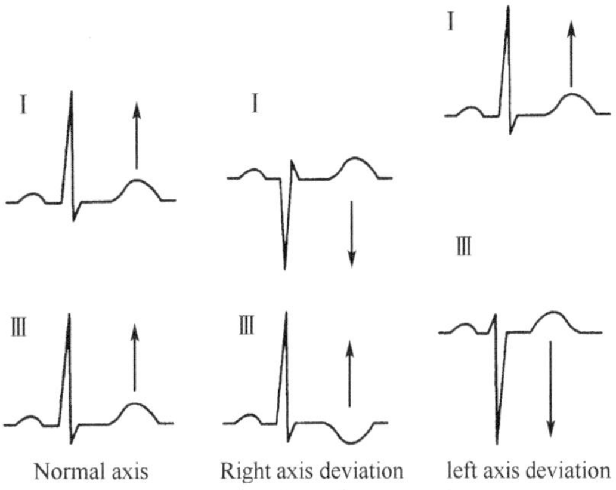

Figure 10-11 Visualization of mean axis of QRS complex

2. Amplitude: Calculate the algebraic sum of QRS amplitude of lead Ⅰ and Ⅲ. In these two axes of leads (Ⅰ, Ⅲ) of the hexaxial reference system, obtain the sections corresponding to the algebraic sums from the center crossing point. At the end of these two sections, scribe vertical lines, in which crossing point is connected with the central crossing point of the hexaxial reference system. The connecting line is the electrical axis of heart. The angle of the axis and the positive side of lead Ⅰ is the angle of electrical axis of heart. Clockwise is expressed(+), and counterclockwise is expressed(−). You can also find the angle of electrical axis of heart on the calculation tab according to the algebraic sums which are calculated by the method above.

3. The principle of estimation of electrical axis of heart

The normal axix ranges from −30°−+90°. The axis ranges from −30° to −90° is left deviated. The axis ranges from +90° to +180° is right deviated. The axis ranges from −90° to −180° is "indeterminate axis".

The characters and reference values of normal adult electrocardiogram.

1. P wave: P represents electrical change of left and right atrial depolarization. The resultant vector of atriums directs towards the positive poles of leads Ⅰ, Ⅱ, aVF, V_4 ~ V_6, producing a positive P wave in these leads. Generally, the atrial axis is nearly perpendicular to lead aVL, so the P wave in this lead usually looks somewhat flat or biphasic. The main vector of atrial depolarization moves directly away from the positive pole of aVR, and the nomal P wave at aVR is, therefore, negative. Normal P wave is less than 0. 12s, with the amplitude less than 0. 25mV in limb leads, less than 0. 20mV in chest leads.

2. PR interval: P-R interval represents the period from initiating depolarization of atria to the initiating depolarization of ventricles. Usually, choose the lead where P wave is clear and QRS wave includes Q wave to measure it. When heart rate is within normal range, P-R interval varies from 0. 12-0. 20s in adults; in infant and with tachycardia, the P-R interval shortens correspondingly; in old people and with bradycardia, the P-R interval prolongs a little, but less than 0. 22s.

3. QRS complex: represents the electrical change of ventricular depolarization.

(1) Time: almost 0. 06-0. 10s, and less than 0. 11s at the most.

(2) Waveform and amplitude: The ventricular vector normally points toward the positive poles of leads Ⅰ, Ⅱ, aVL, aVF, so the QRS complexes in these leads are predominantly positive. It points directly away from the positive pole of aVR, and consequently, the QRS in this lead is negative.

The first ventricular structure depolarized is septum. Normally, septum depolarization is from left to right, producing a small R wave in the leads V_1 and V_2. This is followed immediately by depolarization of the ventricular free walls. Since the left ventricle has by far the greater muscle mass, more current is generated on the left side. For this reason main QRS vector points toward left, producing a deep S wave in V_1 and V_2. Depending on the position of septum with a nearly equiphasic QRS complex may be seen in leads V_2-V_4, indicating transition from right to left ventricle. At other times transition may occur quite abruptly, with V_3 or V_4 predominantly positive. Left to right septal depolarization is indicated in V_5 and V_6 by a very small septal Q wave. The main QRS vector moving toward the left produces a tall R wave in V_5 and V_6, with the R in V_5 is generally taller than in V_6. The increasing height of the R wave from V_1 to V_5 is referred to normal R wave progression.

Age, body build, and disease may affect this progression of R waves. The combination of small waves and persistence of S waves to lead V_5 or V_6 is called clockwise rotation of the precordial leads. The appearance of tall R waves in V_2, with early disappearance of the S waves, on the other hand, is called counterclockwise rotation.

(3) Q wave: The normal Q amplitude should be less than 1/4 R of the same lead, and the time of Q should be less than 0. 03s (the time of Q may exceed 0. 04s slightly in lead Ⅲ, aVR, aVL). Lead V_1、V_2 can not present q wave, but may present QS wave.

4. ST segment: ST segment is detected from the end of QRS to the onset of T, representing the phase 2 of action potential. Normal ST segment is isoelectric, sometimes slightly deviated. Depression is less than 0. 05 mV in every lead and elevation less than 0. 3mV in leads V_1-V_3,

less than 0. 1mV in leads V_4-V_6 and limb leads.

5. T wave: T wave, representing the electric change of ventricular repolarization, is dull occurring after ST segment.

(1) Direction: Usually, T wave conforms to the dominant wave of QRS complex in orient ation. T wave is upward in leads Ⅰ, Ⅱ, V_4-V_6, downward in lead aVR. In leads Ⅲ, aVL, aVF, V_1-V_3, T wave may be upward, downward or biphasic. However, if T wave is upward in lead V_1, it can not be downward in leads V_2-V_6.

(2) Amplitude: Except in leads Ⅲ, aVL, aVF, V_1-V_3, the T amplitude of other leads may not be less than 1/10 R in the same lead. T wave may reach up to 1. 2-1. 5 mV in chest leads, but less than R in the same lead.

6. Q-T interval: QT interval, from the onset of QRS complex to the end of T wave, represent the time of ventricular depolarization and repolarization. Q-T interval is closely related with heart rate. The duration of QT interval decreases as heart rate increases and vice versa. When heart rate varies between 60-100 bpm, normal Q-T interval is 0. 32-0. 44s. Because Q-T interval is influenced by heart rate, the corrected QT interval is commonly used. $Q\text{-}Tc = Q\text{-}T/(R\text{-}R)^{1/2}$. The maximum of Q-Tc is 0. 44s.

7. U wave: U wave, an additional low-amplitude, may occur at 0. 02-0. 04s after the T wave. Normally, U wave has the same polarity as the preceding T wave, and is largest in the chest leads, particularly in lead V_2 and V_3. Normally, U wave $<$ T wave in amplitude. If T wave is flattened and the size of U wave increases obviously with double humps, it suggests hypokalemia.

Reading method and report procedure of an electrocardiogram

1. Scan the electrocardiogram and understand if the items are filled completely, if there is any omission in tracing leads, if tracing leads are connected wrongly, if there is artificial error in tracing. Understand calibration voltage form and amplitude. Revise the deficiency in the electrocardiogram and fill in general data (including name, age, serial number, and so on).

2. Observe every wave, including rhythm and rate. In according to the shape of QRS complex in leads Ⅰ and Ⅲ, estimate the electric axis. Observe the shape of chest leads and alternation rule of the shape, latitude and amplitude of QRS complex in chest leads from right to left. Observe if there is low tension, abnormal Q wave, changes of ST-T, QT interval, U wave direction and amplitude when U wave is present, and record what you observe in the character pen of the electrocardiogram in turn (After proficiency you can describe the characters in brief and concise).

3. Measure and calculate the relevant values (such as P-P interval, R-R interval, atrial rate, ventricular rate, P-R interval, QRS duration, Q-T interval, Q-Tc, electric axis, time and amplitude of abnormal P waves, QRS complexes, the deviation amplitude of ST segment, and so on (Even if the values are measured automatically by machine, rechecking is needed to prevent the instrument errors and wrong diagnoses). Record the results in turn in related categories.

4. In according to the characters of the electrocardiogram, clinic and post ECGs, make a diagnostic conclusion of the electrocardiogram. Record the diagnostic conclusion in the diagnostic

category of the electrocardiogram in terms of rhythm, electric axis, results above, and so on. If there is no time record in the electrocardiogram, record tracing time(precisely in second in heavy patient), and report date, signature.

The characters of common electrocardiograms

1. Left atrial enlargement(Figure 10-12) : The duration of P wave is greater than or equal to 0. 12s. Double-peaked P waves have a distance of 0. 04 second or more between peaks. In lead V_1, it presents a biphasic (first upright then negative) P wave with the negative portion abnormally deeper and $Ptfv_1 > -0.04$mm-sec. The change is typically seen in mitral stenosis, called "mitrale P".

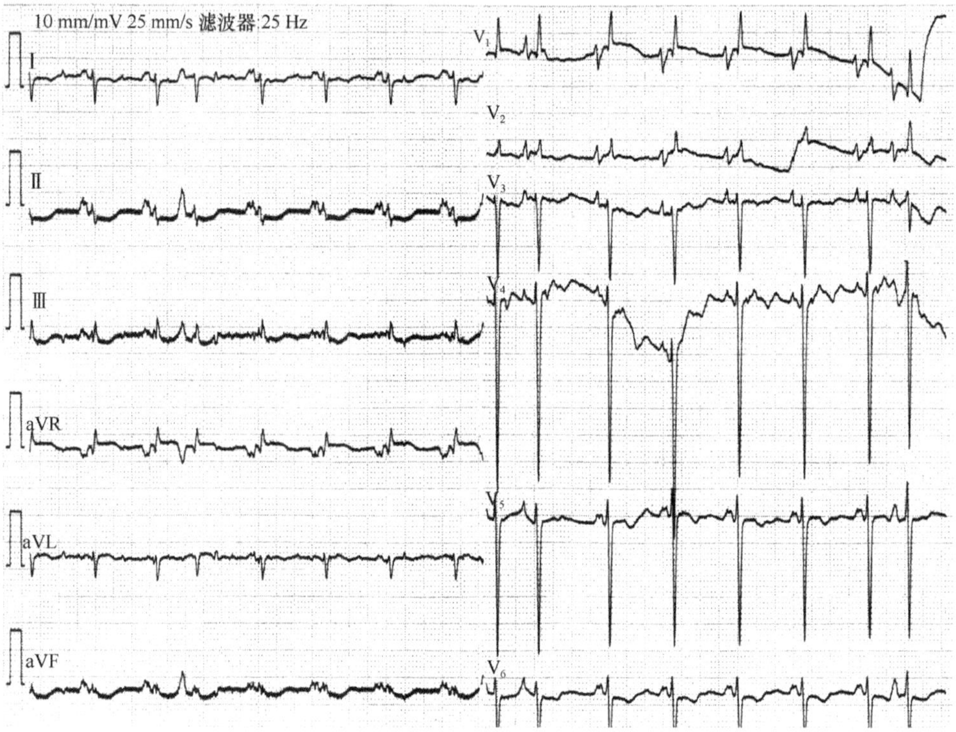

Figure 10-12 Male, 59y, rheumatic heart disease, mitral valve stenosis. ECG: Left atrial enlargement (Double-peaked P waves), with atrial premature beats

2. Right atrial enlargement(Figure 10-13) : Peaked P waves with amplitudes of ≥0. 25mV in limb leads and ≥0. 20mV in chest leads, are usually seen in pneumocardial disease, named "pulmonale P".

3. Biatrial enlargement(Figure 10-14) : P wave is prolonged with the duration of ≥0. 12s, with the amplitude of ≥0. 25mV. P wave is higher and biphasic in lead V_1, with the amplitude of the upward and downward portions out of normal range.

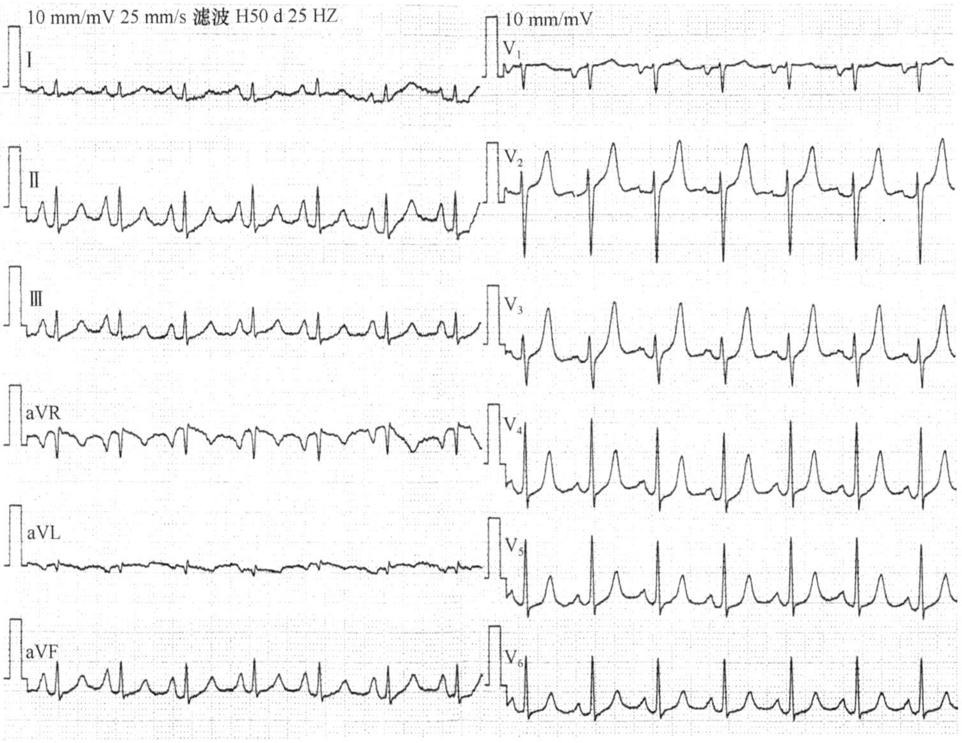

Figure 10-13 Male, 71y, heavy pneumocardial disease, typical pulmonale P in ECG

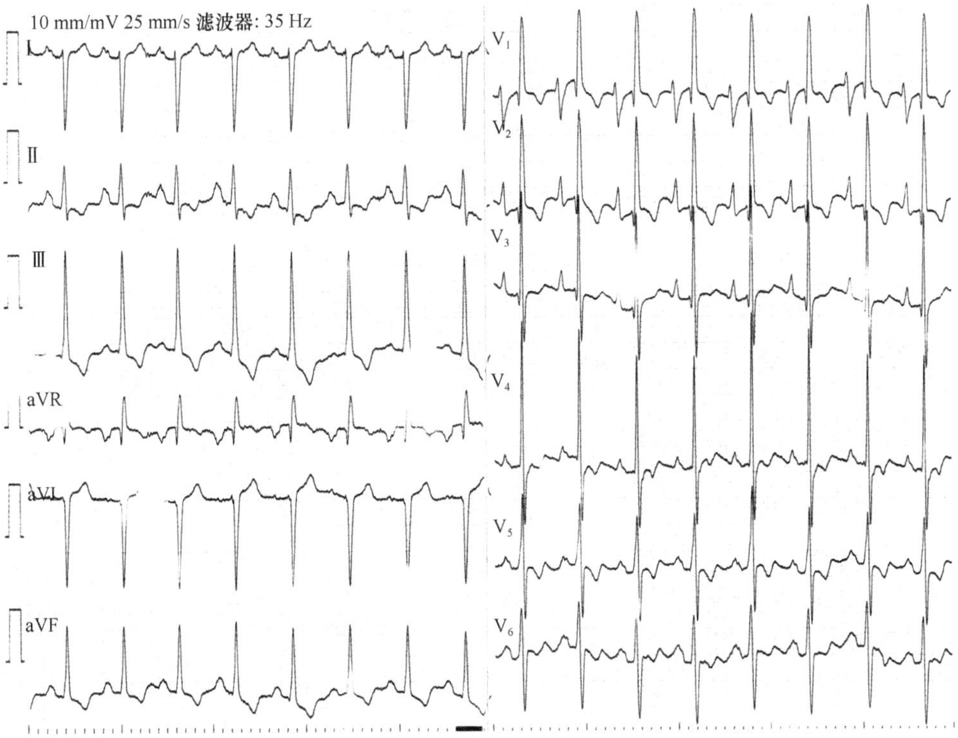

Figure 10-14 Male, 55y, rheumatic heart disease, mitral valve stenosis. ECG: Biatrial enlargement, right ventricular hypertrophy

4. Left ventricular hypertrophy (Figure 10-15)

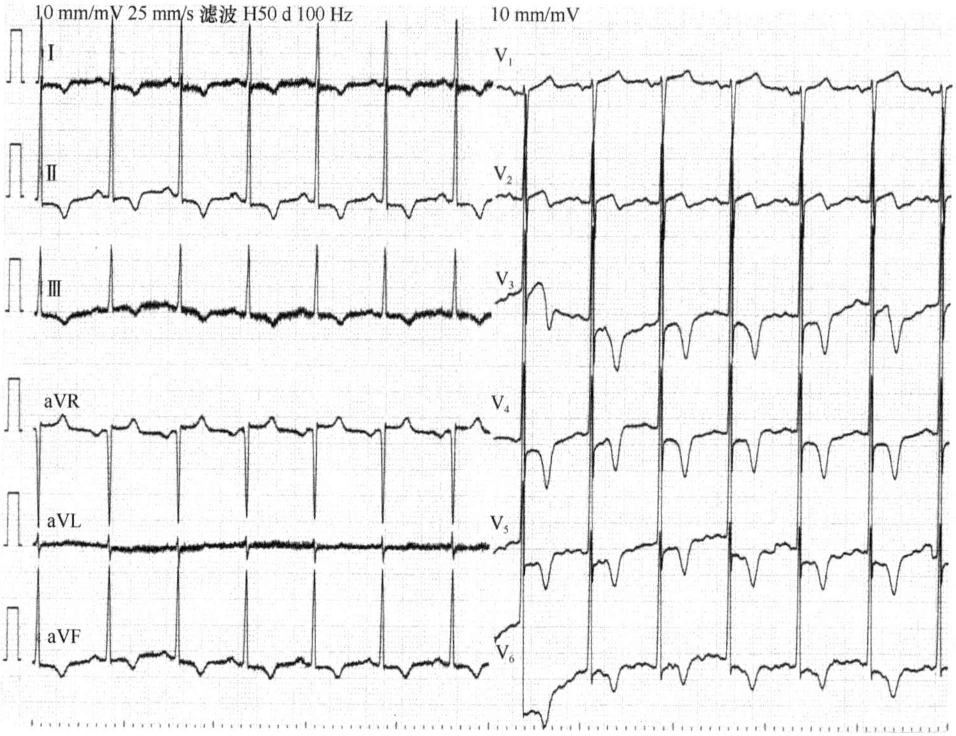

Figure 10-15 Male, 67y, hypertension (30y). ECG: typical left ventricular hypertrophy, with T wave sharp and inverted. It suggests myocardial strain or ischemia

(1) Left ventricular high voltage: R_{V_5}>2. 5mV or R_{V_5}+S_{V_1}>3. 5mV(female), >4. 0mV(male); R_I>1. 5mV, R_{aVL}>1. 2mV, R_{aVF}>2. 0mV, or R_I+S_{III}>2. 5mV.

(2) Accompanied with ST-T changes: T wave is flat, biphasic, or inverted in leads with higher R wave, accompanied with ST segment depression by 0. 05mV. In leads where QRS complex is predominantly negative (such as in V_1), T wave is upright and ST segment is elevated (but less than the standard value).

(3) Accompanied with electrical axis left deviated, usually less than −30°.

5. Right ventricular hypertrophy and enlargement (Figure 10-16)

(1) R_{V_1}>1. 0mV, R_{V_1}+S_{V_5}>1. 2mV; R_{aVR}>0. 5mV, V_1: R/S ratio ≥1, aVR: R/q or R/S ratio≥1.

(2) Electric axis right deviated.

(3) Accompanied with ST-T changes: T wave is biphasic, inverted, with ST segment depressed in right chest leads (such as lead V_1).

6. Myocardial infarction (MI)

(1) Three essential pattern of ECG in MI

1) ischemic change: Peaked T wave.

2) injury change: ST segment elevated (usually dorsi-arcus upward).

3) necrotic change: abnormal Q wave.

(2) Variation and phases of myocardial infarction (MI) (Figure 10-17).

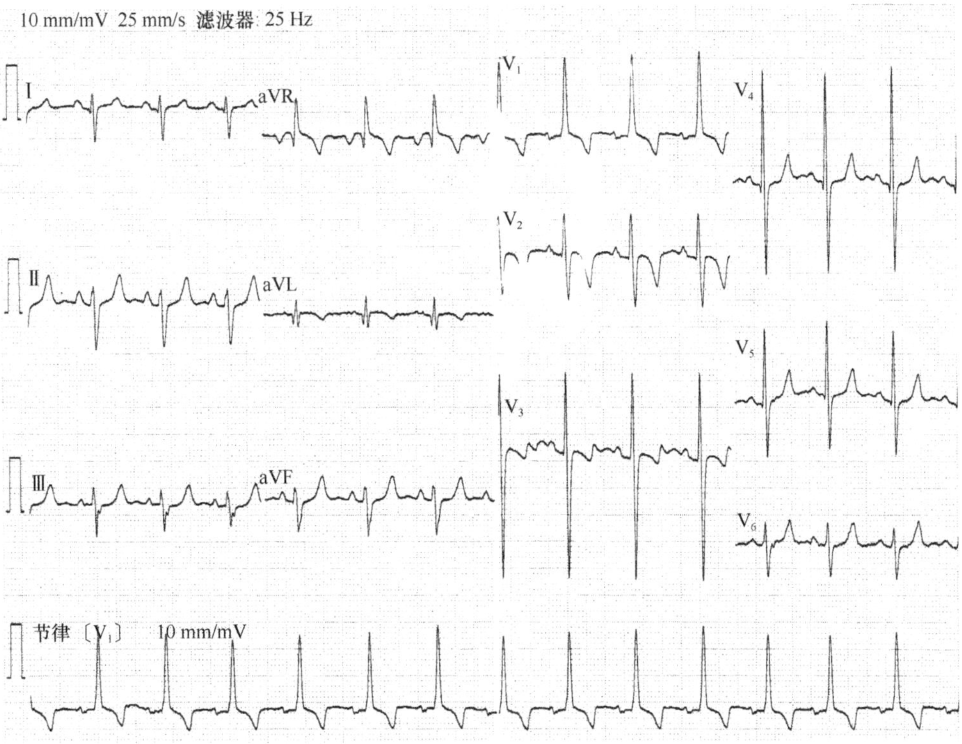

Figure 10-16 Female, 8y, congenital heart disease. ECG: typical right ventricular hypertrophy and enlargement, with electric axis right deviated and T wave inverted in lead $V_1 \sim V_3$

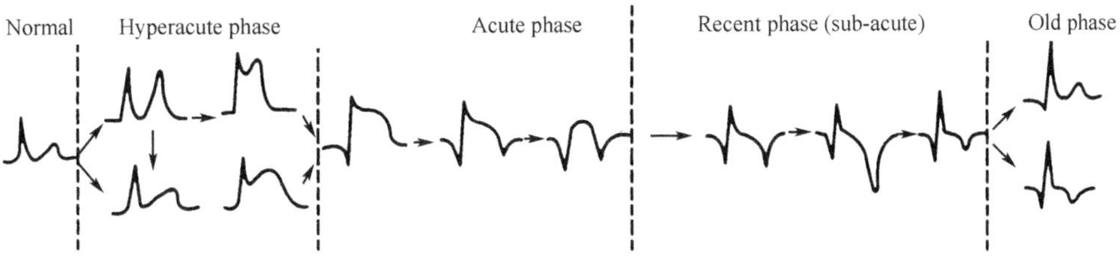

Figure 10-17 Typical variation and different phase of acute myocardial infarction

1) hyperacute phase: T wave is higher without abnormal Q wave and ST segmentise is elevated afterwaids (several minutes or hours after infarction).

2) acute phase: there is abnormal Q wave or QS wave. ST segment is elevated (with the terminal of T wave inverted), but lower than that in hyperacute phase and depressing progressively (several days and weeks after infarction).

3) recent phase: there is abnormal Q wave. ST segment returns to isoelectric level. T wave is inverted, but gradually returning to normal (several weeks and months after invasion).

4) old phase: there is only abnormal Q wave. ST-T is almost normal without variation (3-6 months after infarction).

(3) Locations of myocardial infarction according to the lead of elevated ST segment and abnormal Q wave QS wave, MI areas can be located (Figure 10-18-Figure 10-21).

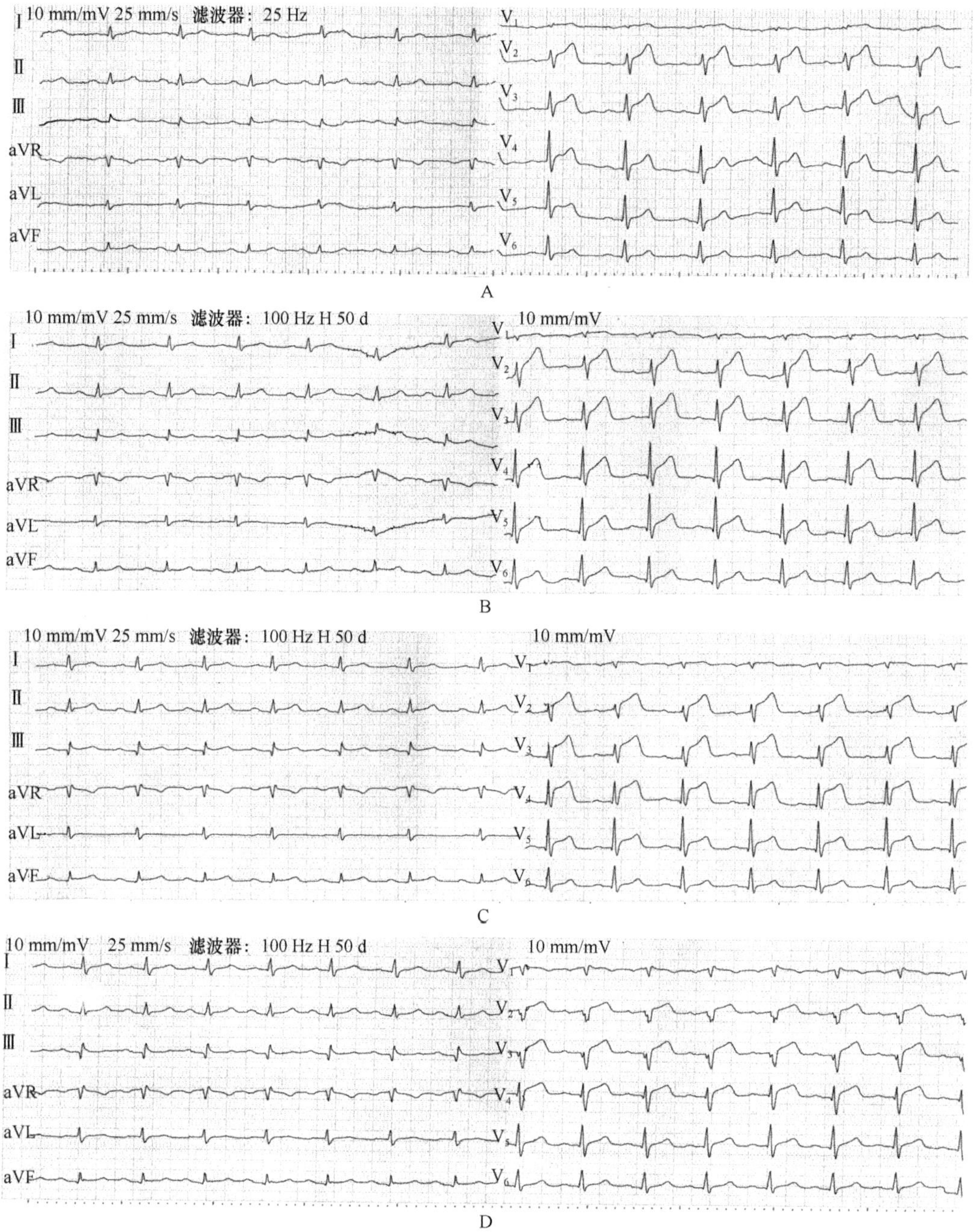

Figure 10-18 A 59-year-old man came to the hospital complaining of chest pain for 20 minutes. A. ECG at admission. B. ECG 1 hour after admission. C. ECG 2 hours and 30 minutes after admission. D. ECG 5 hours after admission. Final diagnosis: acute anterior wall myocardial infarction; I° atrioventricular conduct block. You can observe the dynamic variation of ST seg-ment and T wave and formation of Q wave in acute myocardial infarction

1) Antero-inferior wall: elevated ST segment followed by abnormal Q wave or QS wave in leads V_1, V_2 and V_3.

2) Anterior wall: elevated ST segment followed by abnormal Q wave or QS wave in leads V_3

and V_4.

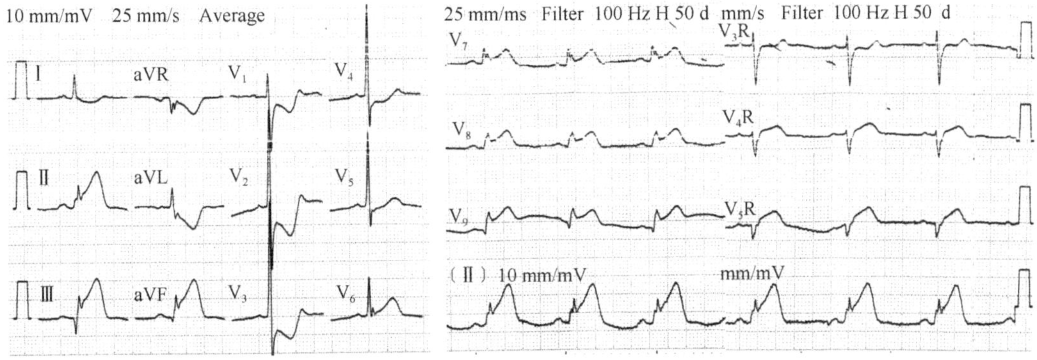

Figure 10-19 ECG of a 69-year-old man recorded following 40 minutes' chest pain. ECG suggestion: acute inferior and posterior wall and right ventricular infarction

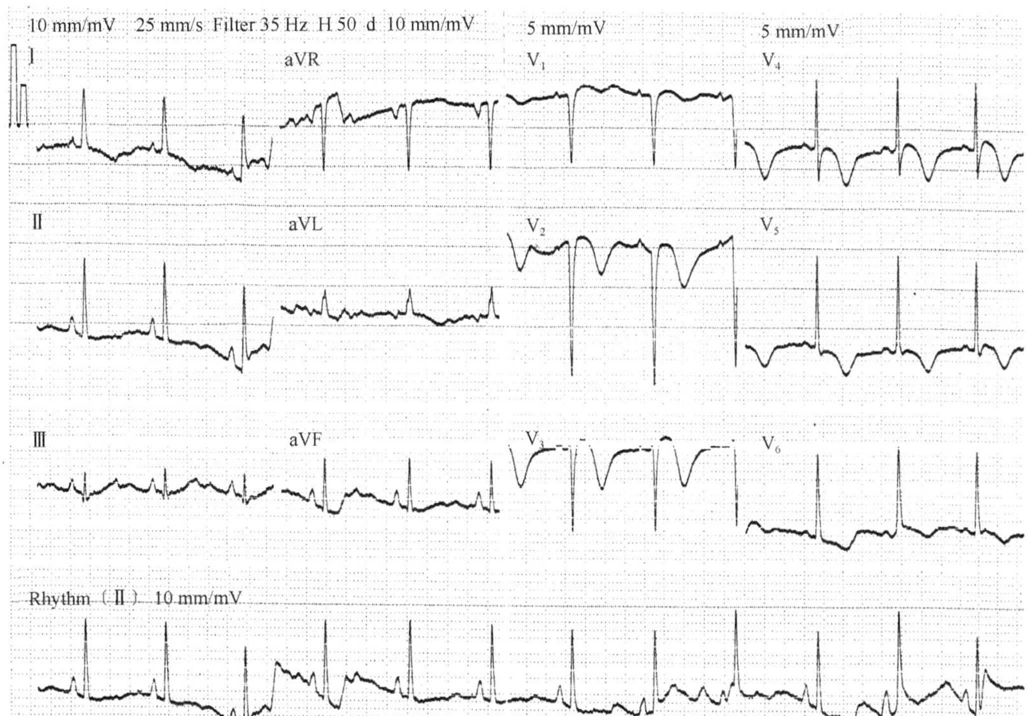

Figure 10-20 ECG of a 70-year-old man obtained a month following acute myocardial infarction. ECG suggestion: recent myocardial infarction

3) Antero-lateral wall: elevated ST segment followed by abnormal Q wave or QS wave wave in leads V_5 and V_6.

4) Inferior wall: elevated ST segment followed by abnormal Q wave in leads Ⅱ, Ⅲ and aVF.

5) Posterior wall: elevated ST segment followed by abnormal Q wave in leads V_7, V_8 and V_9.

6) Hypsi-lateral wall (supra-lateral wall): elevated ST segment followed by abnormal Q wave in leads Ⅰ and aVL.

7) Lateral wall: elevated ST segment followed by abnormal Q wave in leads Ⅰ, aVL, and $V_5(V_6)$.

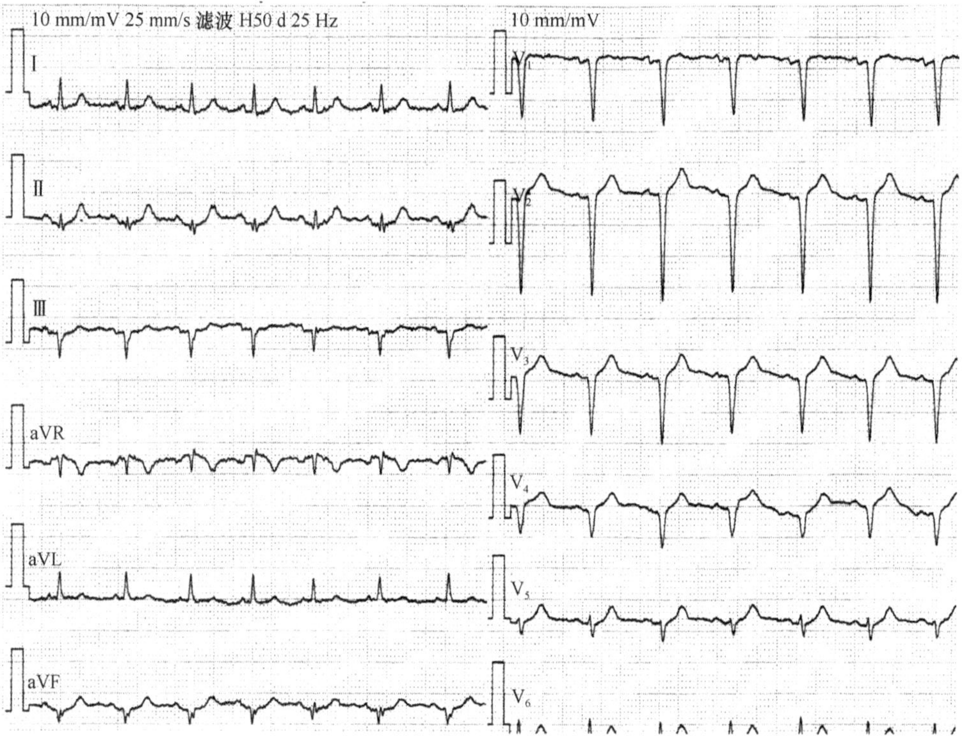

Figure 10-21 ECG suggestion: old ante-inferior wall and antetheca MI

7. Sinus tachycardia (Figure 10-22)

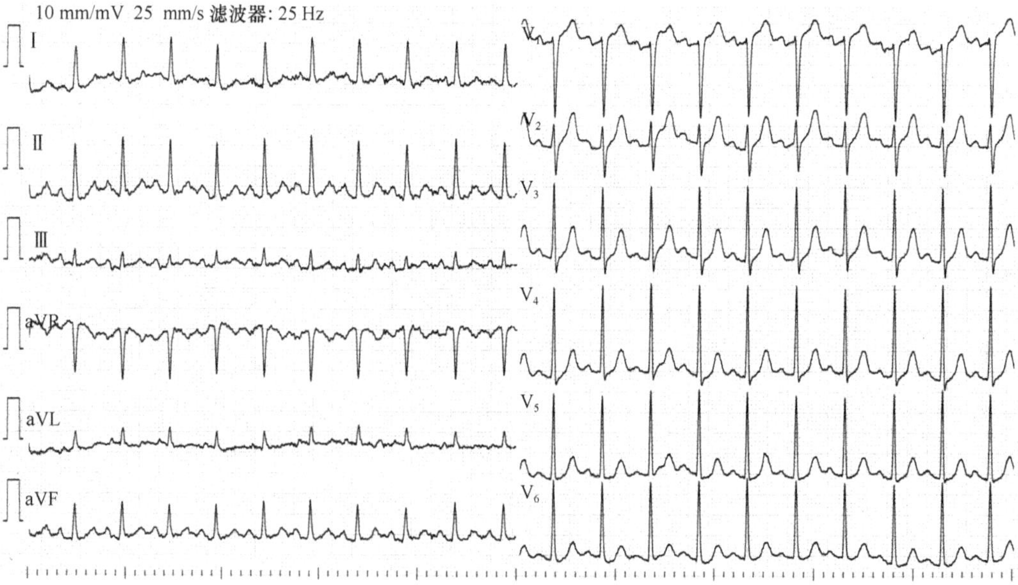

Figure 10-22 ECG of a 25-year-old man with palpitation and the temperature of 38.5℃. ECG suggestion: sinus tachycardia (heart rate 122bpm)

(1) ECG corresponds with the characters of sinus rhythm (P wave upright in leads Ⅰ, Ⅱ and aVF, inverted in lead aVR, with P-R interval of 0.12-0.20s).

(2) Atrial rate varies in the range of 100-160bpm, less than 180bpm.

8. Sinus bradycardia (Figure 10-23)

(1) sinus rhythm.

(2) atrial rate is less than 60bpm, and higher than 40bpm.

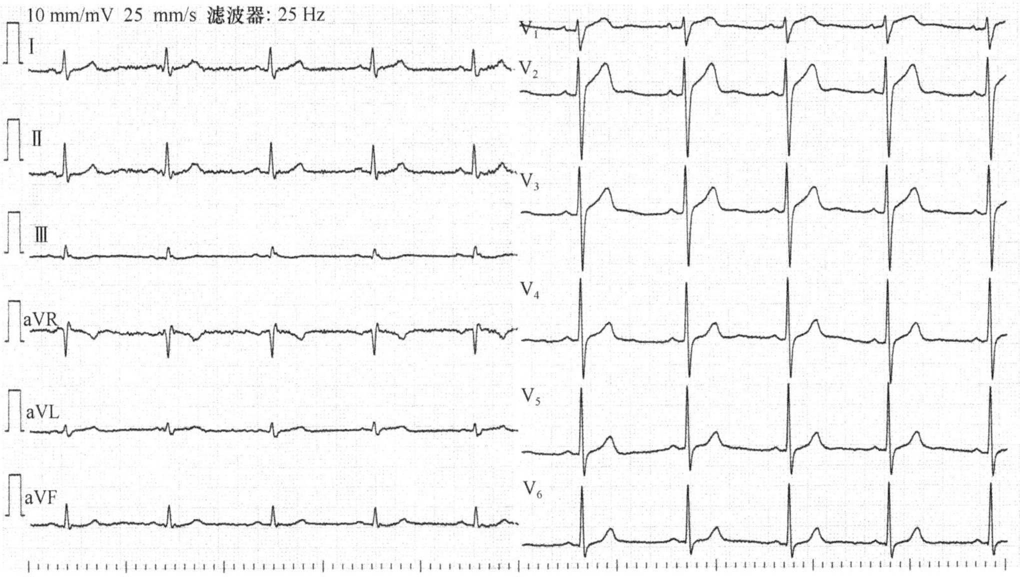

Figure 10-23 ECG of a 25-year-old women with chest distress. ECG suggestion: sinus bradycardia (HR 57bpm)

9. Atrial premature beat (Figure 10-24)

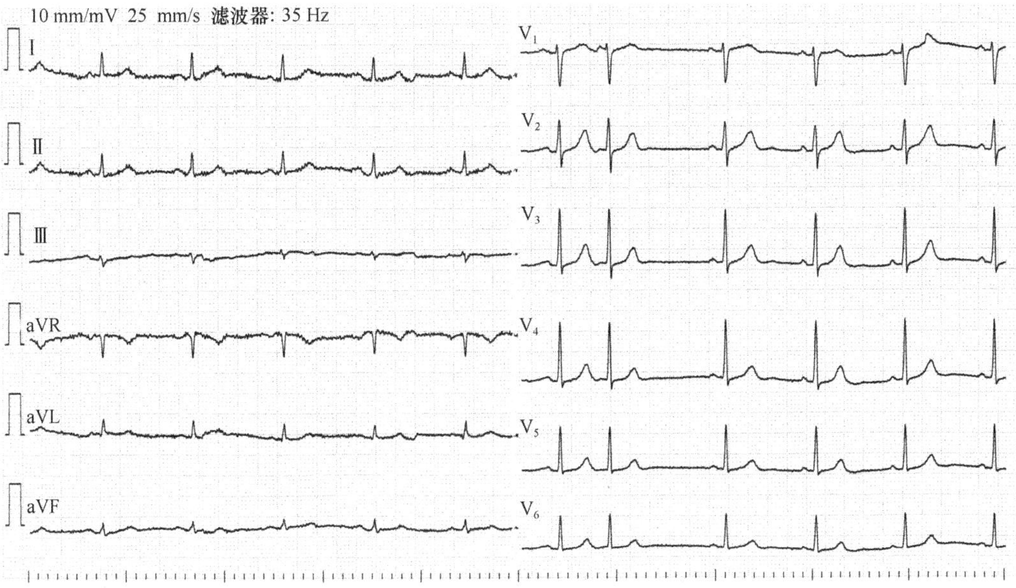

Figure 10-24 ECG of a 40-year-old woman with palpitation by chance. ECG suggestion: atrial premature beat

(1) P′ wave occurs prematurely with a different shape from sinus P wave.

(2) P′-R interval >0. 12s.

(3) QRS complex is almost normal.

(4) compensatory pause is generally incomplete.

10. Paroxysmal supraventricular tachycardia(Figure 10-25)

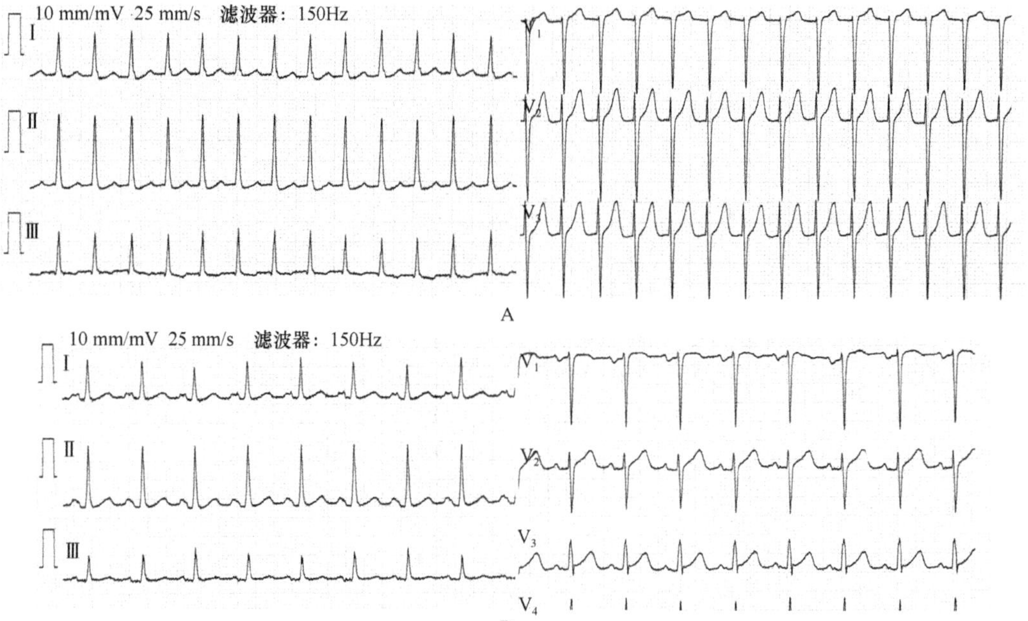

Figure 10-25 The two ECGs above are recorded from the same patient.

A. parosyxmal supraventricular tachycardia, HR167bpm; B. normal ECG after conversion by drugs

(1) Heart rate varies in 160-250 bpm with regular rhythm.

(2) The shape and duration of QRS complex is normal. But QRS complex can be abnormal during aberrant ventricular conduction or bundle branch block.

(3) Retrograding P wave may be located inside the following QRS complex or at its end, with constant relationship with the QRS complex.

11. Atrial flutter(Figure 10-26)

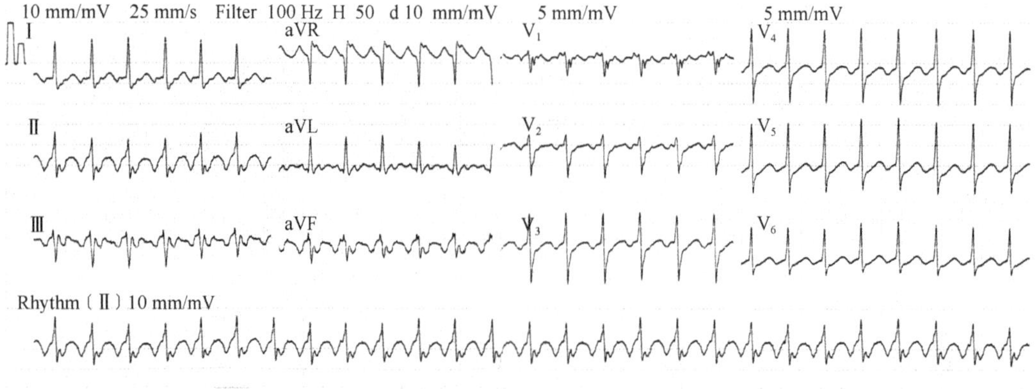

Figure 10-26 ECG of a 67-year-old woman with rheumatic heart disease. ECG suggestion: atrial flutter(2 : 1 atrioventricular conduction)

(1) P wave disappears. Instead, a serial of regular homomorphosis saw tooth flutter waves (F wave) occur, with isopotentiality disappearing. Flutter wave rate vary in the range of 240-350 bpm. Flutter waves are apparently inverted in leads Ⅱ, Ⅲ, aVF and V_1.

(2) Ventricular rate is regular or irregular in according to the constant or unconstant proportion of atrioventricular conduction.

(3) The shape and duration of QRS complex is normal. But QRS complex can be abnormal and prolonged during aberrant ventricular conduction or bundle branch block.

12. Atrial fibrillation(Figure 10-27)

(1) P wave disappears. Instead, there occurs small irregular baseline undulations of variable amplitude and morphology, called f waves, at a rate of 350-600 beats/min.

(2) Irregular ventricular rate (irregular R-R interval with absolute inequivalence).

(3) Normal shape of QRS wave.

13. Premature ventricular beat(Figure 10-28)

(1) QRS complex occurs prematurely, ahead of which there is no P wave.

(2) QRS complex is prolonged and aberrant, with duration of >0. 12s and T wave opposite to QRS complex.

(3) Compensatory pause is complete(P-P interval produced by the two sinus-initiated QRS complexes on either side of the premature complex equals twice the normally conducted R-R interval during sinus rhythm).

14. Ventricular tachycardia(Figure 10-29)

(1) QRS complexes widen >0. 12s, with secondary ST-T changes.

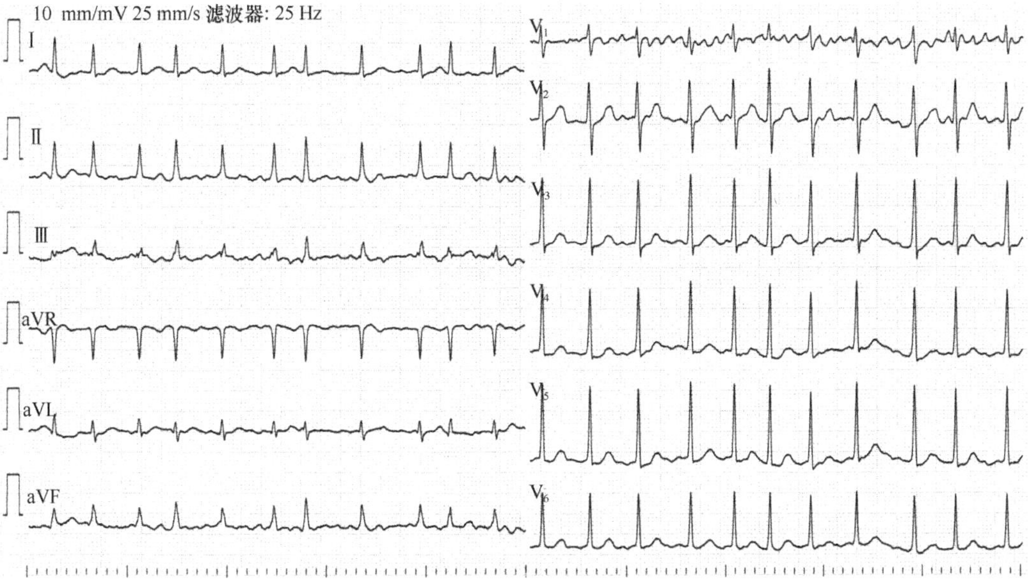

Figure 10-27 ECG of a 50-year-old woman with rheumatic heart disease. ECG suggestion: atrial fibrillaton

(2) Ventricular rate varies from 140-200 beats/minute with QRS complexes almost regular.

(3) P wave might be clear sometimes, but has no relation with QRS complex. Sometimes,

there may occur fusion beats or/and capture beats.

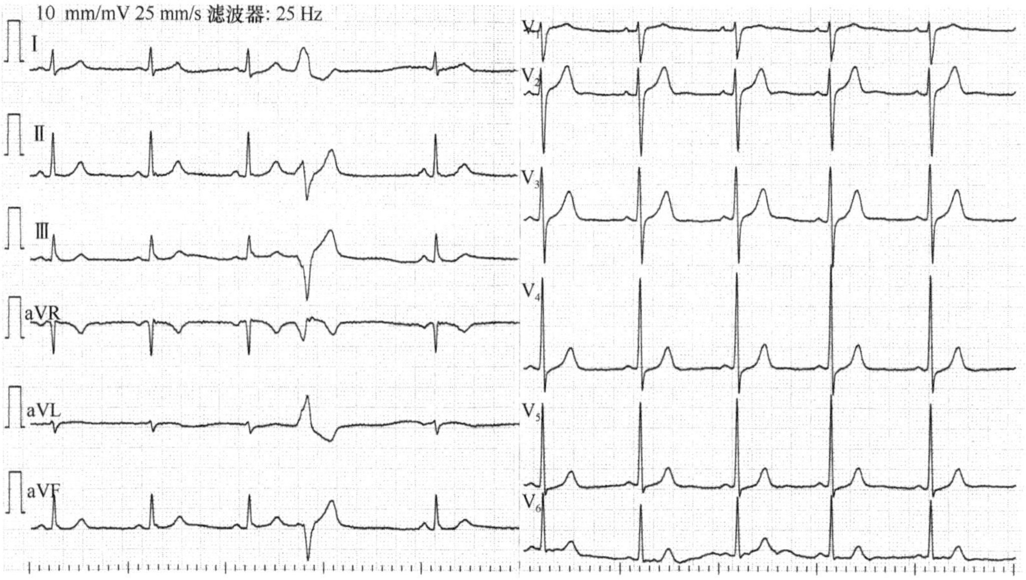

Figure 10-28 ECG of a 30-year-old woman with occasional palpitation. ECG suggestion: premature ventricular beat

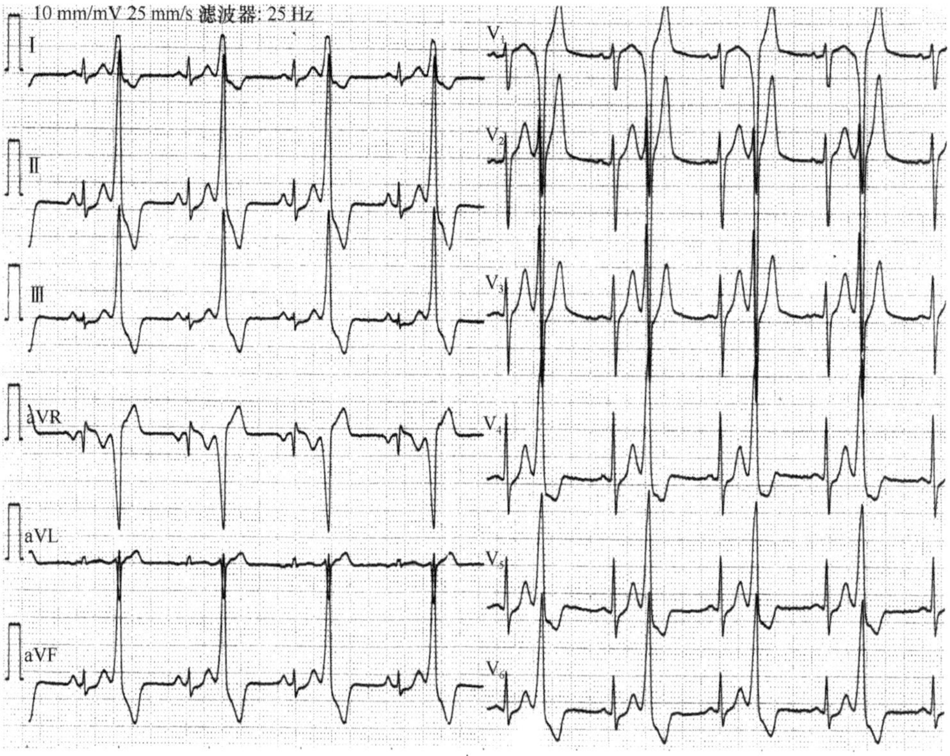

A

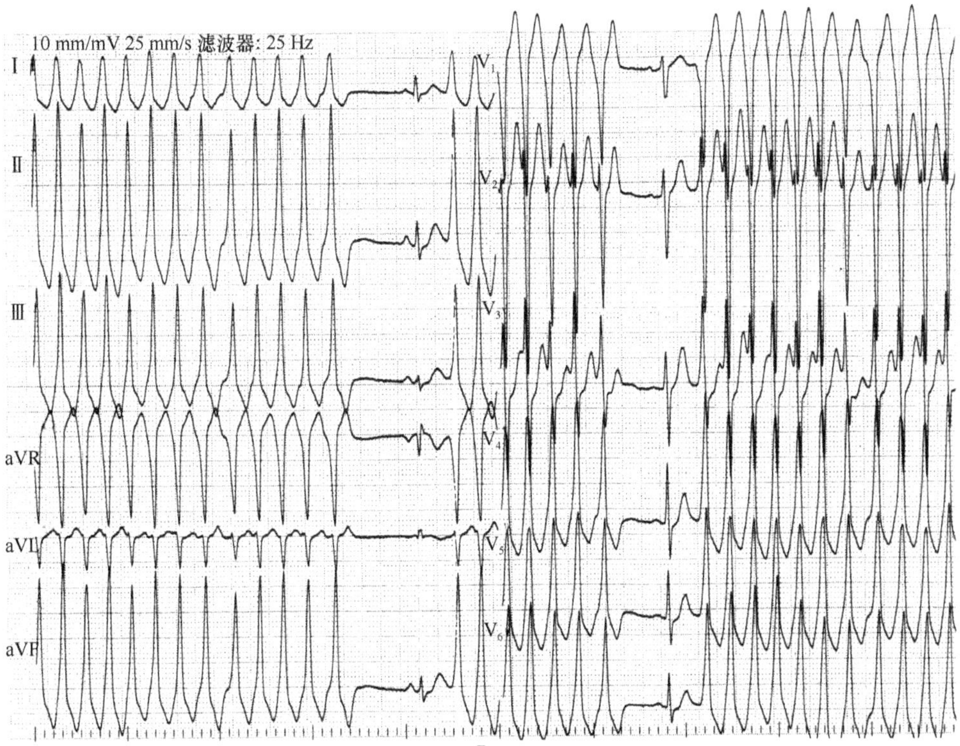

B

Figure 10-29 ECG of a 28-year-old man with acute myocarditis.

A. sinus rhythm, premature ventricular beat (coupled rhythm); B. One day later, paroxysmal ventricular tachycardia, sometimes sinus conduction

15. Ventricular flutter and fibrillation

(1) Ventricular flutter (Figure 10-30). It presents successive regular large oscillations occurring at a rate of 200-250 beats/ minute instead of normal QRS-T complex.

(2) Ventricular fibrillation (Figure 10-31). It presents irregular undulations of varying contour and amplitude at a rate of 200-500 beats/minute without QRS-T complex.

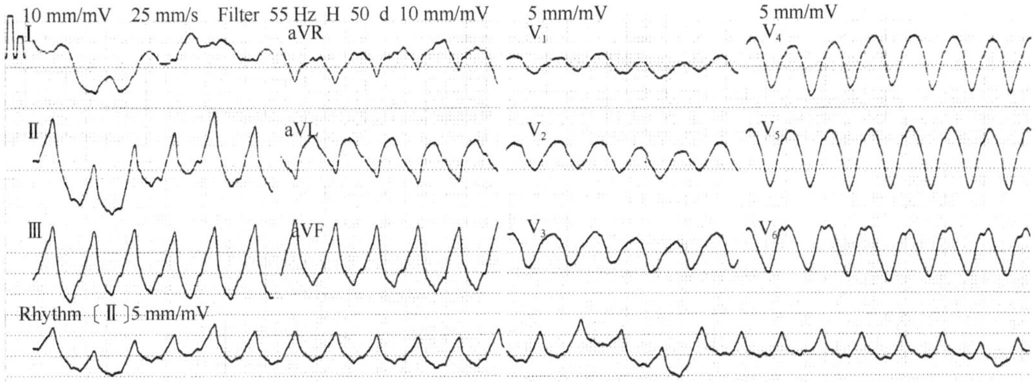

Figure 10-30 ECG of a 68-year-old woman with old myocardial infarction. ECG on emergency: ventricular flutter at the rate 150 beats/minute

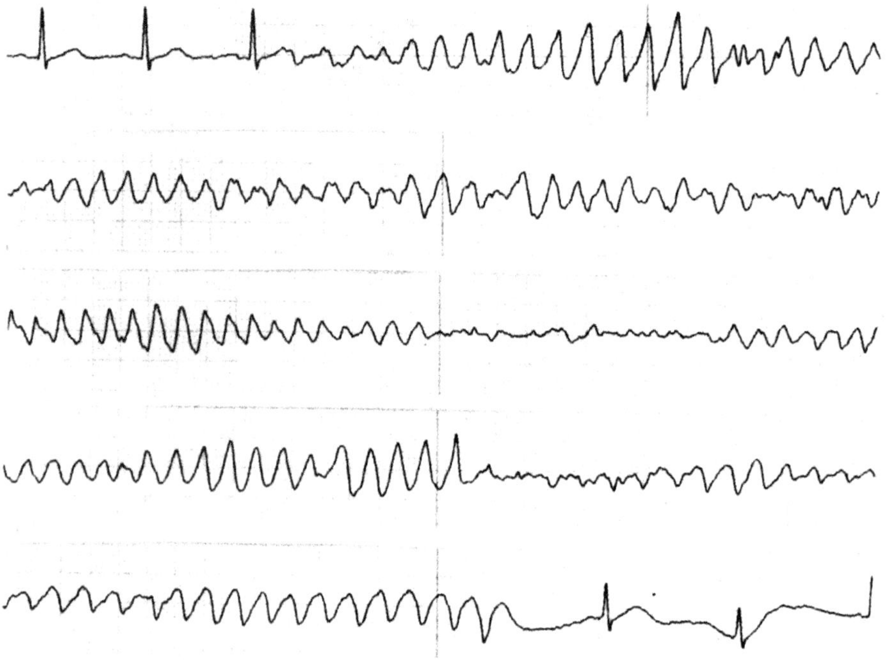

Figure 10-31 ECG of a 58-year-old woman with premature ventricular beats presents RonT in natural ECGs. ECG shows, recorded by an electrocardiogram monitor, a premature ventricular beat initiates ventricular fibrillation. After a period of time, ventricular fibrillation terminates automatically and re-stores sinus rhythm

16. Atrioventricular block (AVB)

(1) Ⅰ°atrioventricular block(Figure 10-32)

1) Every atrial impulse conducts to the ventricles and initiates a QRS complex.

2) P-R interval >0. 20s.

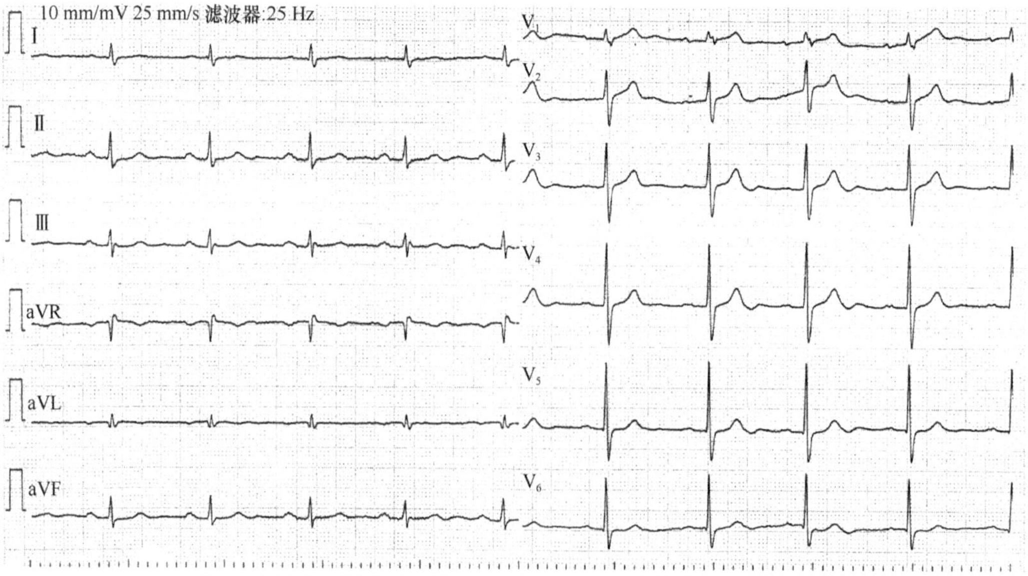

Figure 10-32 ECG of a 25-year-old woman with P-R interval 0. 24s

(2) Type Ⅰ second-degree AV block(Wenckebach type)(Figure 10-33)

1) P-R interval prolongs progressively until a P wave is not conducted.

2) R-R interval, including nonconducted P wave, is less than twice the normal P-P interval.

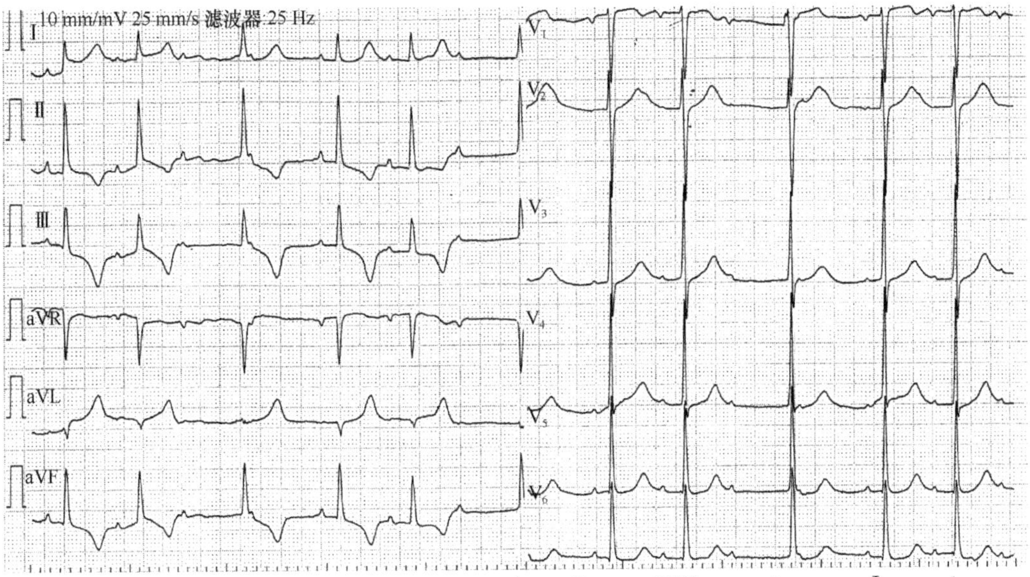

Figure 10-33 ECG of a 65-year-old man with coronary heart disease. ECG suggestion: type Ⅰ second-degree AV block and ischemic changes

(3) Type Ⅱ second-degree AV block (Figure 10-34)

1) there are regular P waves with occasional losses of the QRS complex.

2) constant P-R intervals.

3) the longer RR interval is twice the shorter RR interval.

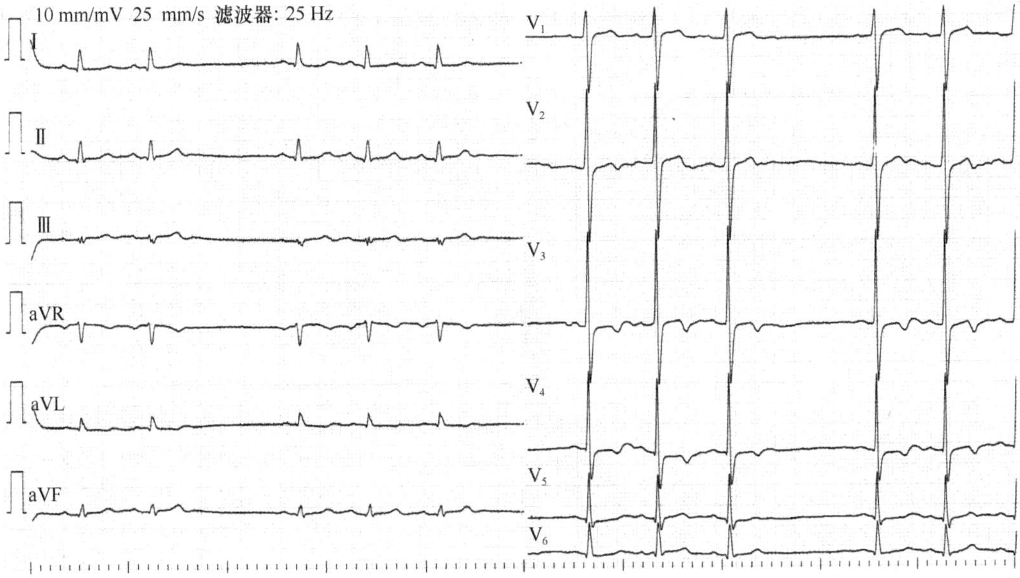

Figure 10-34 ECG of a 70-year-old man suffering from frequent dizziness. ECG suggests: type Ⅱ second-degree AV block and T wave changes

(4) Ⅲ degree atrioventricular block (complete atrioventricular block) (Figure 10-35)

1) No relationship between P and QRS waves, without constant or regular P-R intervals.

2) Both P waves and QRS complexes are regular.

3) P wave rate > QRS complex rate.

4) The ventricular rate of junctional escaping rhythm is 40-60 bpm, usually with normal QRS complex.

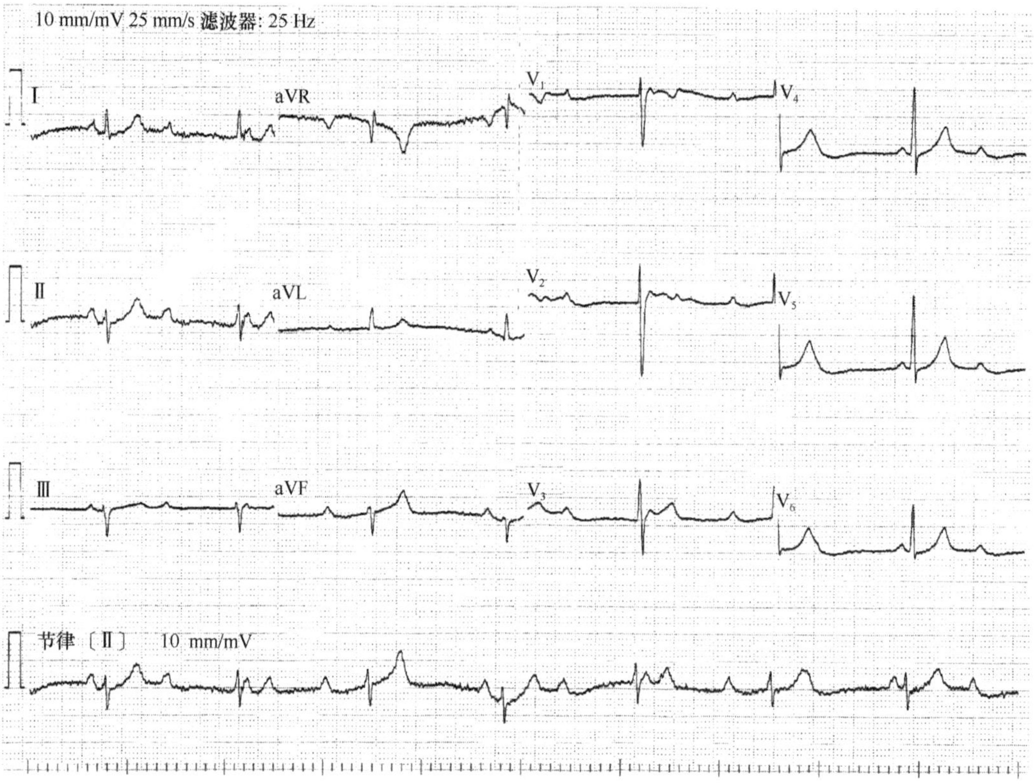

Figure 10-35 ECG of a 16-year-old man with myocarditis. ECG suggestion: Ⅲ degree atrioventricular block, junctional escape rhythm

The ventricular rate of ventricular escaping rhythm is 20-40 bpm, with abnormally prolonged aberrant QRS complex.

17. Bundle branch block and divisional block

(1) Right bundle branch block (Figure 10-36): QRS complex in lead V_1 or V_2 show "rsR" or "M" configuration. There is prolonged S wave with a notch in leads Ⅰ, V_5 and V_6, and with duration of ≥ 0.04s. QRS complex in lead aVR show QR, where R wave is prolonged and notched. R wave duration in lead V_1 exceeds 0.05s. The direction of T waves is upwards and opposite to that of the termination of S wave in leads Ⅰ, V_5 and V_6. When right bundle branch block is complete, the duration of QRS complex is ≥0.12s. However, in incomplete right bundle branch block, the QRS complex is < 0.12s.

(2) Left bundle branch block (Figure 10-37): QRS complex in leads V_1 and V_2 show rS (small r wave and significantly wide and deep S wave), or prolonged and deep QS configuration. In leads Ⅰ, aVL, V_5 and V_6, R wave is prolonged with a notch and a slurring peak. The electri-

cal axis of heart is left deviated. The direction of ST-T is opposite to that of QRS complex. When left bundle branch block is complete, the duration of QRS complex is >0. 12s. However, when left bundle branch is incomplete block, QRS complex is < 0. 12s.

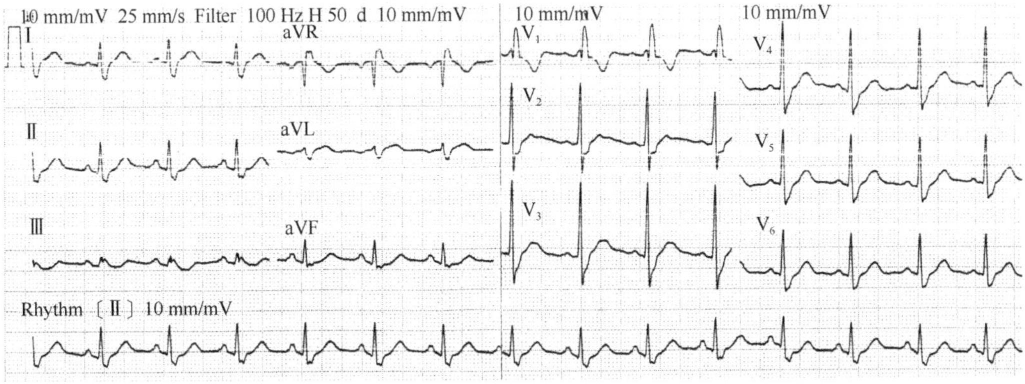

Figure 10-36 ECG of a 54-year-old woman without a history of heart disease. ECG suggestion: complete right bundle branch block

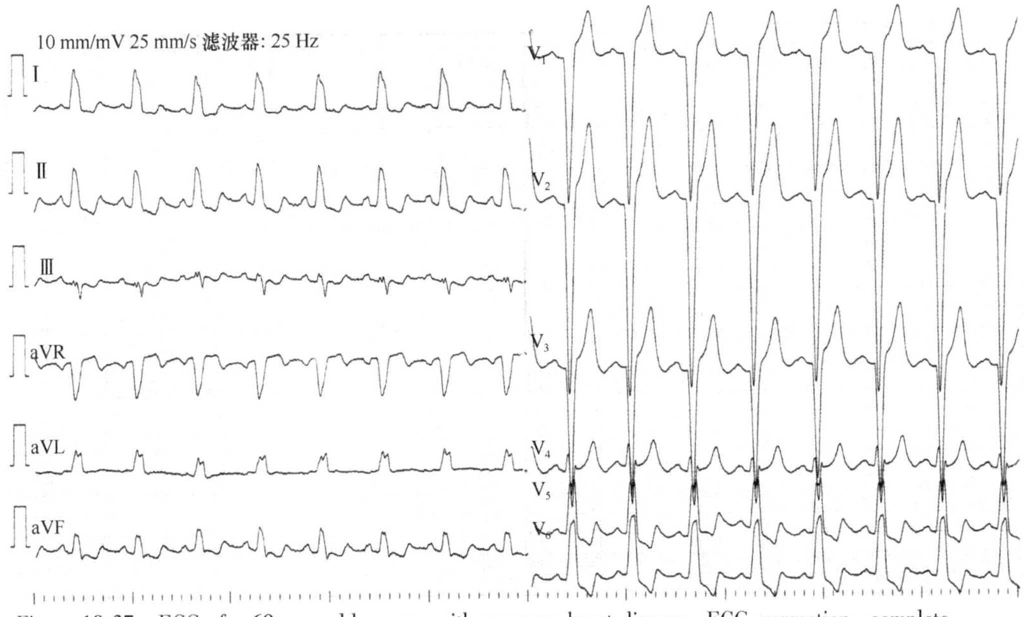

Figure 10-37 ECG of a 69-year-old woman with coronary heart disease. ECG suggestion: complete left bundle brand block

(3) Left anterior branch block: The electrical axis is left deviated from −30°-−90°with positive diagnostic valve when the axis≥−45° . In leads Ⅱ, Ⅲ and aVF, QRS complex appears rS configuration, with $S_{III} > S_{II}$. In leads I and aVL, QRS complex presents qR, with $R_{aVL} > R_{I}$ and the QRS complex is slightly prolonged, but less than 0. 12s.

(4) Left posterior branch block: The electrical axis is right deviated of +90°-+180°, with positive diagnostic value when the axis >120°particularly. In leads Ⅰ and aVL, QRS complex present rS configuration, and qR configuration in leads Ⅱ, Ⅲ and aVF, with $R_{III} > R_{II}$ and QRS duration < 0. 12s.

18. Preexcitation syndrome: Short P-R interval is < 0. 12s, and prolonged QRS complex is ≥ 0. 12s with preexcitation wave (Δ wave) at the onset of QRS. P-J interval is normal, with secondary ST-T changes (Figure 10-38, Figure 10-39).

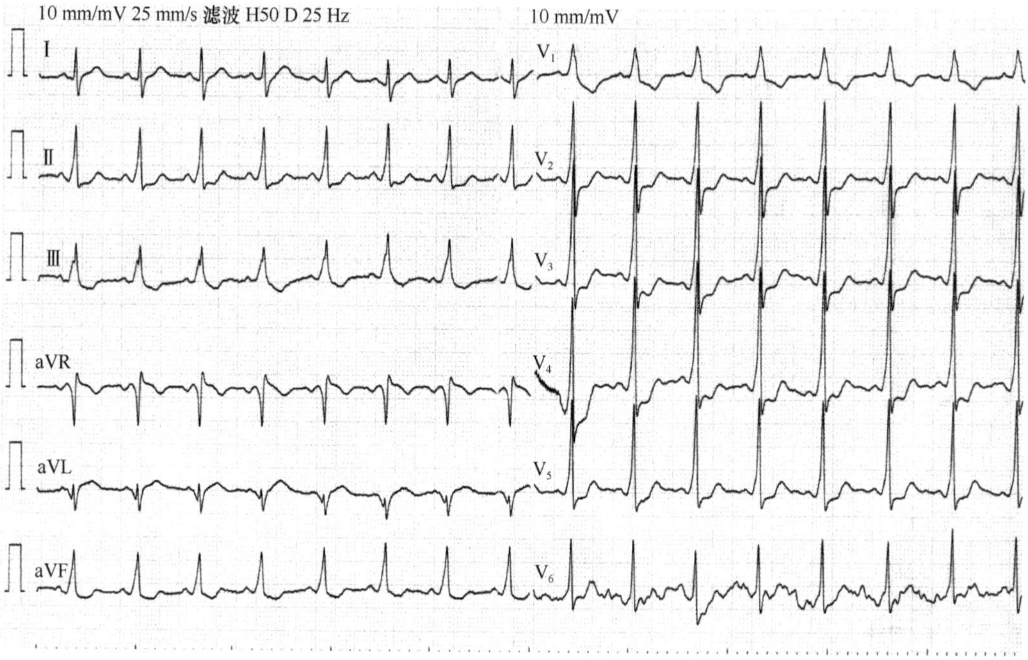

Figure 10-38 ECG of a 23-year-old man without history of tachycardia. ECG suggestion: preexcitation syndrome (A type)

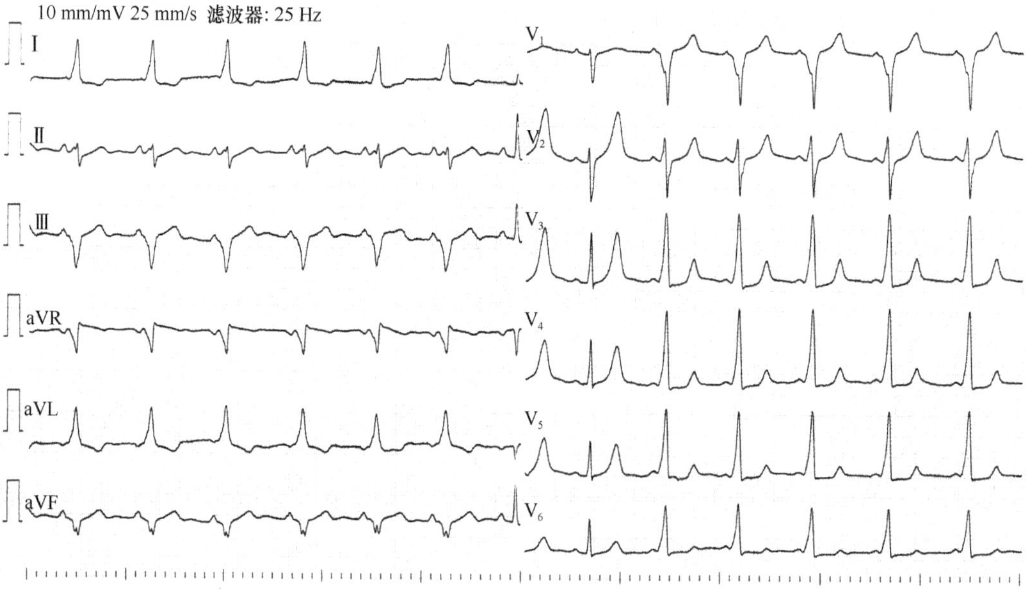

Figure 10-39 ECG of a 35-year-old woman with history of tachycardia. ECG suggestion: intermittent preexcitation syndrome (B type) (last QRS complex in the limb leads and the first QRS complex in the chest leads are normal without preexcitation)

Two examples of ECG report

Case 1. A complete ECG report(for beginner practice)(Figure 10-40)

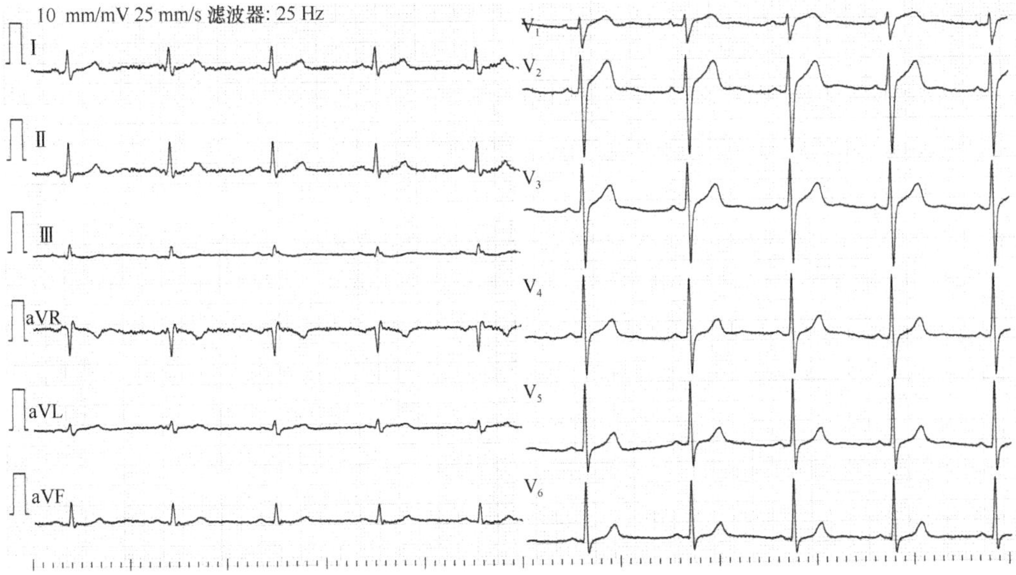

Figure 10-40

Name:××. Sex: Male. Age:50 years old. Department: internal medicine.

Case No: 86 * * * 2

Rhythm: sinus rhythm. P-R interval: 0. 15s. P-P interval: 1. 04s. Atrial rate: 57 bpm. QRS duration: 0. 10s. QT interval: 0. 40s. R-R interval: 1. 04s. Ventricular rate: 57 bpm.

ECG characteristics

P wave: Every wave occurs sequentially, and P-P interval is 1. 04s long and differences between P-P intervals are < 0. 16s. P rate is 57 bpm and its shape is dull. In leads Ⅰ, Ⅱ and aVF, P wave is upright, and is inverted in V_5, with duration of < 0. 11s and amplitude of < 0. 25 mV in limb leads, and amplitude of < 0. 20 mV in precordial leads. P-R interval is 0. 15s. Normal P and QRS occur in proper order and with stable intervals.

QRS complex: QRS complex is consistent with P waves in rhythm and rate. QRS complex shows a Rs configuration in lead I, and appear R in lead Ⅲ, without axis deviation. QRS complex presents rS configuration in lead V_1, with R/S <1. QRS complex shows a Rs configuration in lead V_5. R wave increases and S wave diminishes gradually from right to left precordial leads. QRS duration is 0. 10s, with Rv_1<1. 0mV, Rv_1+Sv_5<1. 2mV, Rv_5<2. 5mV or Rv_5+Sv_1<4. 0mV. QRS complex presents rS configuration in lead aVR, with R/S <1, and R_{aVR}<0. 5mV, R_{aVL}< 1. 2mV and R_{aVF}<2. 0mV. The absolute value of QRS complex amplitude is more than 0. 5mV in most leads. Q wave is less than 1/4 R wave in each lead with duration <0. 04s.

ST-T: There is no obvious depression of ST segment in each lead. The ST segment is slightly elevated and concave but less than 0. 1mV in leads Ⅰ, Ⅱ and V_5. ST segment is elevated but less than 0. 3mV in leads $V_{1\text{-}3}$. In leads Ⅰ, Ⅱ, Ⅲ, aVL, aVF and $V_{4\text{-}6}$ where the main wave of

QRS complex is upright, and T wave is also upright with amplitude of > 1/10 R wave. T wave is inverted in lead aVR.

Q-T: 0. 40s, Q-Tc: 0. 39s (<0. 44s);

U wave: there is an upright U wave in lead $V_{2,3}$, consistent with T wave's direction. U <T in amplitude.

ECG diagnosis

Sinus rhythm, sinus bradycardia

Normal electrical axis of heart

ECG Suggestion: sinus bradycardia

Case 2. Concise ECG report(for clinical practice) (Figure 10-41)

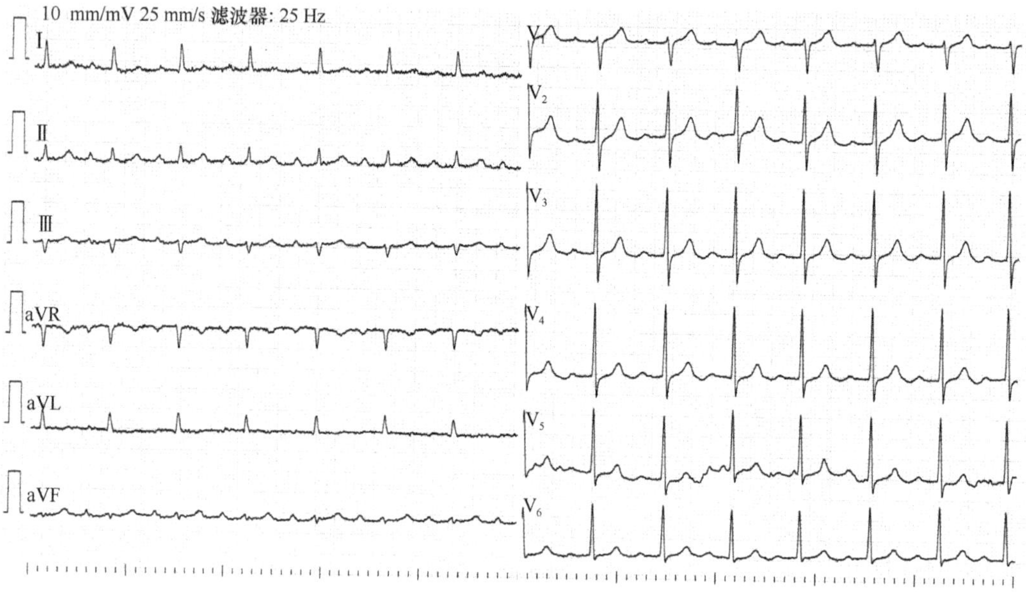

Figure 10-41

Name: liu××. Sex: female. Age: 40 y.

Department: general surgical department. Case No: 3 * * * * 2.

Bed No: 5. Heart rhythm: sinus rhythm. P-R interval: 0. 24s.

QRS:0. 08s. Atrial rate is 86bpm, consistent with ventricular rate.

Q-T interval: 0. 33s.

Characteristics of ECG

1. P wave occurs regularly, with normal duration, shape and amplitude.

2. PR interval is of 0. 24s.

3. The duration, shape and amplitude of QRS complex is normal.

4. No deviation of ST segment.

5. T wave is upright in the leads where R wave is the main wave of QRS complex. T wave is inverted in lead aVR.

6. Each P wave is followed by a relevant QRS complex.

ECG diagnosis:

Sinus rhythm

Slightly left axis deviation (−6°)

ECG Suggestion: First degree atrioventricular block

• Practice for ECG review

See ECG atlas for medical students.

• Dynamic ECG

Dynamic ECG

Dynamic ECG is also called Holter monitoring. Using the Holter monitoring technique, we can record more than 24 hours of the cardiac electrical information and dynamic changes as they occur on ECG.

Characteristics and function of Holter monitoring

1. Recording a great amount of electrical information: the recording duration can be more than 24 hours. This provides various information for clinical service, teaching, research and health care work, which are hardly caught using the general resting ECG recording.

2. The features of dynamic recording: feasible for recording while performing normal daily activities and work.

3. High detection rate of arrhythmias: especially suitable for detecting transient arrhythmias because of the longer duration and greater capacity of information recording and storage, which can not be acquired with general ECG. Holter can be suitable for qualitative and quantitative analysis of the arrhythmias that it records.

4. Used for predicting and diagnosing of malignant arrhythmias.

5. Monitoring painless myocardial ischemia.

6. Selection and evaluation of antiarrhythmic drugs.

7. Evaluation of the working state of a pace maker and implantable cardioversion devices.

8. Evaluation of the effects of radiofrequency ablation.

• ECG stress test

ECG stress test is mainly used for diagnosis of myocardial ischemia in coronary artery disease. During the test, the cardiac output and the oxygen consumption of myocardium increase. In the presence of severe coronary artery disease, the oxygen demand may exceed the supplying of the coronary artery. In patients with other heart diseases, even with normal coronary artery, changes on ECG due to myocardiac ischemia during exercise can occur if oxygen supply can not meet the increased oxygen consumption. These changes of ECG can not occur in resting ECG. There are several kinds of ECG stress tests.

1. Master two-ladder excise test: This test was commonly used in 1970s. Now it is seldom used because the workload is not sufficient to induce myocardial ischemia and the patient can not be monitored during the test.

2. Exercise treadmill test: The patient is asked to ride on a bicycle equipped with a dynamometer. The workload adjusted by speed and resistance is increased till sub-maximal heart rate is achieved. ECG is continuously monitored on a recording screen during exercise, and recorded before, during and after the test several times for later analysis.

3. Treadmill stress test: This is the most widely used loading test nowadays. The patient is asked to walk on the treadmill with certain slope and speed. According to the program, the machine can automatically increase workload gradually by increasing the slope and speed of the treadmill. Heart rate and changes of ST-T are simultaneously monitored during the test till the patient's heart rate reaches the sub-maximal level. Record the 12 leads ECG every 3 minutes during the test and every 2 minutes after the test till 6 minutes or the changes of ST-T return to pre-test level. Analyze the changes on ECG and make a conclusion.

The criteria for positive results:

(1) ST segment depresses ≥1mm with the shape horizontal or downsloping. And the duration lasts for >1min (PR segment as reference).

(2) ST segment elevates≥1mm. If there is abnormal Q wave before exercise, ST elevation indicates an abnormal movement of ventricular wall. Otherwise, ST segment elevation indicates transmural myocardial ischemia, which suggests a main coronary artery or proximal segment stenosis or spasm of coronary artery.

(3) Typical angina pectoris occurs during exercise.

Questions

1. In a healthy person, the amplitude of Rv_5 is________mV. Rv_5+Sv_1 is_______mV.
2. What is abnormal Q wave?
3. How to diagnose normal P wave?
4. How to determine electrical axis of heart by reading ECG?
5. Describe in brief the ECG characteristics of a ventricular premature beat.
6. Describe the four basic ECG patterns and periods of myocardial infarction.
7. Describe in brief the ECG characteristics of atrial fibrillation?
8. Describe in brief the ECG characteristics of right bundle branch block.